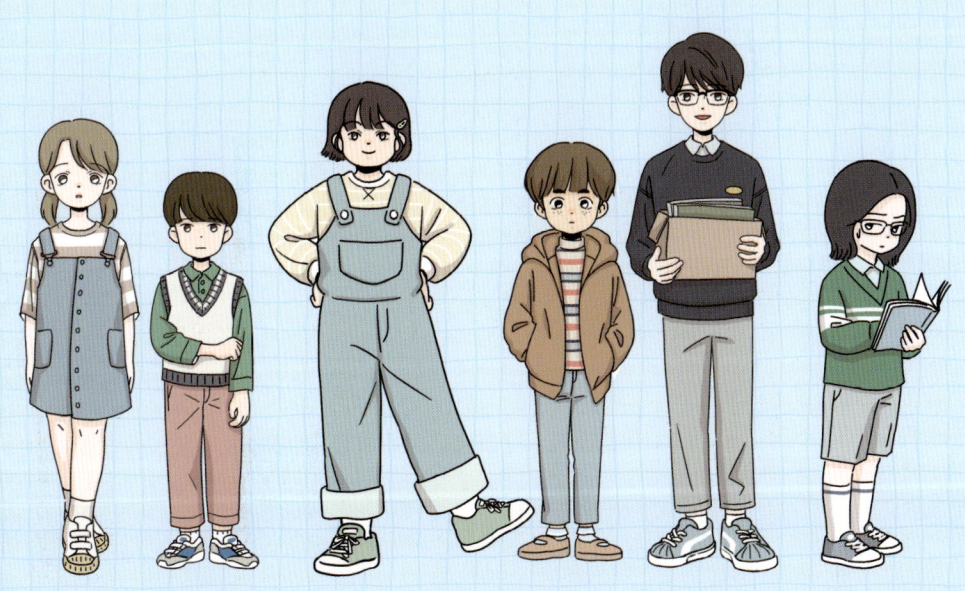

안녕, 나의 사춘기

본 도서의 만화는 청소년들의 실제 성 고민을 각색하여 만들었습니다. 본 도서는 유네스코의《2018 국제 성교육 가이드》의 포괄적 성교육을 기반으로 작성되었습니다.

포괄적 성교육이란?

포괄적 성교육(Comprehensive Sexuality Education, CSE)은 아동과 청소년의 발달 단계별 특성에 맞추어 섹슈얼리티에 대한 인지적·정서적·신체적·사회적 측면에 대해 배우는 과정입니다. 삶에 대한 이해와 권리, 건강과 복지, 타인에 대한 존중을 기반으로 평화로운 소통 방법, 기술과 태도, 가치 등을 탐구할 수 있습니다. 또한 기초적인 성에 대한 정보뿐만 아니라, 우리의 일상생활 속 관계, 문화 현상, 생활 양식을 다룸으로써 아동과 청소년이 즐겁고 행복하고 안전하며 책임과 존중의 성적 선택을 할 수 있도록 돕습니다. 포괄적 성교육은 모든 개인들의 보편적인 인권에 대한 이해를 바탕으로 생산적이고 충만한 삶을 준비함에 있어 꼭 필요합니다.

출처: 유네스코(UNESCO),《2018 국제 성교육 가이드》포괄적 성교육의 이해

누구에게도 말하지 못했던 어린이들의 성 이야기

안녕, 나의 사춘기

글 아하!서울시립청소년성문화센터·안치현 | 그림 손수정

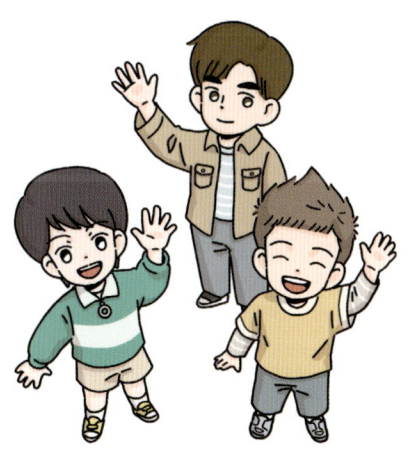

MiraeN 아이세움

여러분의 사춘기, 안녕하신가요?

　사춘기는 어린이에서 어른으로 성장해 가는 과정에서 겪는 건강하고 자연스러운 시기입니다. 하지만 사춘기 때 경험하는 변화가 당황스럽고 불편한 어린이들도 있을 거예요. 다양한 성 고민과 궁금증이 생기기도 할 거고요. 이러한 어린이 여러분들을 위해 아하!서울시립청소년성문화센터(아하!센터)의 김혜영, 박현이, 정수현 선생님들이 이 책에 지혜를 모았습니다. 아하!센터는 평등하고 평화로운 성 문화가 확산되길 바라며, 성교육 체험 학습과 성 고민 상담을 진행하는 전문 기관입니다. 이 책에는 오랜 기간 동안 청소년들의 질문에 답변해 온 아하!센터의 전문성을 고스란히 담았습니다.

　이 책은 크게 '만화'와 '답변', '아하! 사춘기 페이지'로 구성되어 있습니다. 만화는 누구에게도 쉽게 말하지 못했던 어린이들의 실제 성 고민과 궁금증을 풀어 냈고, 답변은 고민에 대한 아하!센터 선생님들의 전문적인 답변과 관련 정보를 담았습니다. 아하! 사춘기 페이지에는 사춘기 어린이들에게 필요한 실용적인 정보를 담았지요.

　이 책을 통해 어린이 여러분들은 사춘기 때 겪는 고민과 궁금증이 나만의 것이 아니라, 사춘기라면 누구나 겪는 자연스러운 경험이라는 것을 알 수 있을 것입니다. 또한 아동과 청소년 발달 시기에 적절한 포괄적인 성교육에 기반한 정확한 성 지식도 얻을 수 있지요. 더 나아가 성에 대한 건강하고 긍정적인 태도를 배우며 나 자신을 있는 그대로 이해하고 인정할 수 있을 거예요. 또한 타인을 배려하고 존중하는 태도와 타인과 평등한 관계 맺는 방법, 성적 갈등 상황이나 성적 위험으로부터 나를 보호할 수 있는 소통과 협상, 감정 표현, 의사 결정 훈련, 도움 요청 방법도 배울 수 있습니다.

요즘의 어린이들은 주로 미디어나 인터넷을 통해 성 정보를 접하고 있습니다. 그러나 미디어나 인터넷에서는 상업적인 목적을 위해서 성을 자극적이거나 과장되게 표현할 뿐만 아니라, 성에 대한 잘못된 정보를 제공하기도 하지요. 이 책을 통해 어린이 여러분들이 성에 대한 잘못된 정보를 걸러 낼 수 있는 '주체적인 기준'을 갖게 되길 바랍니다.

마지막으로 이 책이 나오기까지 함께 지혜를 모아 주신 아하!센터 선생님들께 감사를 드립니다. 더불어 성에 대한 소중한 이야기가 어린이 여러분들에게 친근하게 다가갈 수 있도록, 따뜻한 글과 그림을 작업해 주신 안치현 작가님과 손수정 작가님, 미래엔 출판사에게도 감사드립니다.

아하!서울시립청소년성문화센터
김혜영, 박현이, 정수현

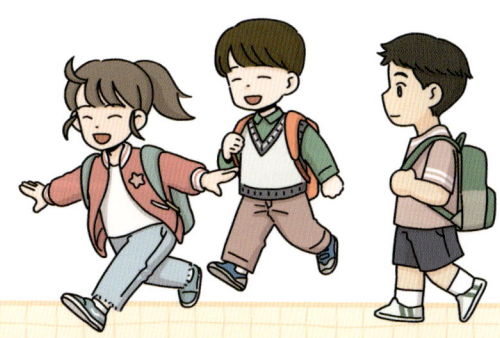

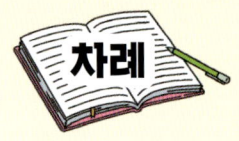

차례

01 4학년 1반 이지은
내 마음이 왜 이러는 걸까? ················ 10
사춘기의 변화 · 감정 소통 방법

02 6학년 2반 박정민
브래지어를 꼭 입어야 할까? ············· 18
브래지어 · 가슴의 발달

03 4학년 6반 김주원
포경 수술은 꼭 해야 하는 걸까? ········ 24
포경 수술 · 남성의 성기

04 5학년 1반 박정기, 6학년 2반 박정민
팬티에 처음 보는 액체가 묻었어! ······· 30
냉과 정액 · 사정과 몽정

05 6학년 3반 허연우
월경 주기가 너무 불규칙한데? ··········· 36
월경 주기 · 여성의 성기 · 월경 Q&A

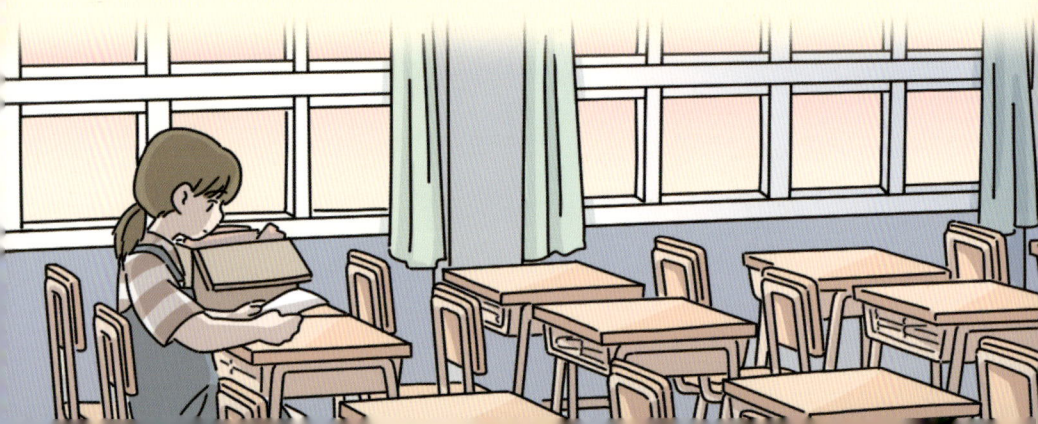

06   3학년 6반 김정우, 이수정
아기는 어떻게 생기는 걸까? ·············· 42
임신 · 성관계 · 임산부 배려석

07   6학년 3반 장도현, 허연우
뚱뚱하다의 기준은 누가 정할까? ········ 50
다이어트 · 다양성을 인정하는 아름다움

08   6학년 5반 마태풍
남자라면 뭐든지 다 커야 할까? ··········· 58
성별 고정 관념 · 남성스러움

09   4학년 6반 박지호, 김주원
우리 그런 사이 아니거든?! ················ 64
동성애자 · 소수자에 대한 존중

10   4학년 1반 송건우
우리 엄마와 아빠는……. ·················· 70
다양한 가족 형태

11   6학년 2반 장하은
왜 내가 아니라 쟤랑 노는 거야? ········· 78
우정 · 진정한 친구 관계

12   5학년 3반 임은하
너에게 고백해도 괜찮을까? ··············· 84
고백의 방법과 거절

13   6학년 2반 이민혁
네가 좋아서 그런 건데……. ··············· 92
스킨십 동의 · 마음을 표현하는 방법

14 4학년 3반 윤수아, 안영기
어떻게 싫다고 말해야 할까? 100
내 몸의 주인 · 불편하다고 말하는 방법

15 5학년 2반 서혜지
자위는 나쁜 걸까? 108
자위 · 자위에 대한 오해와 편견

16 5학년 3반 홍덕출, 한송이
야동을 봤더니 내 몸이 이상해! 114
성적 변화 · 발기

17 4학년 5반 전창민
나는 이 장난이 싫다고~! 120
나의 의사 표현하기 · 도움되는 목격자 되기

18 6학년 3반 김예나
불편한 마음을 누구에게 말할까? 126
성적 괴롭힘과 폭력 · 도움 요청 방법

19 5학년 1반 강민우
남자는 울면 안 되는 걸까? 134
성별 고정 관념을 깨는 실천

20 6학년 2반 백장미
꼭 여자다워야 하는 걸까? 140
성별 고정 관념의 종류

21 4학년 4반 유재영
자꾸 호기심이 생겨! 148
성 표현물 · 성적 대상화

22 5학년 1반 한여름
왜 몰래 내 사진을 찍어?! ················ 154
불법 촬영 · 프라이버시

23 6학년 1반 정소리
알몸 사진을 보내 달라고? ················ 160
그루밍 성범죄 · 성적 자기 결정권

24 5학년 3반 최준수
난 보고 싶지 않은데……. ················ 168
단톡방 성 표현물 공유

25 3학년 4반 권지훈
너 지금 뭐라고 했어?! ················ 174
온라인 에티켓 · 혐오 표현

아하! 사춘기 페이지 ···························· 182

도움을 청할 수 있는 관련 기관
월경 용품의 종류 및 주의 사항
면도기의 종류 및 면도 방법
브래지어의 종류 및 사이즈 재는 방법
모두를 위한 성평등 용어

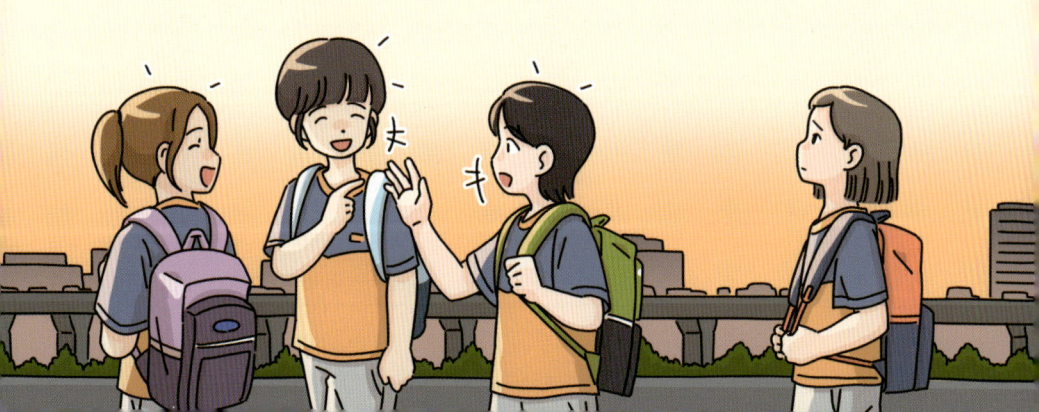

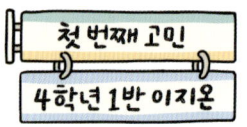

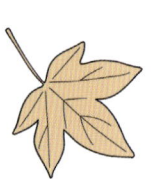

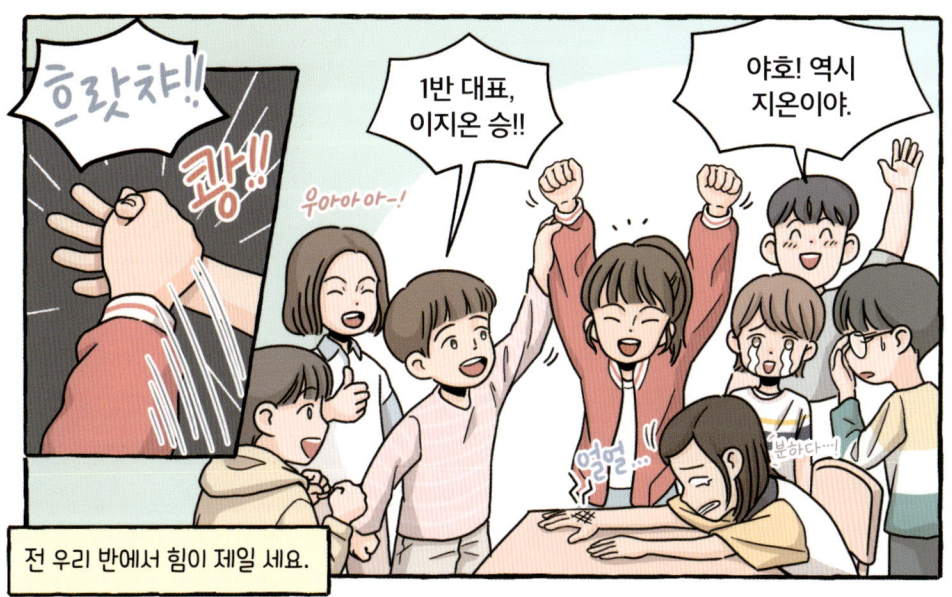

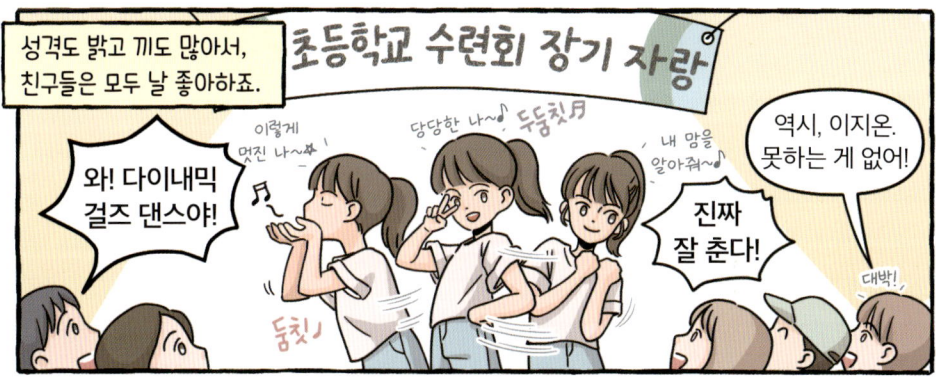

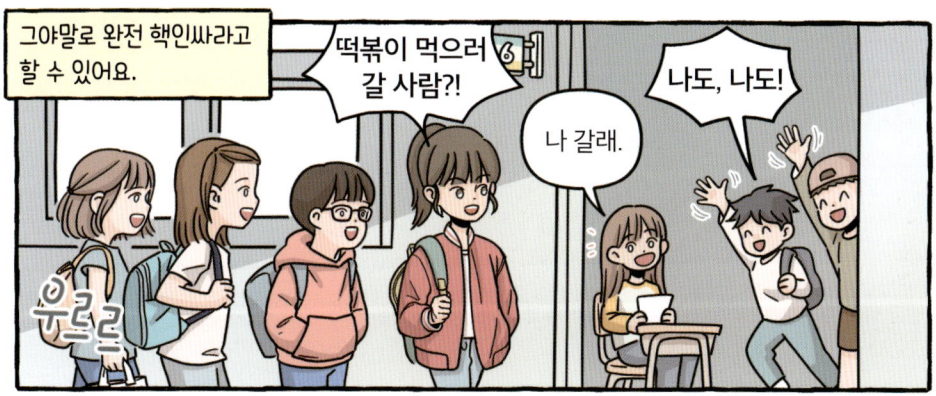

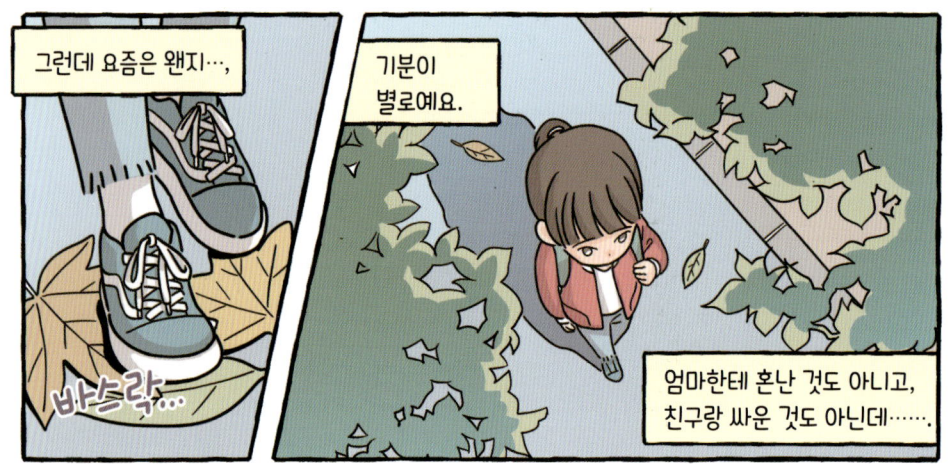
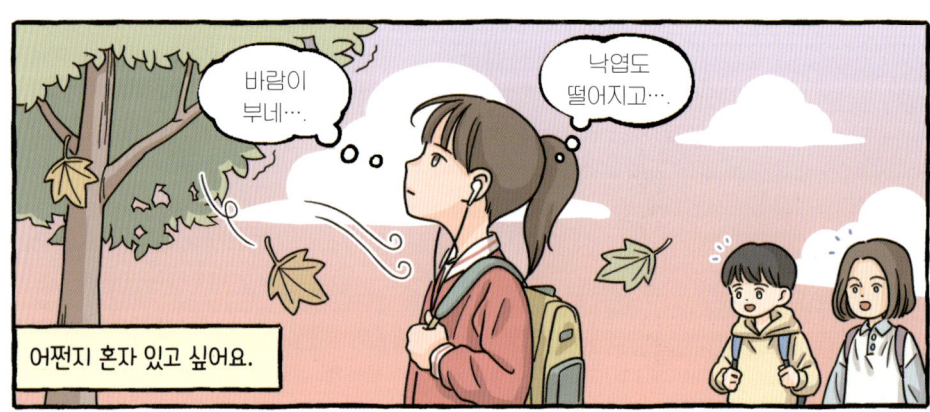
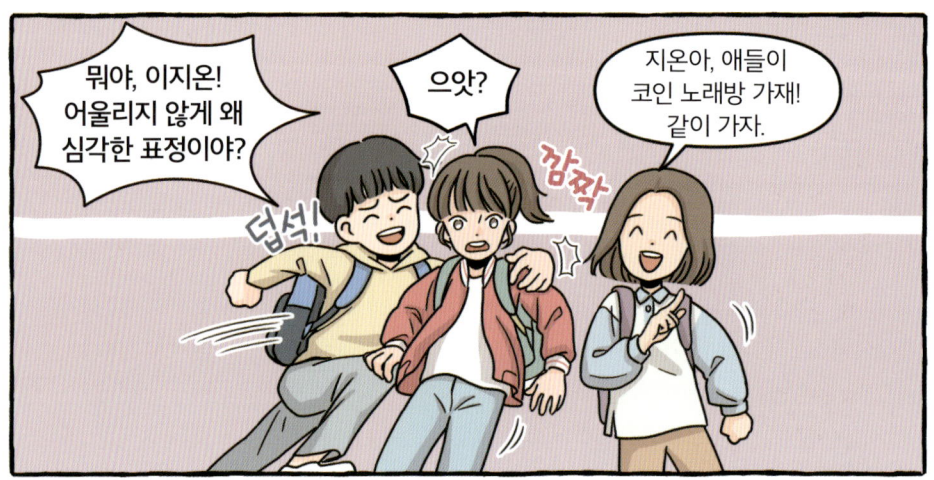

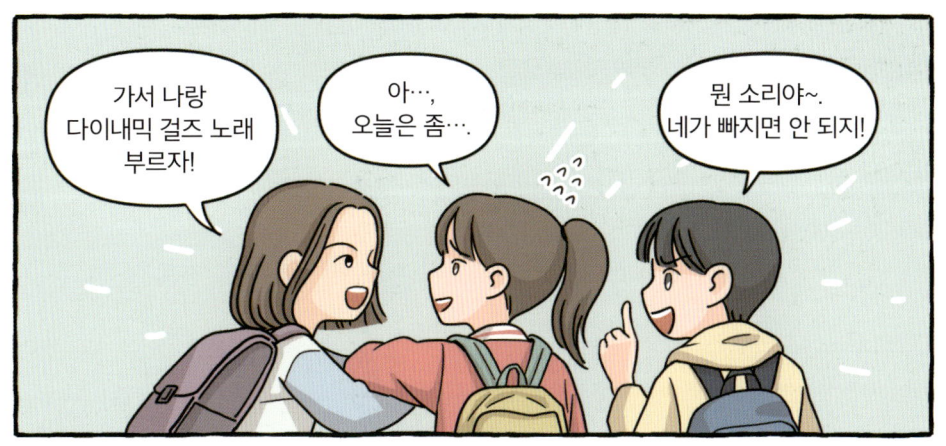
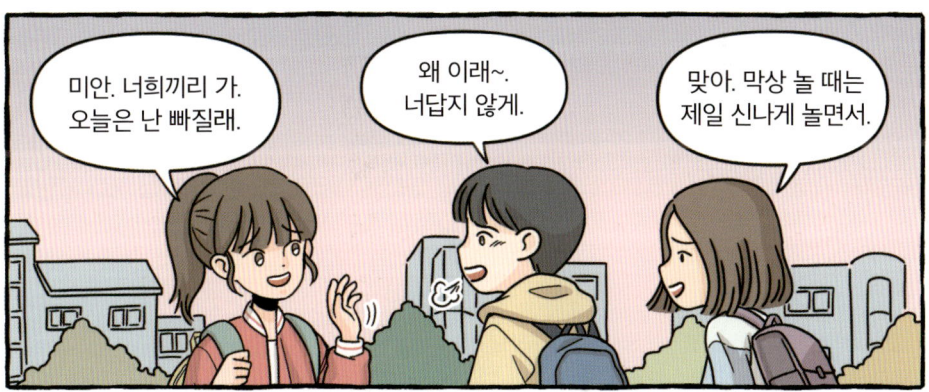
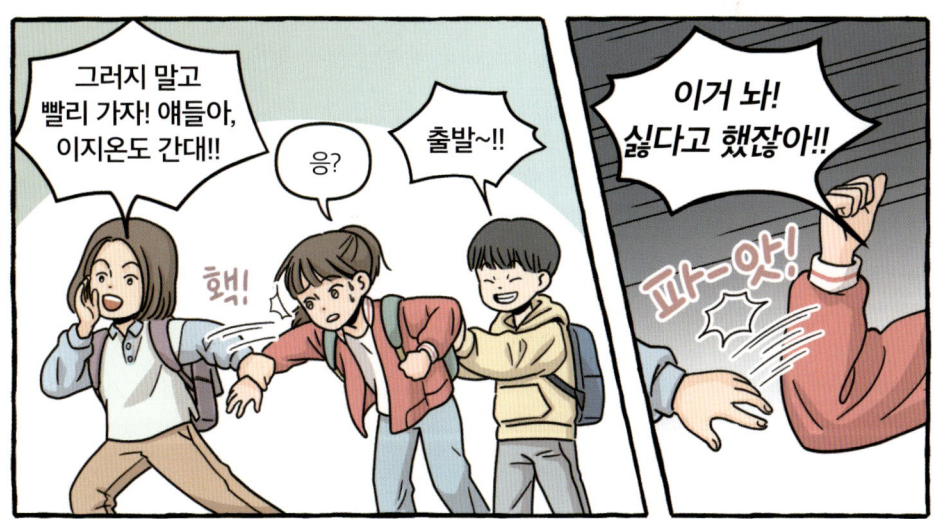

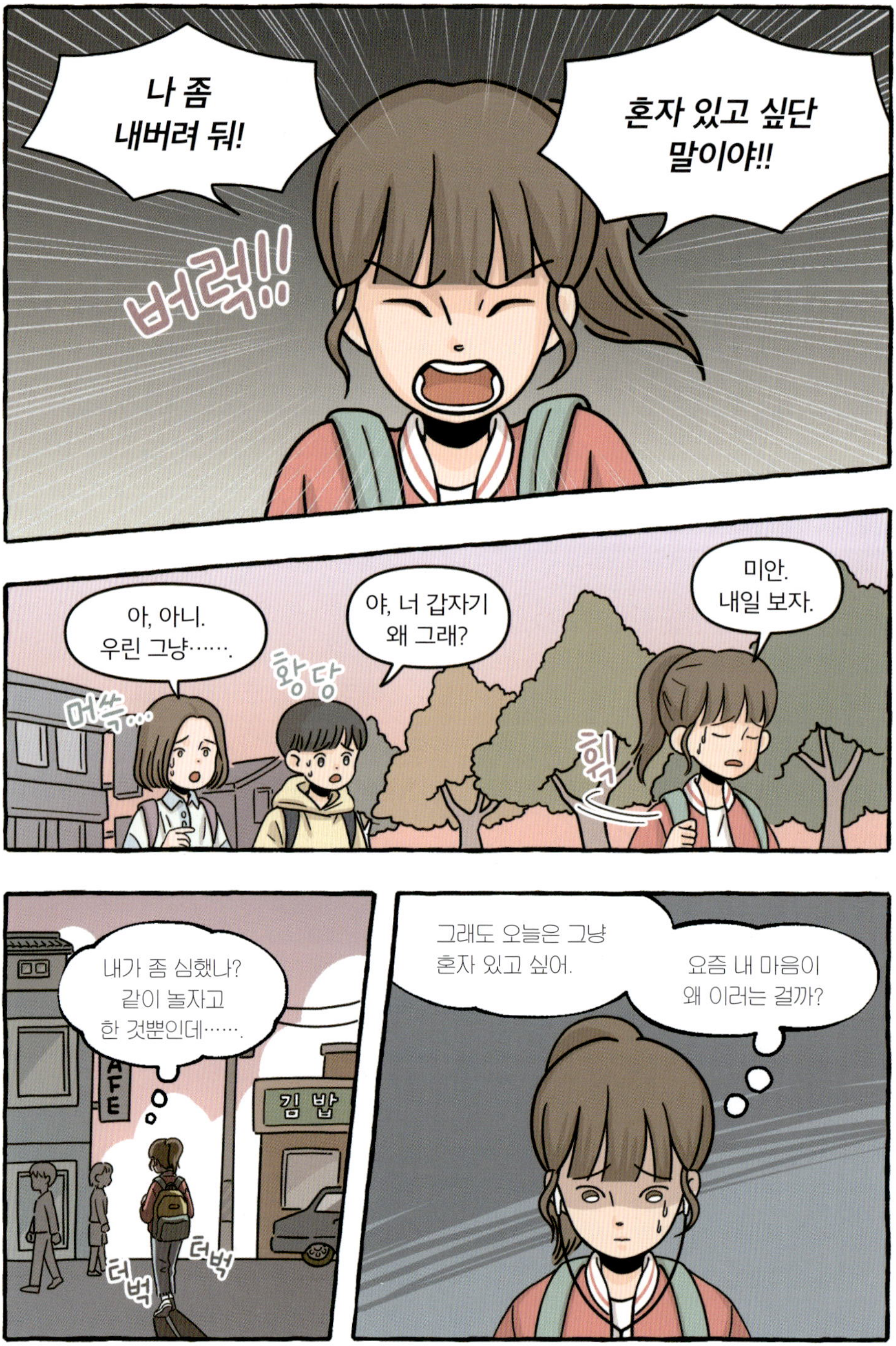

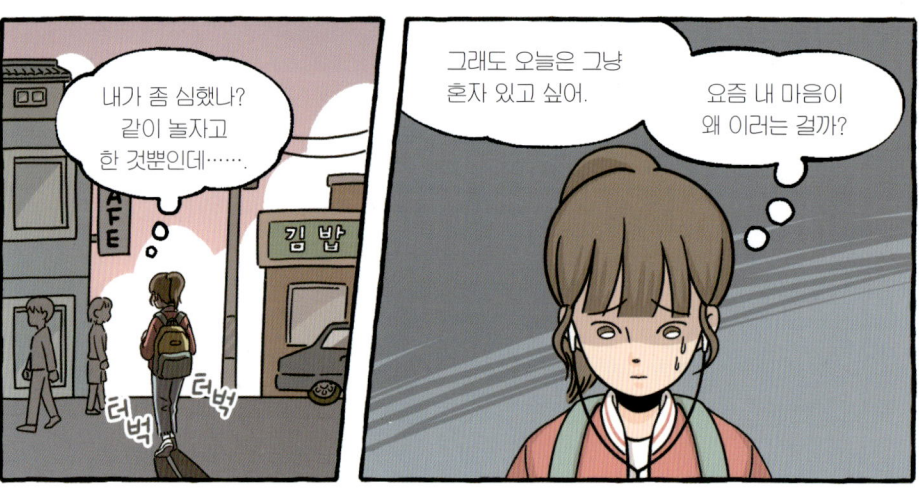

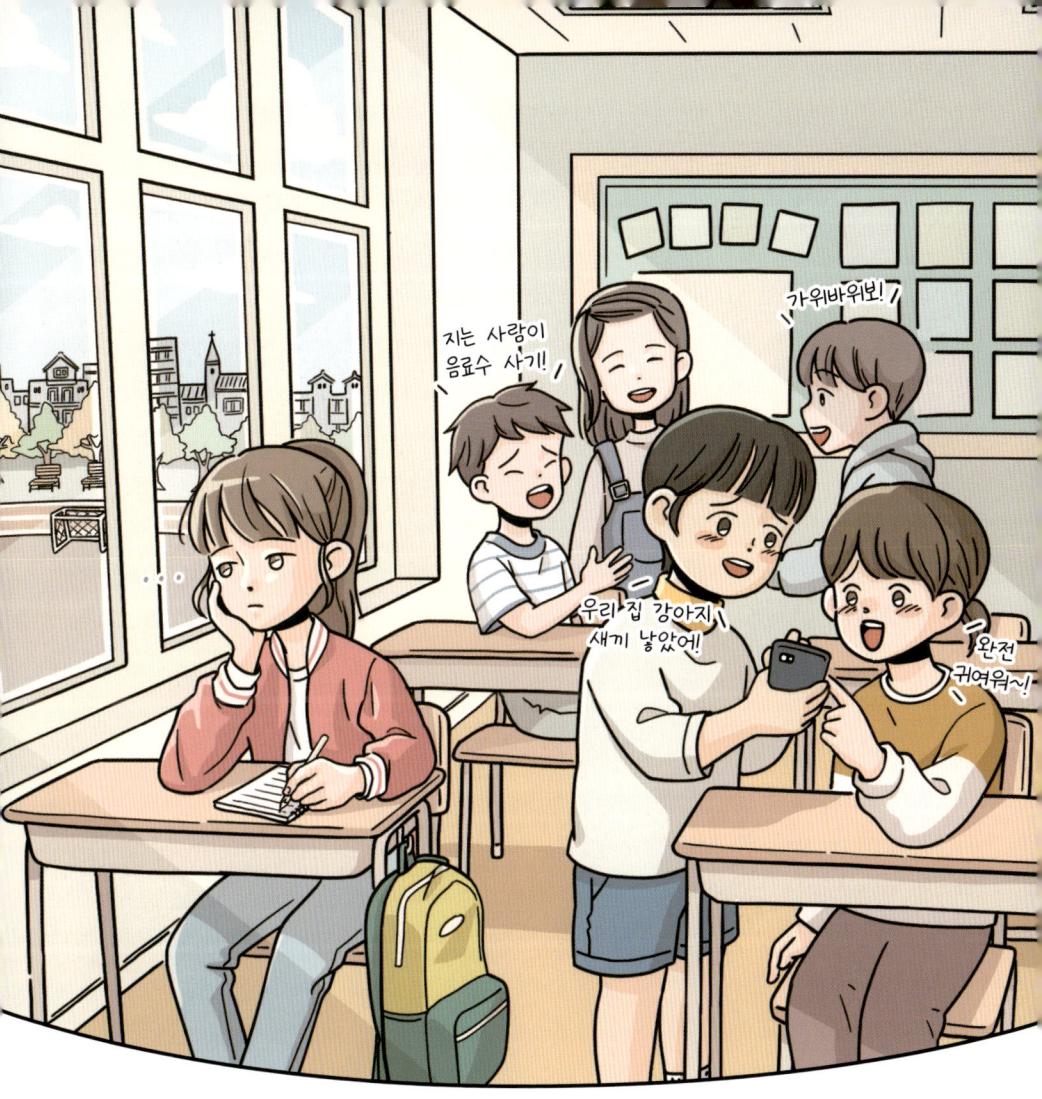

저는 원래 친구들이랑 노는 걸 아주 좋아해요. 그런데 요즘은 혼자만의 시간을 갖고 싶어요. 친구들과 싸운 것도 아닌데 말이에요. 재미있게 놀다가도 문득 그런 생각이 들어요. 요즘 제 마음이 왜 이러는 걸까요?

아하! 전문가 답변 01

내 마음이 도대체 왜 이럴까요?

　최근 들어 다양한 감정을 마주하게 되어 마음이 복잡한가 보군요. 이것은 몸과 마음이 성장함에 따라 누구나 경험하는 자연스러운 일입니다. 인간은 태어나면서부터 신체적·정신적으로 계속 발달하며 변화를 맞이합니다. 특히 사춘기에는 다양한 관계 속에서 상호 작용을 하며 새로운 감정들을 느끼거나, 다양한 감정의 변화를 경험하게 되지요. 감정 변화의 원인에는 호르몬이나 신체 구조의 발달 등 여러 가지가 있지만, 주로 뇌의 구조적·기능적 변화 때문에 발생합니다. 특히 사춘기에는 감정을 주로 담당하는 '변연계'가 빠른 속도로 발달하는데, 이 때문에 수시로 다양한 감정의 변화가 일어나는 것입니다. 반면 이성적 사고를 담당하는 '전두엽'의 발달 속도는 비교적 늦어서 감정의 변화를 조절하기 어려운 것이지요. 사춘기는 무수한 감정의 변화를 통해 스스로를 알아 가는 중요한 시기입니다. 낯선 감정과 마음의 변화가 당황스럽고 어색하겠지만, 이는 자연스러운 성장 과정 중 하나이니 너무 걱정할 필요 없답니다.

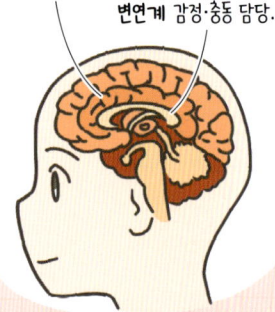

전두엽 이성적 사고 담당.
변연계 감정·충동 담당.

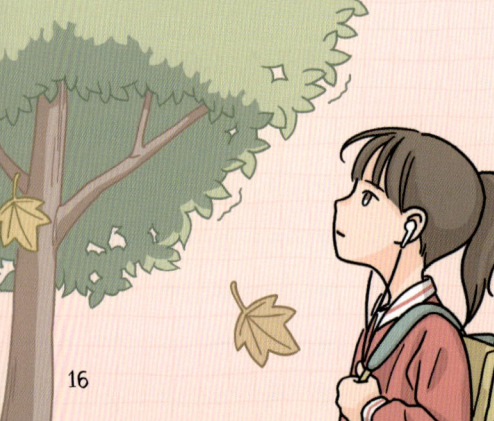

사춘기의 뇌 구조 전두엽보다 변연계의 발달 속도가 빨라 감정의 변화가 크다.

나의 감정을 평화롭게 소통하는 방법

서로에 대한 배려와 솔직함이 담긴 감정 표현은 나와 상대방의 관계를 더욱 돈독하게 하며, 서로의 경계를 존중하는 데 도움이 돼요. 반면 무작정 자신의 감정을 쏟아 내면 상대방을 당황스럽게 만들 수 있지요. 아래와 같은 방법으로 나의 감정을 평화롭게 소통해 보는 건 어떨까요?

1. 상대방의 말에 귀 기울이기 **2. 나의 감정에 귀 기울이기**

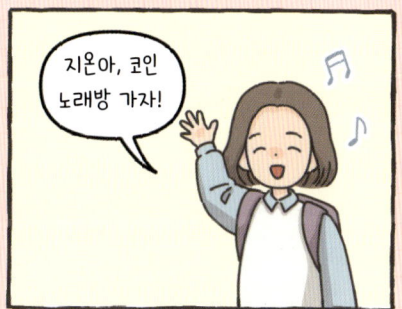 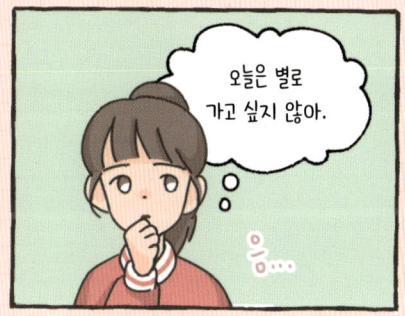

3. 나를 기준으로 나의 감정과 의견을 이야기하기

"나는 ~해."라는 식으로 '나'를 기준으로 나의 감정과 의견을 표현하는 거예요. 나의 감정을 솔직하게 표현하고, 그 이유에 대해 상세하게 설명한다면 상대방도 불편하지 않고 나의 감정을 이해하고 존중해 줄 수 있을 거예요. 너무 갑작스러운 상황이라 나의 감정을 어떻게 표현해야 할지 고민이 된다면 상대방에게 양해를 구한 뒤, 조금 시간을 두고 생각해 보는 것도 좋은 방법이에요.

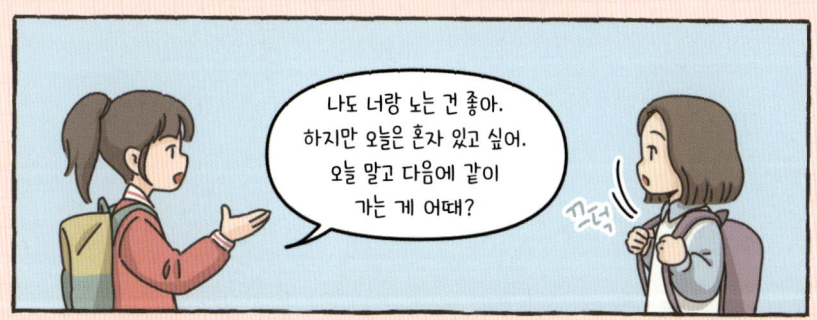

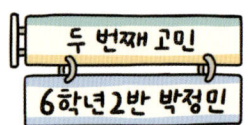

브래지어를 꼭 입어야 할까?

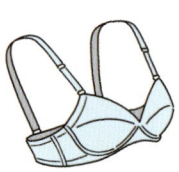

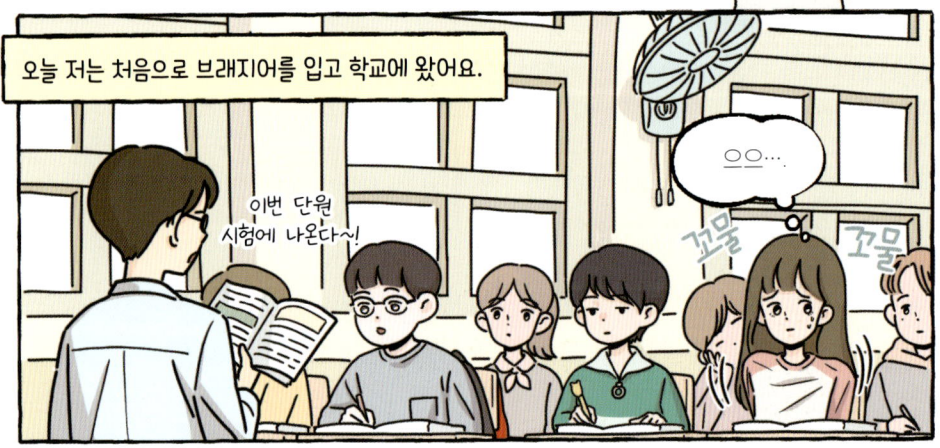

오늘 저는 처음으로 브래지어를 입고 학교에 왔어요.

이번 단원 시험에 나온다~!

으으….

꼬물 꼬물

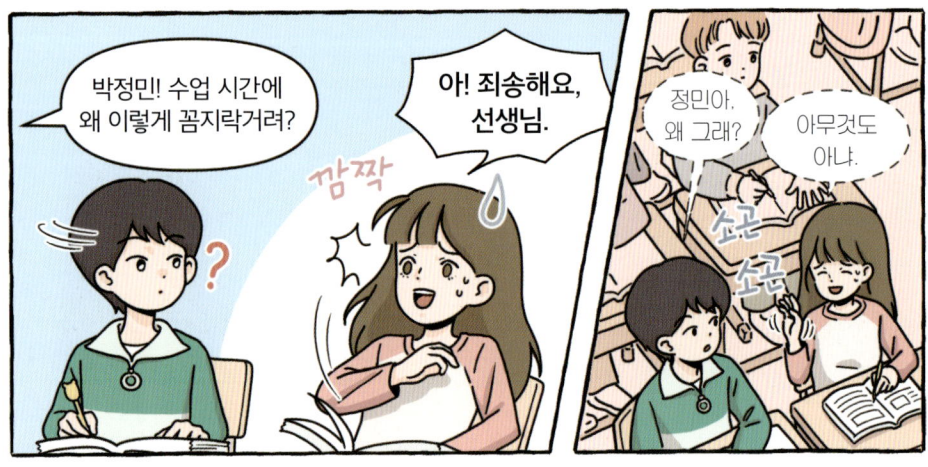

박정민! 수업 시간에 왜 이렇게 꼼지락거려?

아! 죄송해요, 선생님.

깜짝

?

정민아. 왜 그래?

아무것도 아냐.

소곤 소곤

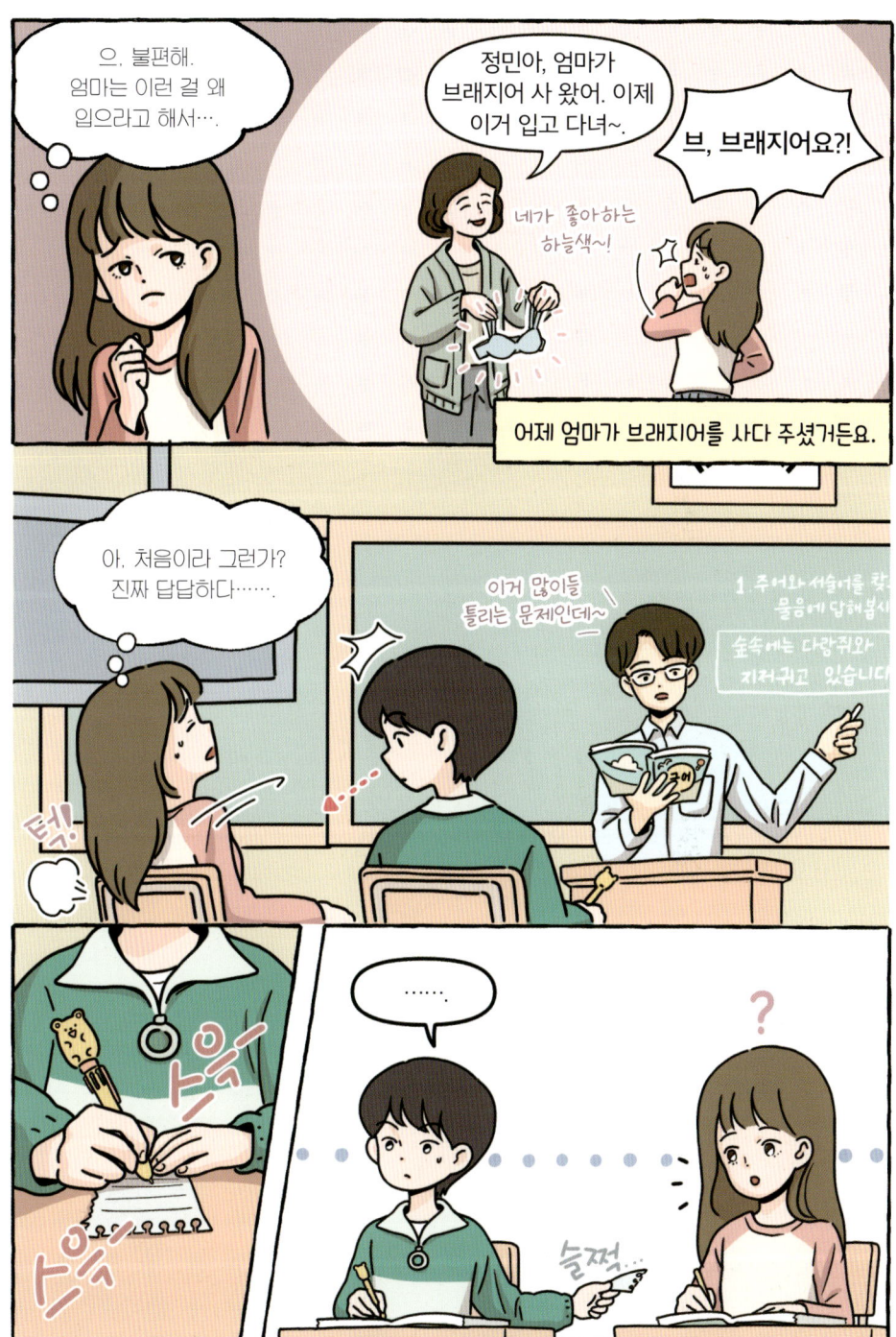

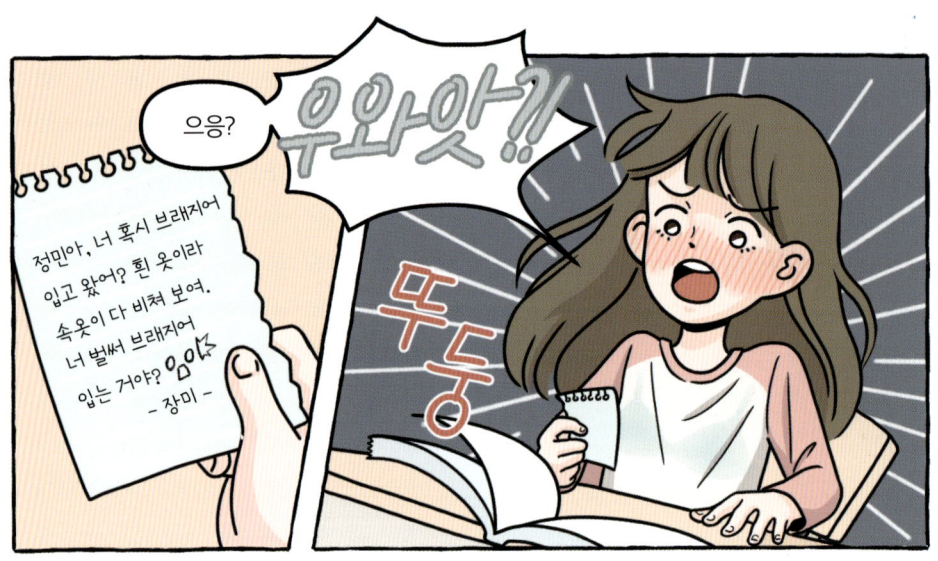
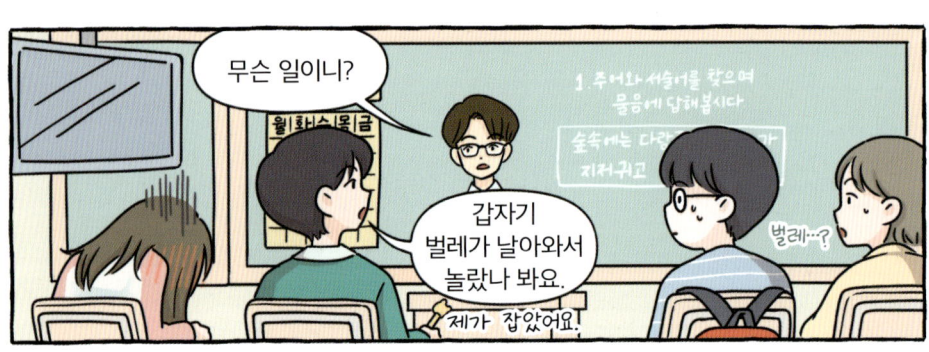
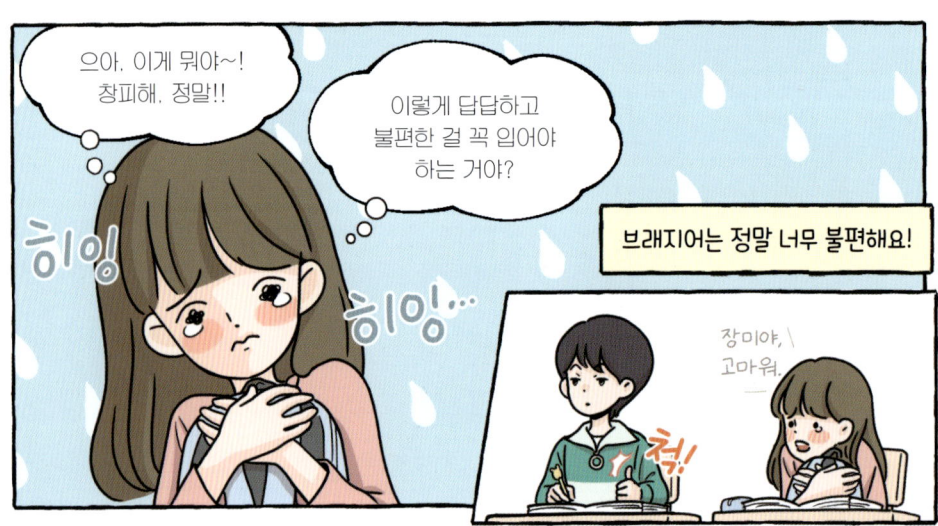

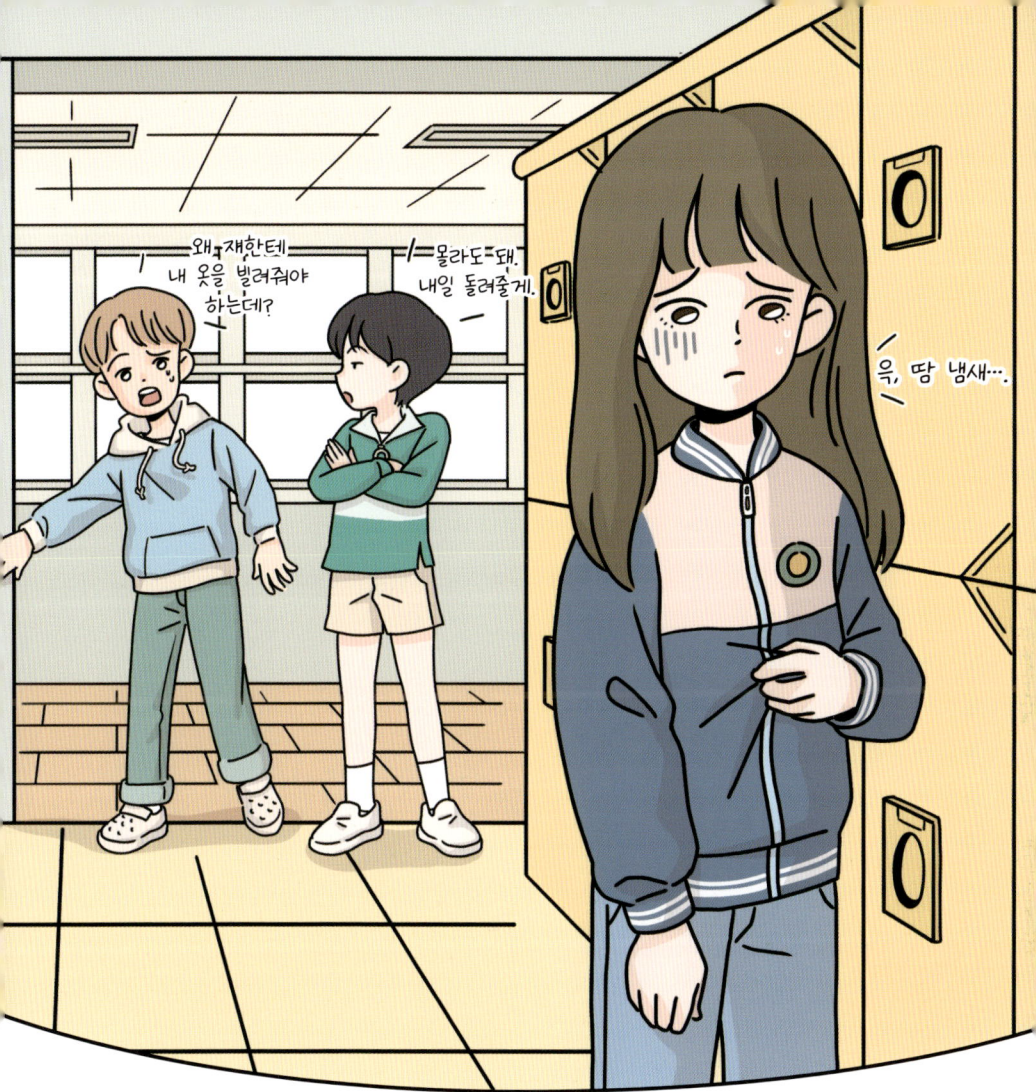

요즘 가슴이 조금씩 나오기 시작해서 엄마가 브래지어를 사다 주셨어요. 학교에 처음 입고 갔는데, 옷에 브래지어가 다 비쳐 보였지 뭐예요? 창피하기도 했지만, 너무 불편하고 답답했어요. 브래지어는 꼭 해야 하는 건가요?

아하! 전문가 답변 02

브래지어는 꼭 해야 하나요?

정답은 없어요. 그리고 창피해할 필요도 없지요. 브래지어는 속옷의 한 종류로, 착용할지 말지, 언제 착용할지, 어떤 브래지어를 착용할지는 개인이 선택하는 것입니다. 누군가는 브래지어를 착용했을 때 가슴이 보호되어 활동이 편안하다고 느끼고, 또 어떤 사람은 가슴이 답답하여 브래지어를 착용하지 않기도 해요. 사춘기에 가슴이 발달하면 브래지어 착용에 대한 고민을 시작하는데 브래지어의 착용 여부나 어떤 종류의 브래지어를 선택할지는 개인의 선택이라는 점 기억하세요!

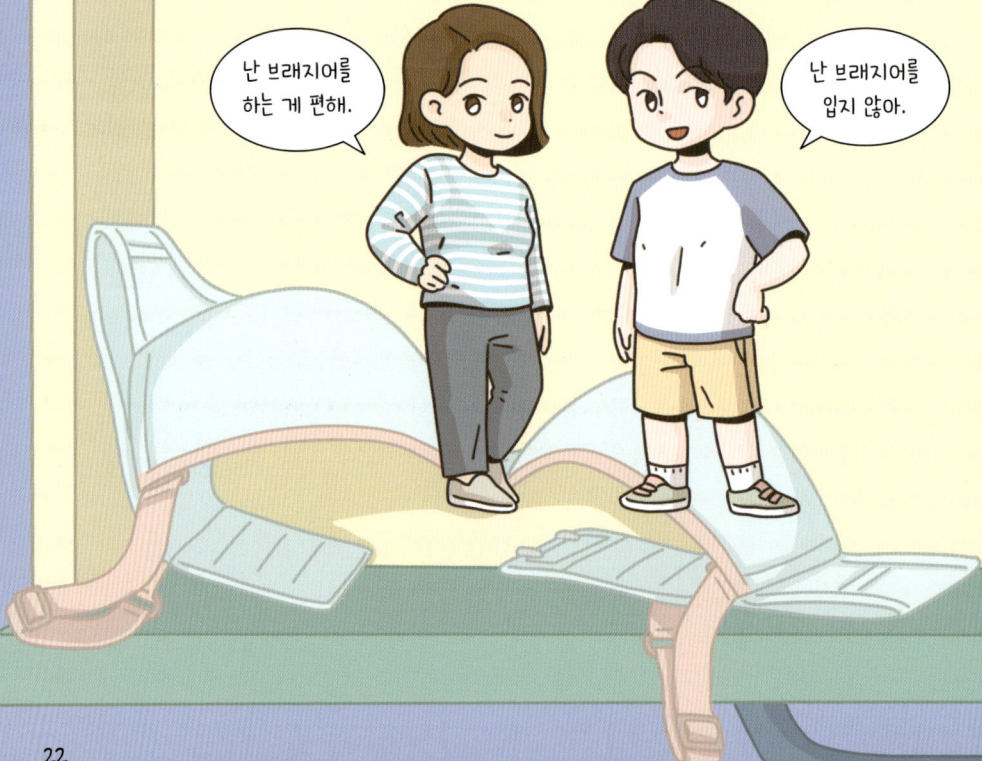

난 브래지어를 하는 게 편해.

난 브래지어를 입지 않아.

가슴은 이렇게 발달해요

사춘기가 되면 가슴에 봉긋한 몽우리가 생기고 가슴 크기가 커져요. 유륜이라고 불리는 젖꼭지 주변의 색깔이 진해지기도 하지요. 간혹 가슴이 발달할 때 통증이 생기기도 하지만, 이는 일시적인 것이니 너무 걱정하지 않아도 돼요. 보통은 가슴에 몽우리가 생기는 시기에 브래지어를 착용하기 시작해요.

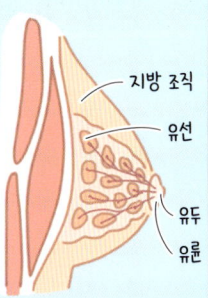

그건 장난이 아니에요

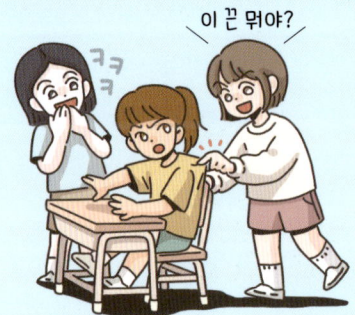

간혹 브래지어를 착용한 친구에게 브래지어 어깨끈을 잡아당기거나, 브래지어를 입었다고 장난을 치는 경우가 있어요. 이러한 장난은 그 친구를 매우 불편하고, 당황스럽게 만들 수 있답니다.

가슴은 가슴일 뿐

우리나라에서는 여성의 가슴을 신체의 하나로 바라보기보단, 성적인 의미를 가지고 바라보는 시각이 있어요. 그냥 가슴일 뿐인데 말이에요. 이런 시각 때문에 많은 사람들은 여성의 노출된 가슴을 민망하거나 부끄럽게 생각하고, 당연히 가려야 하는 것으로 인식하지요. 이로 인해 여성은 브래지어 착용을 강요받기도 하고요. 우리는 이러한 시각을 바꾸기 위해 함께 노력해야 합니다.

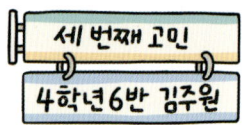

세 번째 고민
4학년 6반 김주원

포경 수술은 꼭 해야 하는 걸까?

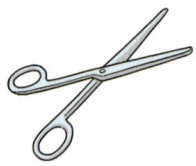

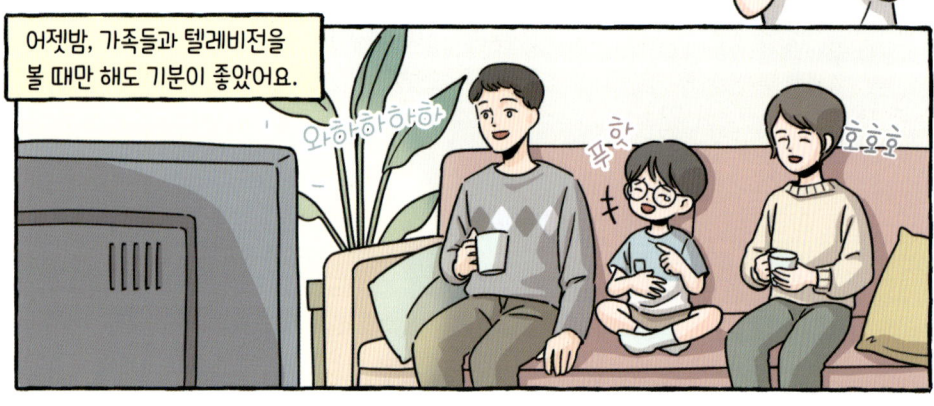

어젯밤, 가족들과 텔레비전을 볼 때만 해도 기분이 좋았어요.

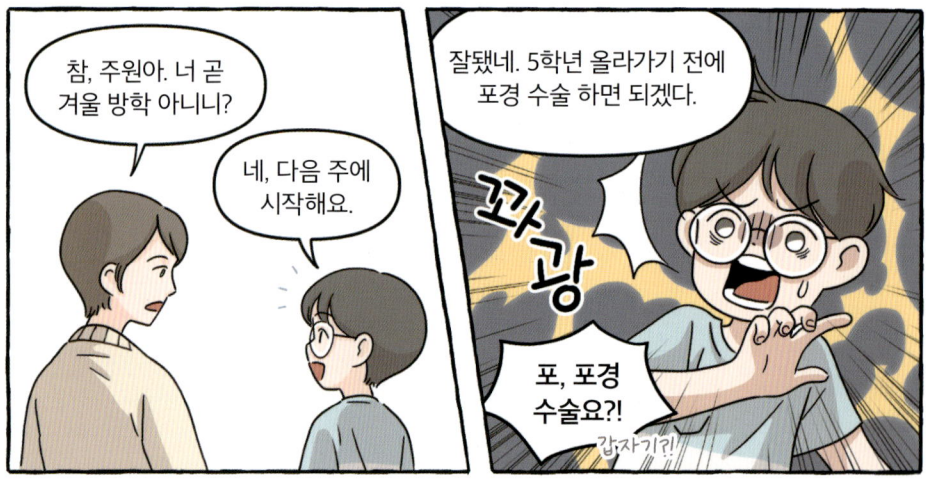

참, 주원아. 너 곧 겨울 방학 아니니?

네, 다음 주에 시작해요.

잘됐네. 5학년 올라가기 전에 포경 수술 하면 되겠다.

포, 포경 수술요?!

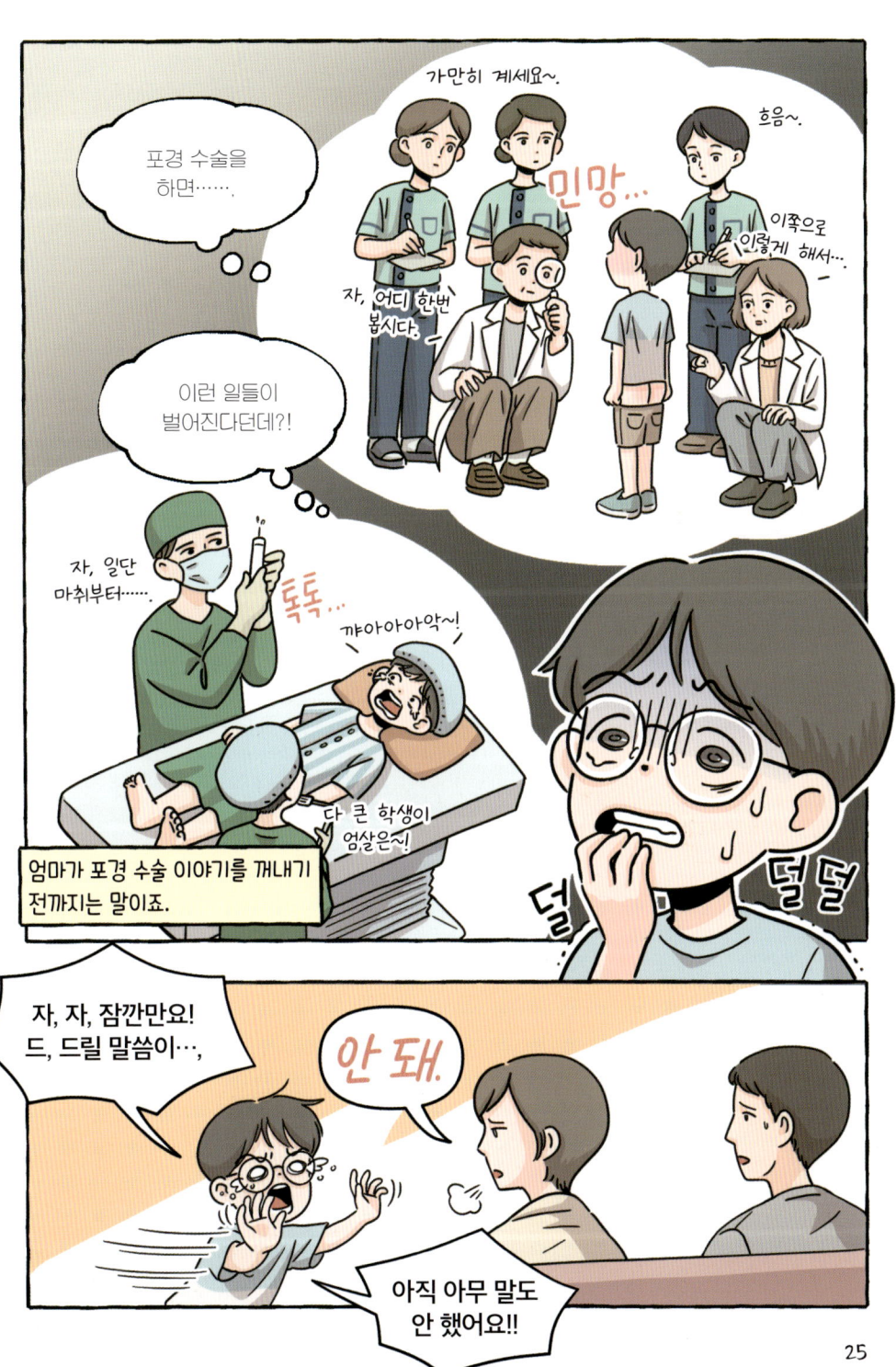

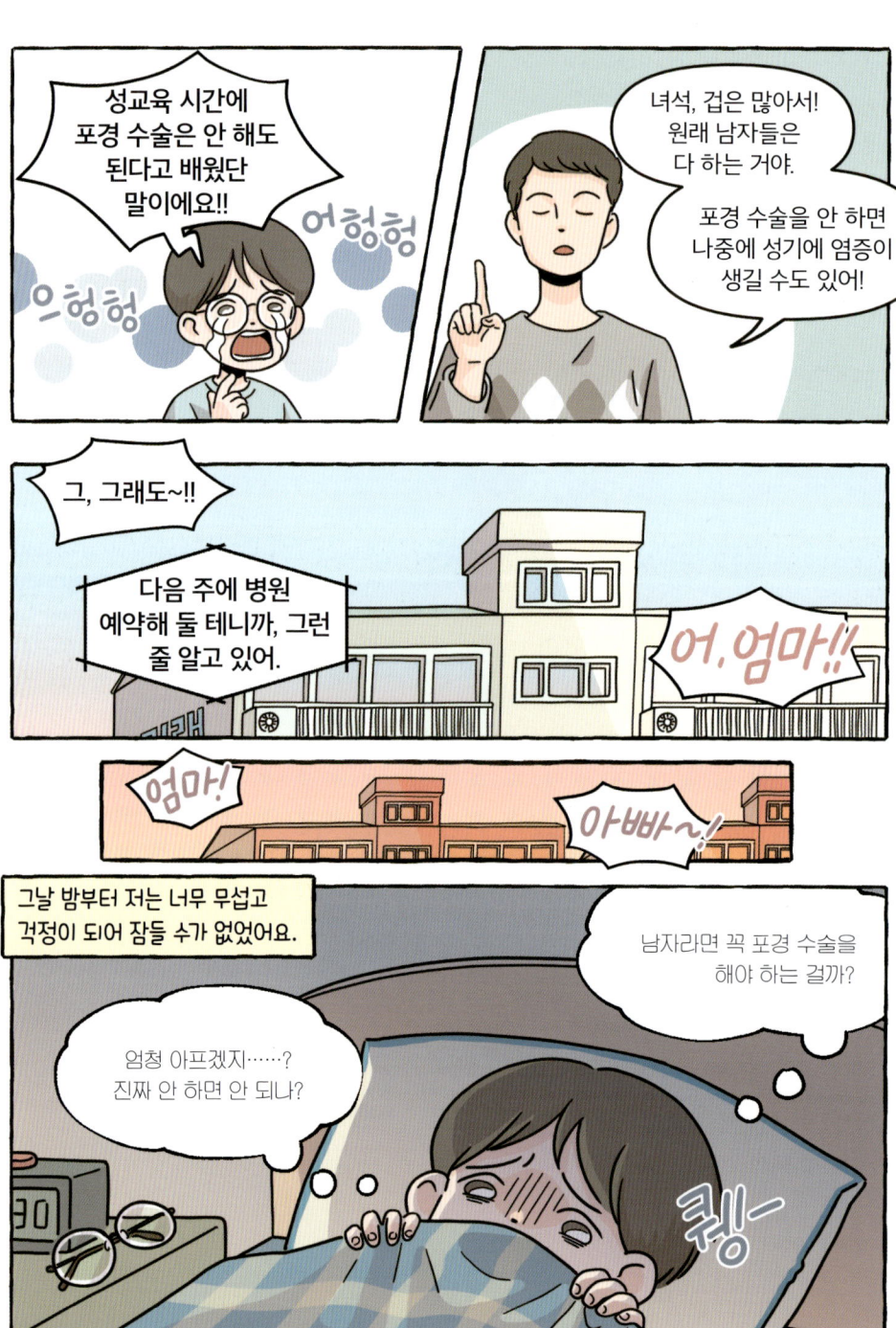

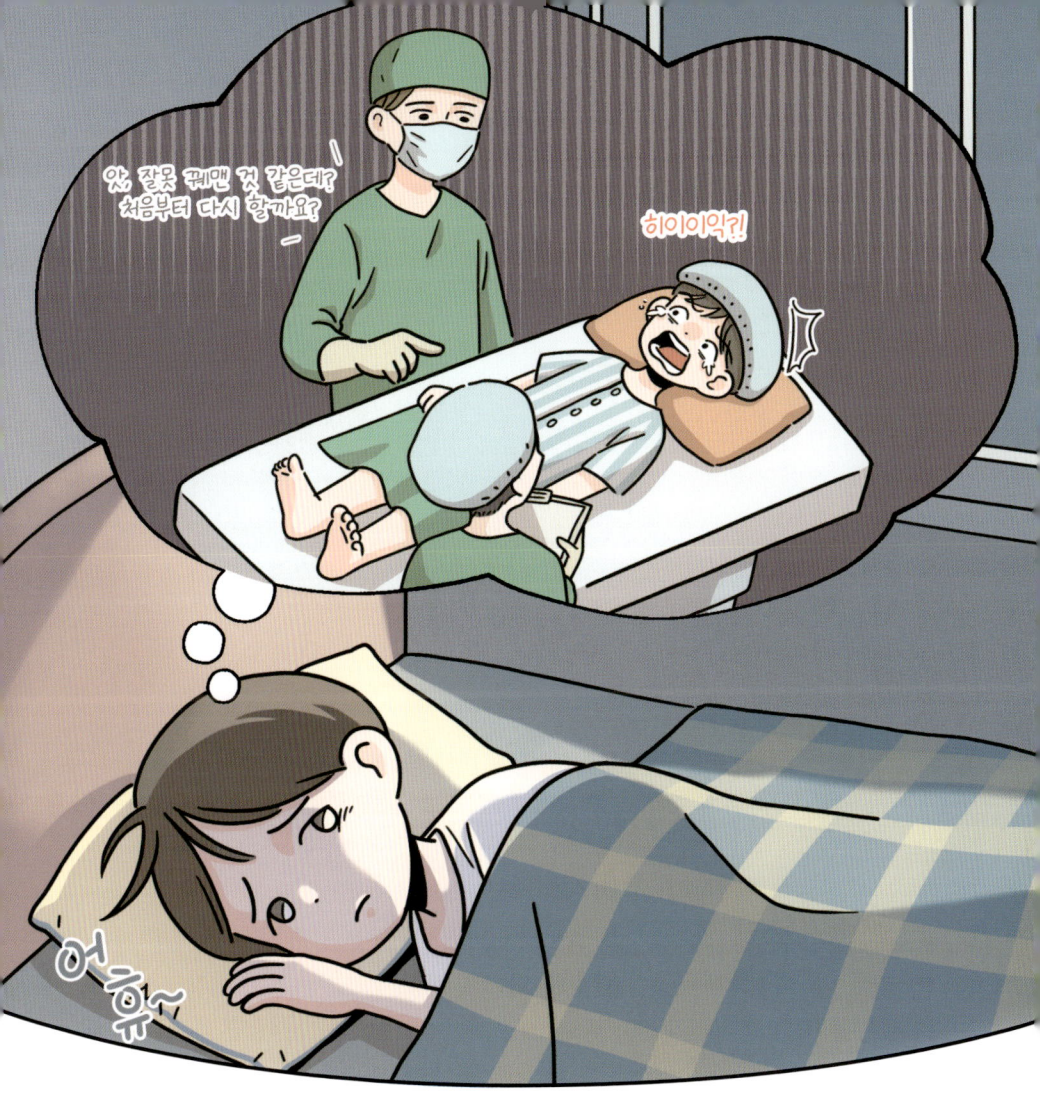

부모님이 저더러 방학 중에 포경 수술을 하라고 하셨어요. 성교육 시간엔 포경 수술은 꼭 하지 않아도 된다고 했는데, 아빠는 수술을 하지 않으면 성기에 염증이 생길 수도 있대요. 정말 포경 수술은 꼭 해야 하는 걸까요?

포경 수술은 꼭 해야 하나요?

 포경 수술을 꼭 해야 할 필요는 없답니다. 포경 수술은 음경의 귀두를 감싸고 있는 포피를 제거하는 수술이에요. 우리나라에 포경 수술이 처음 들어온 건 1945년 광복 이후 미국의 문화와 의학이 도입되면서부터예요. 당시 미국에서는 대부분의 남성이 포경 수술을 하는 문화가 있었는데, 이 문화가 전해지며 우리나라에서도 포경 수술이 남성이라면 누구나 해야 하는 수술로 자리 잡았지요. 하지만 최근 들어, 포경 수술이 반드시 필요한 것은 아니라는 사실이 의학적으로 증명되면서 포경 수술은 의무가 아닌 선택 사항으로 바뀌고 있어요. 포경 수술에 대한 선택권은 누구에게 있을까요? 바로 나 자신이에요. 양육자나 주변 어른들의 강요에 의해 포경 수술을 하는 건 옳지 않아요. 단, 포피를 당겨도 귀두가 드러나지 않거나, 귀두와 포피 사이에 염증이 반복적으로 생겨 불편한 경우 등에는 포경 수술을 선택할 수도 있어요. 이런 경우에도 수술 방법, 시기 등은 의사 선생님과 충분히 논의하여 내가 결정할 수 있는 사항이랍니다.

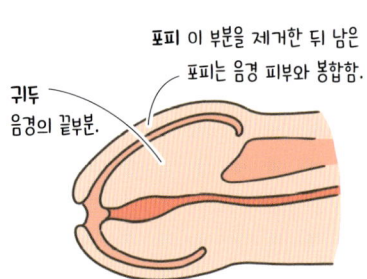

포피 이 부분을 제거한 뒤 남은 포피는 음경 피부와 봉합함.
귀두 음경의 끝부분.

남성의 성기는 이렇게 생겼어요

남성의 성기는 크게 음경과 음낭으로 나뉘어요. 음경에는 소변과 정액을 내보내는 요도가, 음낭에는 정자를 만들어 내는 고환이 있어요. 우리의 얼굴과 성격이 모두 다른 것처럼, 성기의 모양과 색깔, 크기는 사람마다 모두 다르지요.

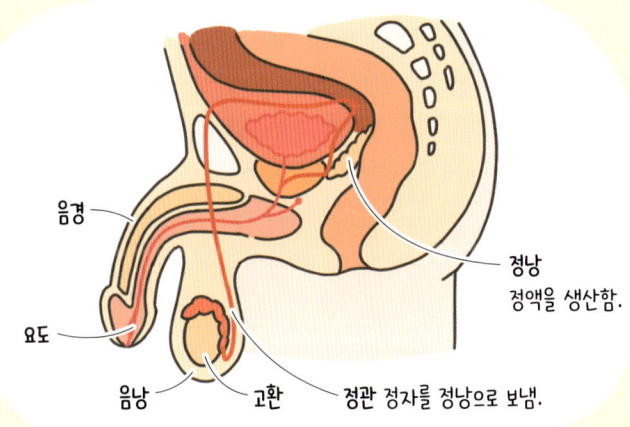

음경
요도
음낭
고환
정관 정자를 정낭으로 보냄.
정낭 정액을 생산함.

성기는 어떻게 관리해요?

포경 수술의 여부와 상관없이 매일 흐르는 물에 성기를 잘 씻어 주어야 해요. 그리고 깨끗한 수건으로 톡톡 두드려 물기를 제거한 뒤 깨끗한 속옷으로 갈아입어야 하지요. 혹시라도 성기에 염증이 생겨 성기가 따갑거나 간지럽다면 비뇨기과를 방문해 치료를 받도록 해요.

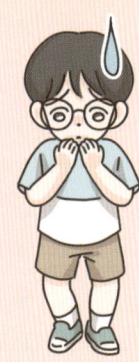

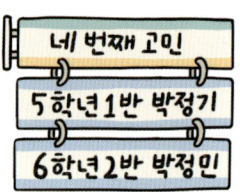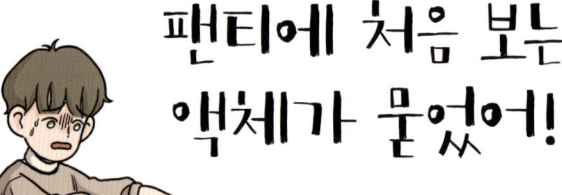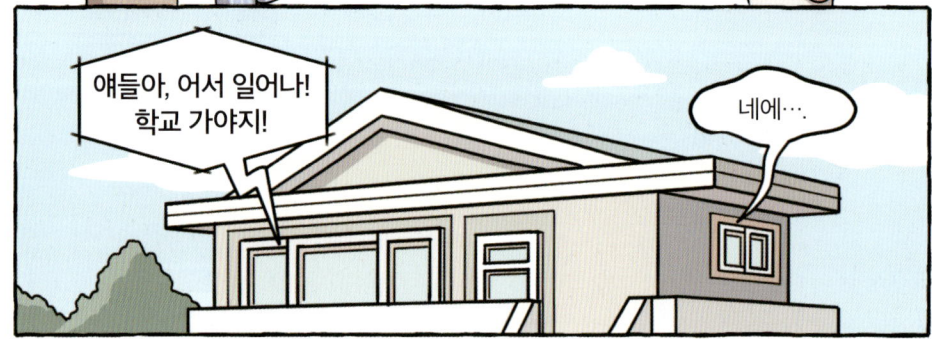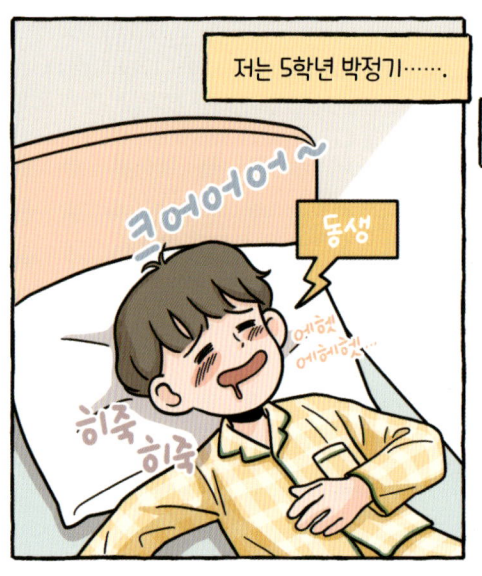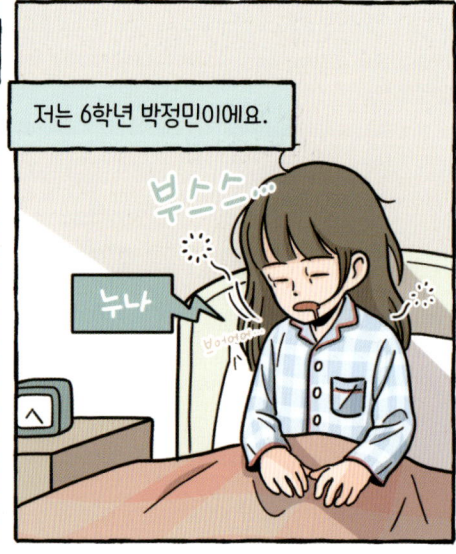

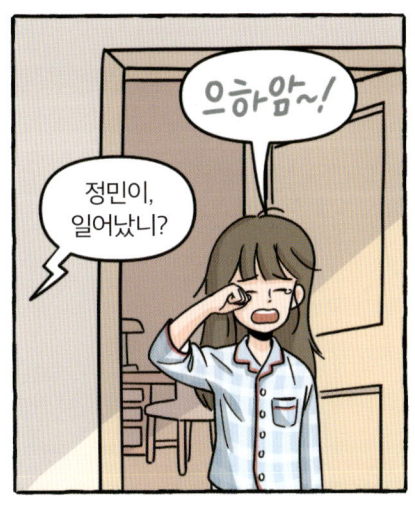
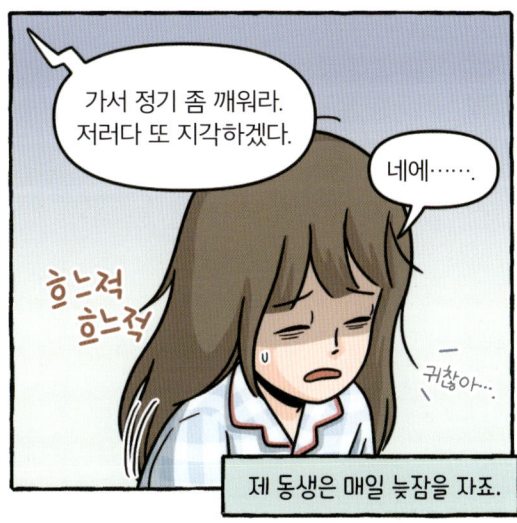
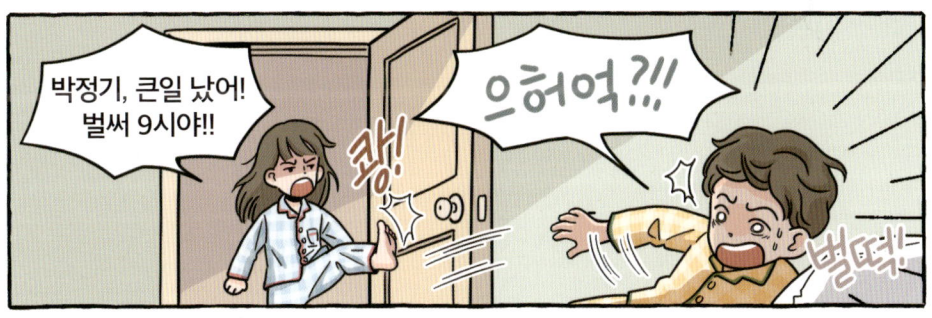
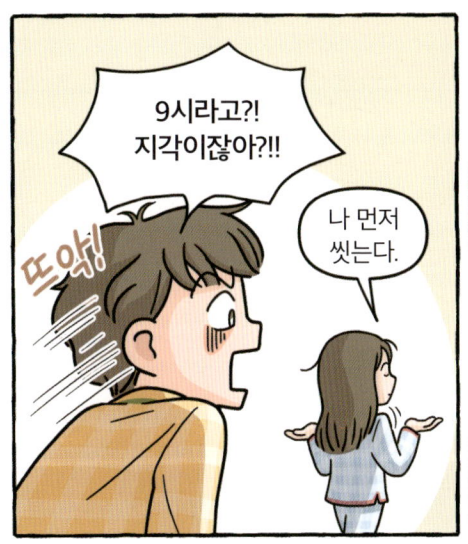
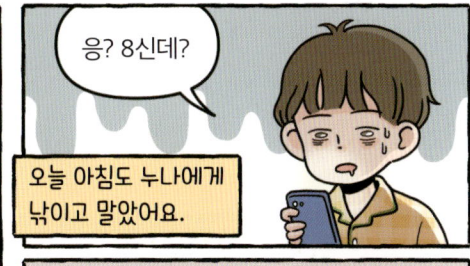
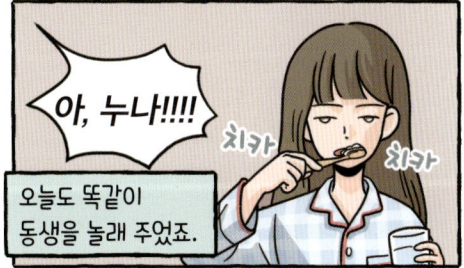

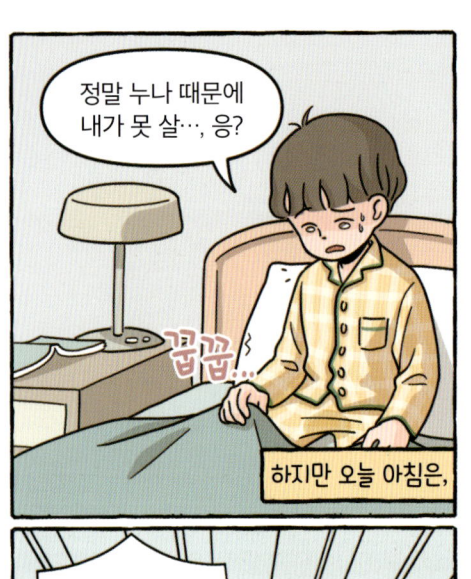
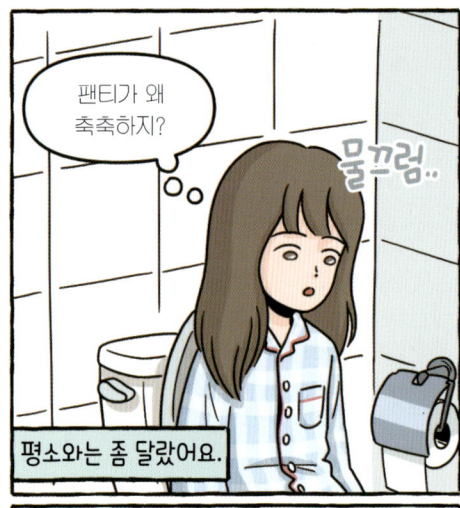
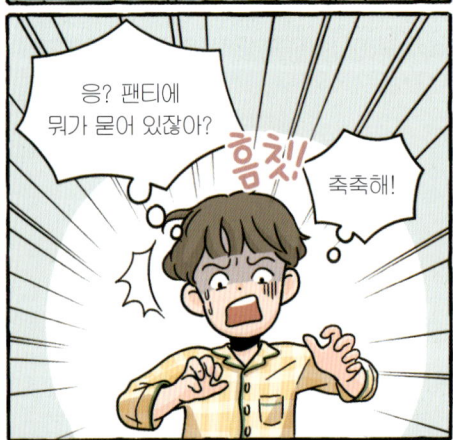
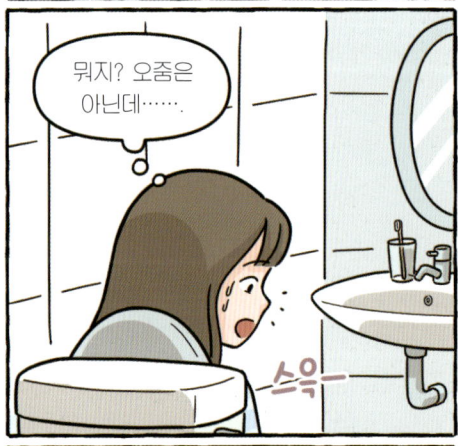
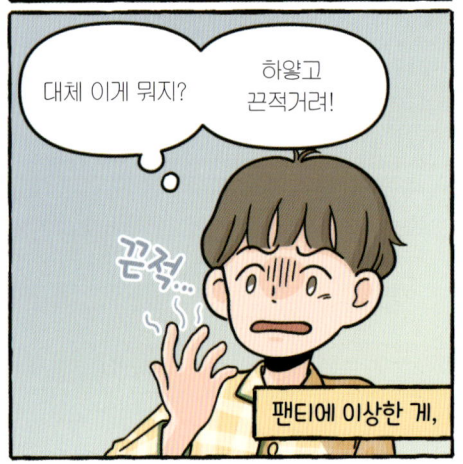
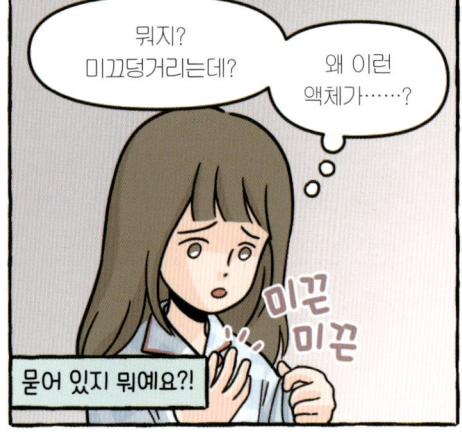

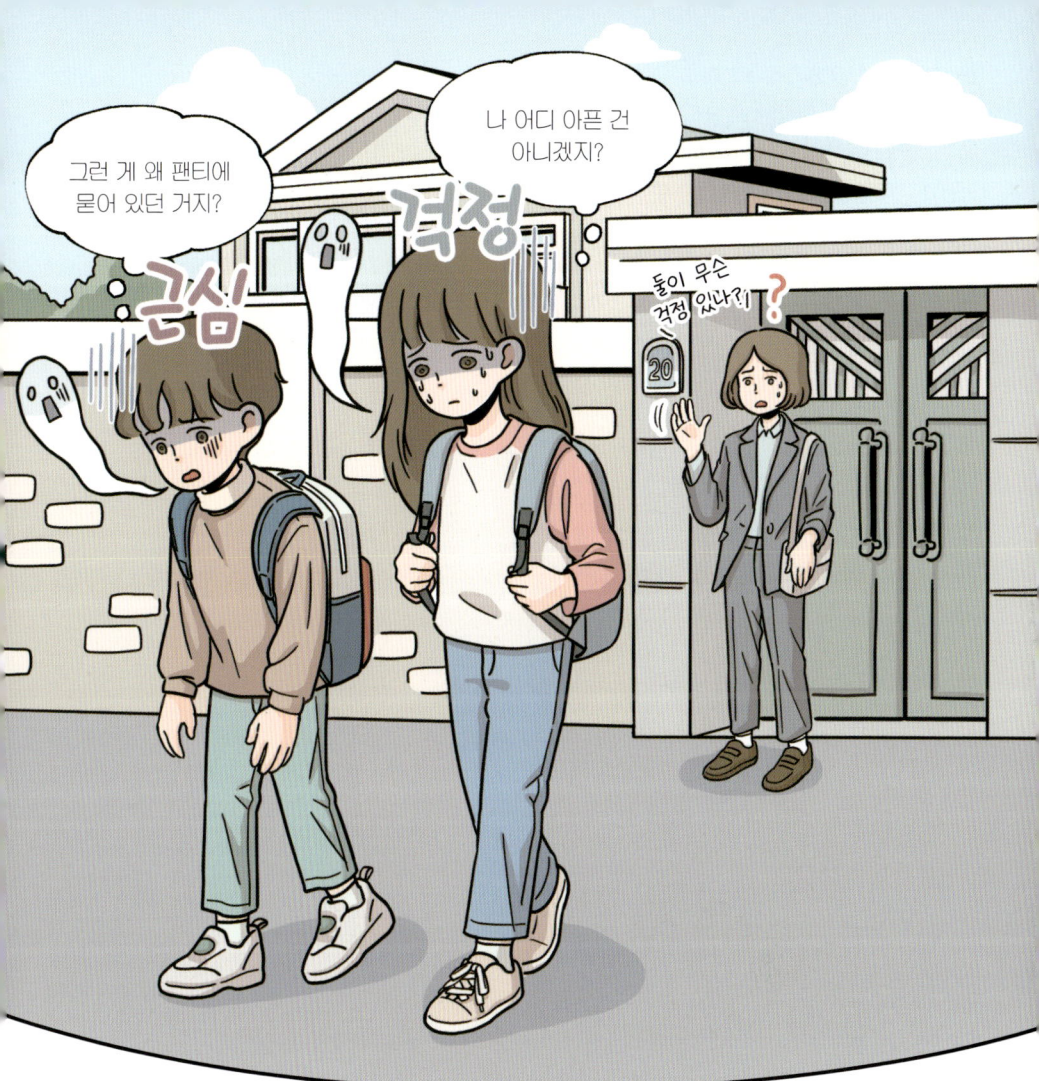

큰일 났어요! 아침에 일어나 보니 하얗고 끈적거리고 미끄덩거리는 액체가 제 팬티에 묻어 있었어요. 대체 이게 뭐죠? 혹시 제 몸에 이상이 생긴 걸까요?

속옷에 끈끈한 액체가 묻어나요

속옷에 정체 모를 액체가 묻어서 걱정이 되었군요? 하지만 걱정하지 마세요. 이는 사춘기가 되면 나타나는 자연스러운 현상이랍니다. 우선 남성의 경우부터 알아볼까요? 남성의 고환에서는 매일 일정량의 정자를 만들어 냅니다. 정자는 생식에 관련 있는 세포로, 여러 영양소와 섞여 정액으로 배출되는데 이 현상을 '사정'이라고 하지요. 그리고 자는 동안 자신도 모르게 사정을 하는 경우도 있는데, 이를 꿈을 꾸면서 사정한다는 뜻으로 '몽정'이라고 합니다.

여성의 경우에는 '냉'이 분비됩니다. 냉은 질에서 분비되는 물질로, 옅은 흰색 또는 노란색을 띤 끈적끈적한 점액입니다. 임신이나 월경, 호르몬의 변화 등에 따라 양이나 색이 달라지기도 하지요. 냉이 분비되는 것은 모든 여성에게 나타나는 자연스러운 현상이니 걱정할 필요가 없습니다. 그러나 냉에서 냄새가 나거나 양이 과도하게 많아졌다면, 이는 질에 염증이 생겼다는 신호일 수 있으니 여성 병원을 방문해 진료를 받는 것이 좋습니다.

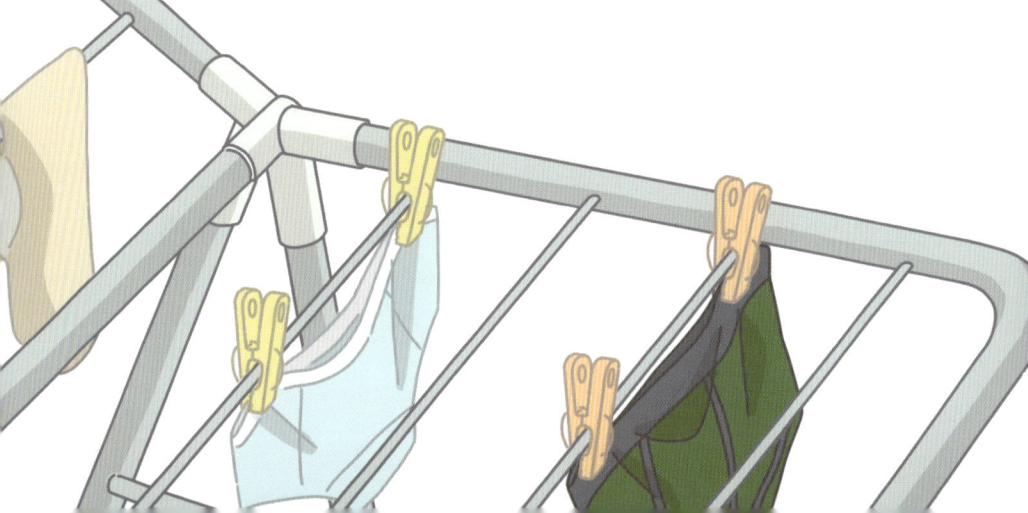

냉과 정액이 하는 일

냉은 질을 산성으로 유지해 주고, 병원균이 질에서 번식하지 못하도록 돕는 역할을 해요. 또한 질이 외부 마찰로 인해 손상되는 것을 막아 주지요. 반면 정액은 정자가 운동할 수 있도록 정자에게 에너지를 공급해요. 또한 알칼리성을 띠고 있어 산성을 띠는 질 내부에서도 정자가 살아남을 수 있도록 돕지요.

냉이 나오기 시작해요

냉이 나오기 시작하면 냉의 양과 냄새, 색깔 등을 잘 살펴보세요. 양이 많아 속옷에 묻는 것이 불편할 경우, 팬티 라이너라는 얇은 패드를 사용하는 것이 도움이 될 거예요. 하지만 지속적으로 냉의 양이 많고, 색깔이 이상하고, 냄새가 날 경우에는 여성 병원에서 진료를 받은 후 조치를 따르도록 해요. 또한 아직 월경을 하지 않은 친구들에게는 냉의 분비가 머지않아 월경이 시작될 거라는 신호가 될 수 있어요. 그러니 월경 용품을 미리 준비해도 좋을 거예요.

> 팬티 라이너를 사용해도 좋아.

사정·몽정을 했어요

사정 혹은 몽정을 하는 것은 부끄러운 일이 아니에요. '내 몸에서 정자가 만들어지고 있구나'라고 생각하면 되지요. 정액은 우리 몸에서 만들어지는 것이고, 언제든지 몸 밖으로 나올 수 있는 것이기 때문에 사정과 몽정을 더럽거나 이상한 일이라고 생각할 필요가 없답니다. 사정이나 몽정 후 속옷에 정액이 묻었다면 물로 한 번 헹궈서 빨래 통에 넣는 센스를 발휘하는 것도 좋겠죠?

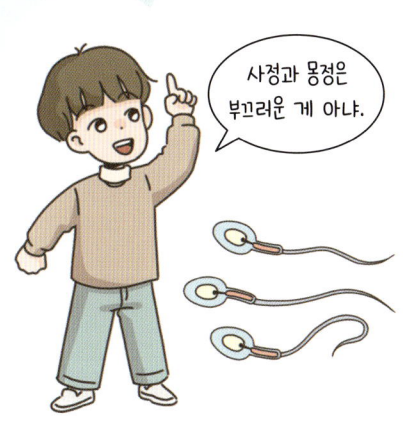

> 사정과 몽정은 부끄러운 게 아냐.

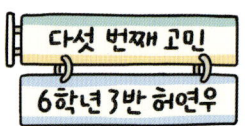

월경 주기가 너무 불규칙한데?

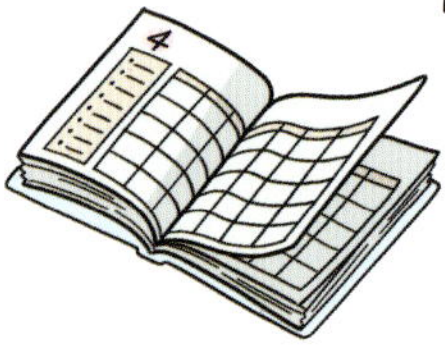

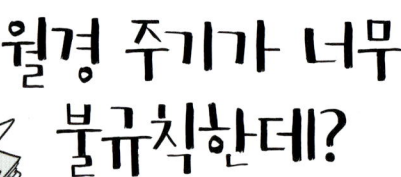

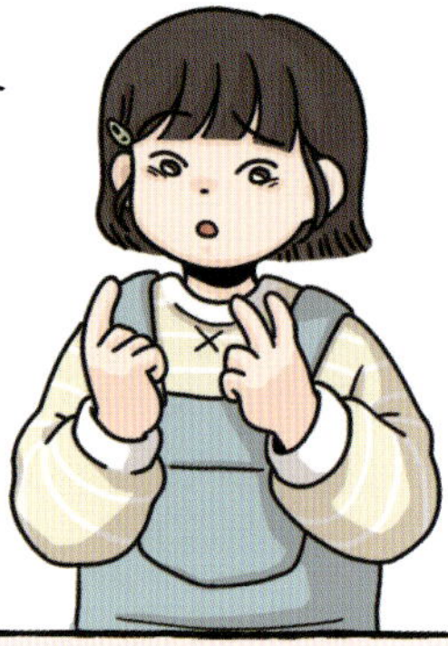

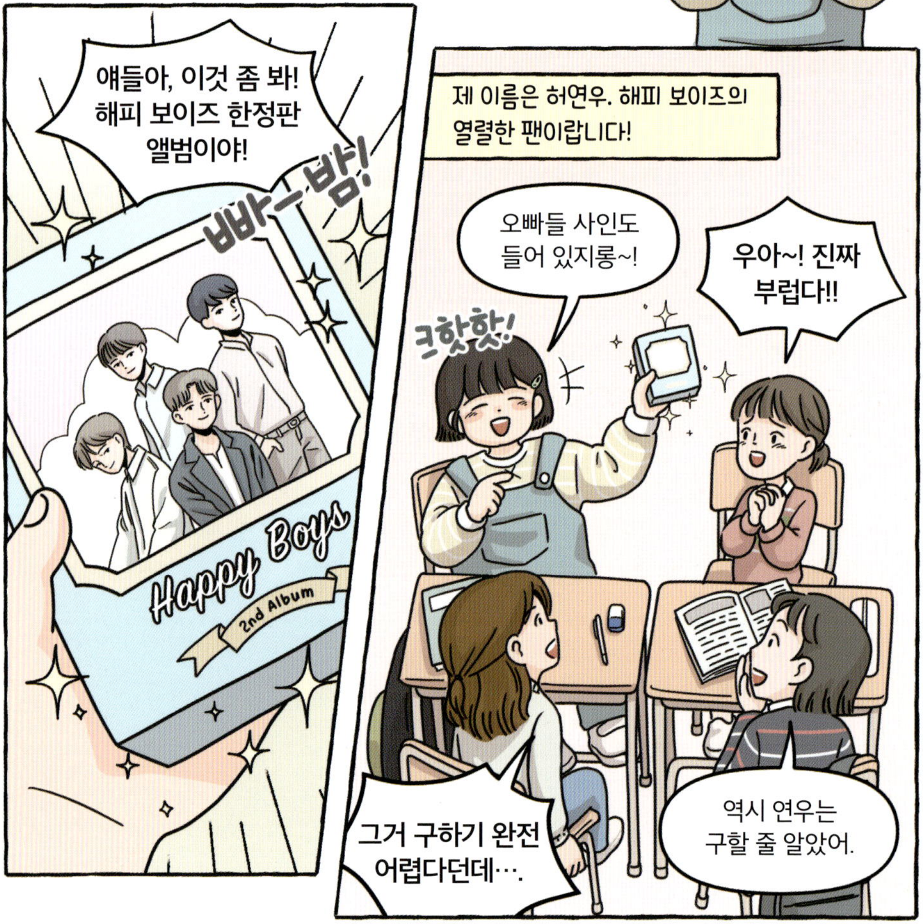

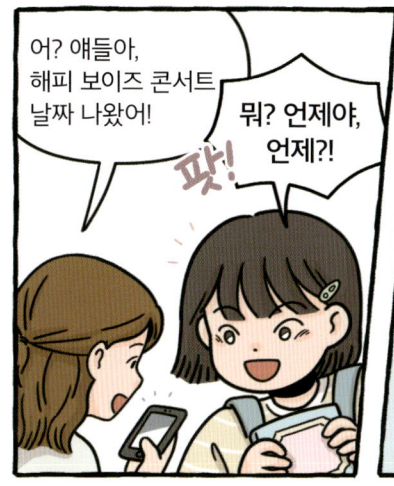
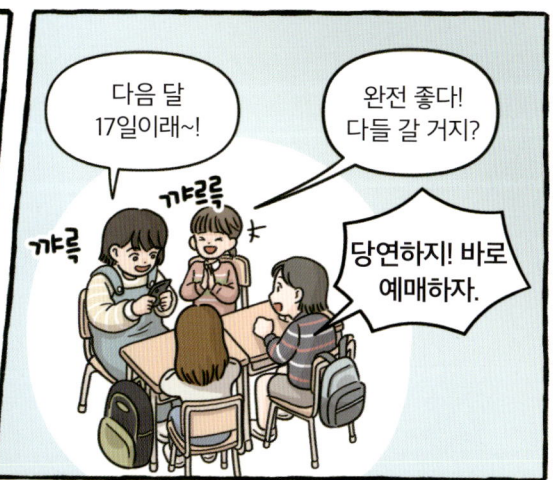
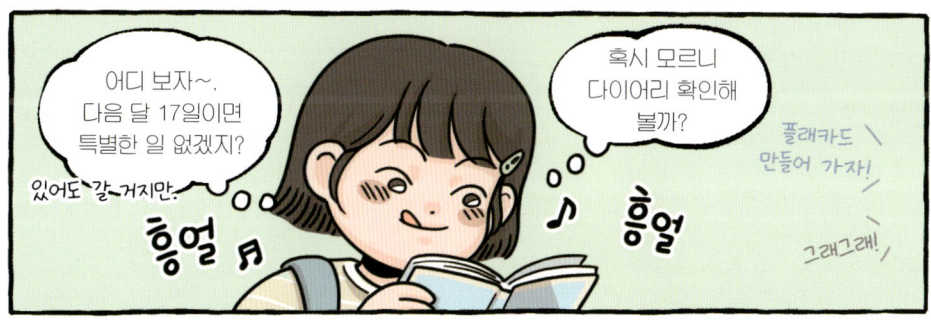
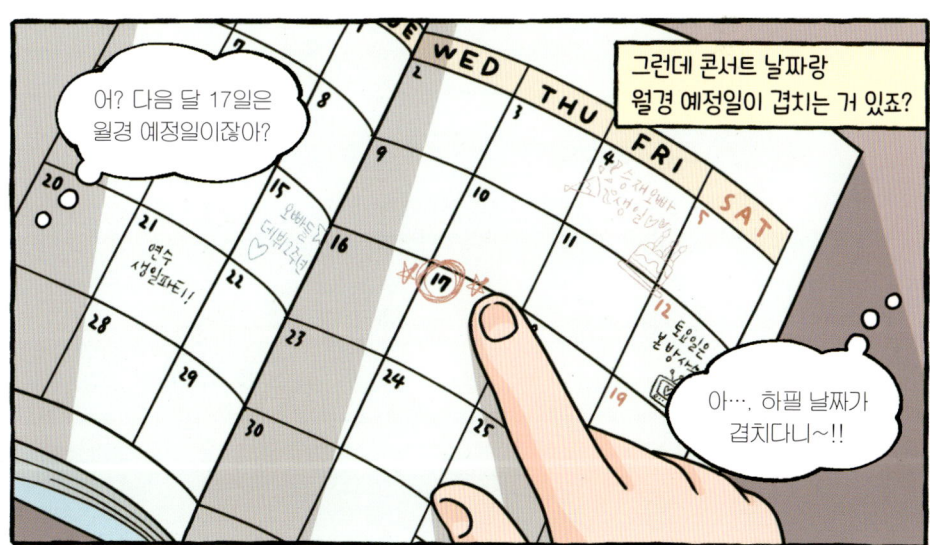

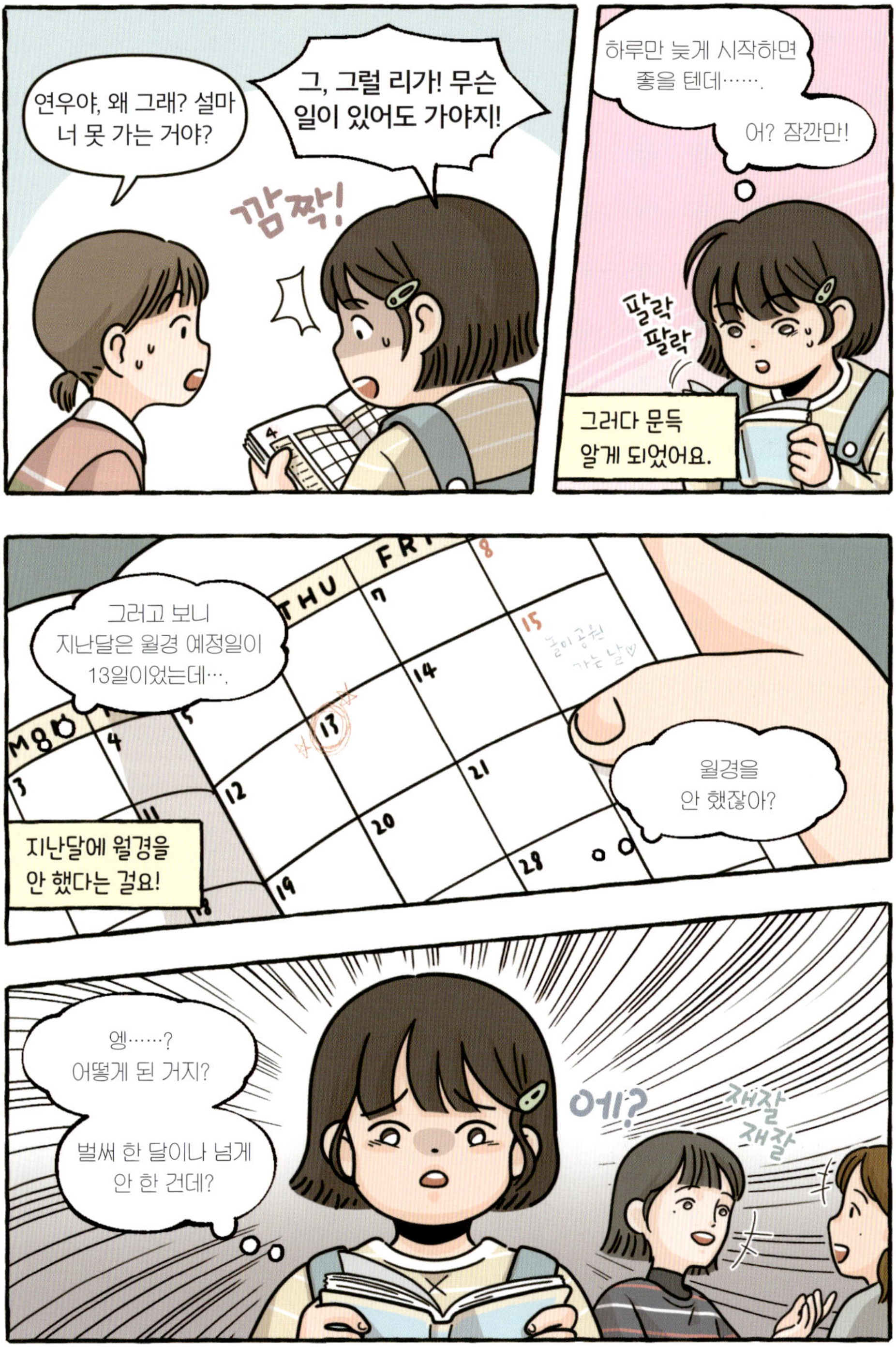

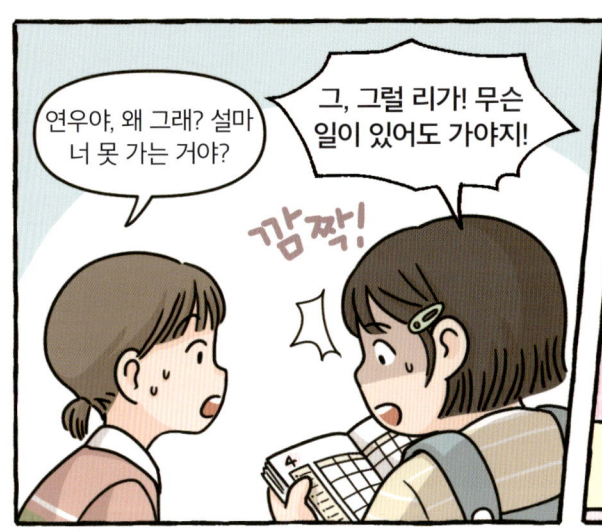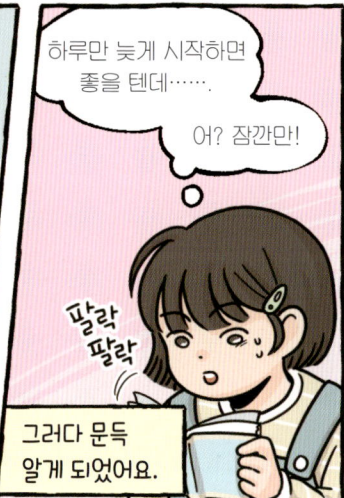

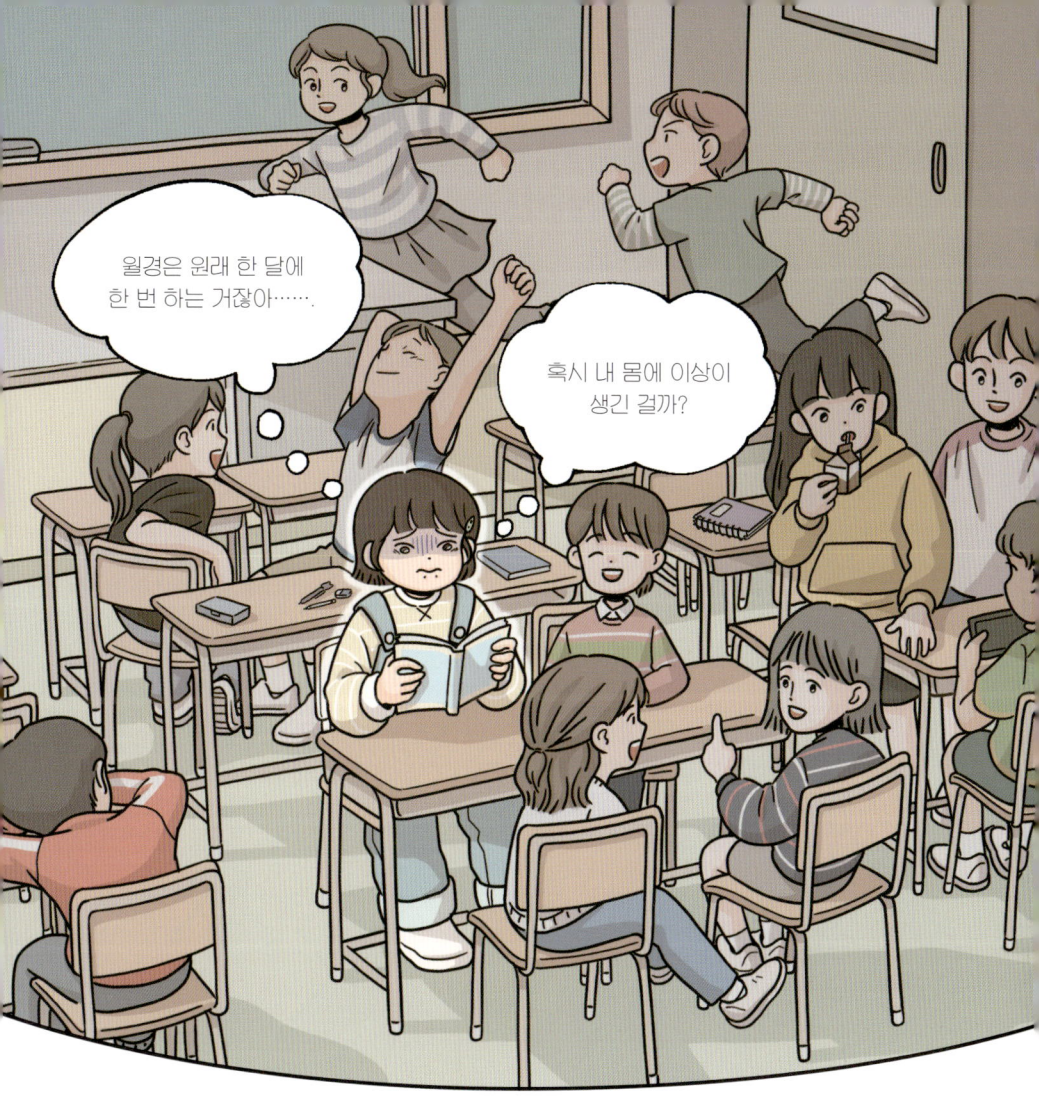

성교육 시간에 분명 월경은 한 달에 한 번 한다고 배웠는데요. 저는 지난달에 월경을 하지 않았어요. 지난 월경을 한 뒤로 한 달이 넘게 지났는데 말이에요! 대체 이게 어떻게 된 거죠? 제 몸에 이상이 생긴 걸까요?

월경 주기가 불규칙해요

월경 주기는 이번 월경에서 다음 월경 때까지 걸리는 기간을 말해요. 보통 26~32일 정도이지요. 월경 주기는 사람에 따라, 그리고 몸의 상태에 따라 달라질 수 있으니 불규칙하다고 해서 너무 걱정하지 않아도 돼요. 특히 월경을 시작한 지 얼마 되지 않은 친구들은 주기가 더욱 불규칙할 수 있습니다. 그러나 일정했던 월경 주기가 갑자기 불규칙해지거나 오랜 기간 월경을 하지 않는다면, 수면 패턴이나 식단과 같은 생활 습관에 변화가 있지는 않았는지 또 몸에 다른 이상 신호가 나타나지는 않았는지 잘 살펴보세요. 만약 이상 신호가 발견된다면 여성 병원에 가서 진료를 받도록 해요.

☆ 월경 주기

SUN	MON	TUE	WED	THU	FRI	SAT
	1	2	3 월경	4		
	8	9	10	11	12	13
14	15 배란일	16 임신 확률이	17 높은 기간	18	19	20
21	22	23	24	25	26	
28	29	30 월경				

- 성숙한 난자가 난소에서 배출되는 날이에요. 다음 월경 예정일로부터 14일 전이에요.
- 월경은 평균적으로 4~7일간 지속돼요.
- 배란일 전후로 각 3일간 이어져요.

*28일을 주기로 5일간 월경하는 여성의 경우.

여성의 성기는 이렇게 생겼어요

여성의 성기는 얇은 피부 주름인 소음순과 소변을 내보내는 요도, 자궁과 외부를 연결하는 질, 작은 원통 모양의 돌기인 음핵 등으로 이루어져 있습니다. 사람마다 서로의 생김새가 다르듯 성기의 모양과 색깔, 크기도 사람마다 모두 다르지요.

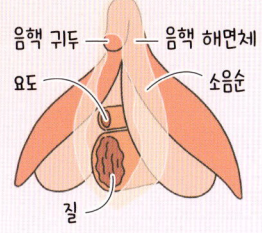

월경 Q&A

Q. 월경이 뭐예요?

A. 자궁 양쪽에 위치한 난소에서는 한 달에 한 번씩 번갈아 가며 성숙한 난자를 만들어 자궁으로 내보내요. 이를 '배란'이라고 해요. 배란 후 약 14일이 지나면 난자는 자궁 점막과 함께 혈액의 형태로 몸 밖으로 빠져나오는데 이 현상을 '월경'이라고 하지요.

Q. 월경? 생리? 뭐가 맞는 표현인가요?

A. 생리 현상이라고 하면 어떤 것들이 떠오르나요? 생리 현상은 방귀나 트림, 재채기처럼 우리 몸의 기능으로 인해 자연스럽게 나타나는 현상을 말해요. 생리란 말도 바로 이 생리 현상에서 비롯된 말이에요. 과거 남성 중심의 사회에서 월경을 터부시하며 생리라는 단어로 포괄적으로 표현한 것이 지금까지 이어진 것이지요. 모든 현상에 고유의 이름이 있듯이 생리라는 단어 대신 월경이라는 단어를 사용하면 어떨까요?

Q. 월경통이 있을 땐 어떡해요?

A. 월경통이 있을 때는 무리한 운동을 삼가고, 온찜질을 하며 충분한 휴식을 취해 주세요. 월경통이 심하다면 진통제를 복용해도 좋아요. 단 약의 종류에 따라 복용량과 복용 방법이 다르니 잘 살펴보고 복용해야 합니다.

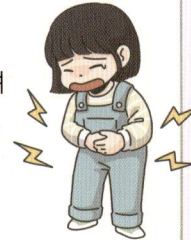

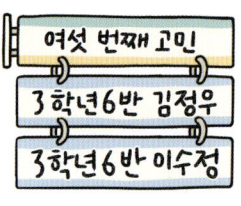

아기는 어떻게 생기는 걸까?

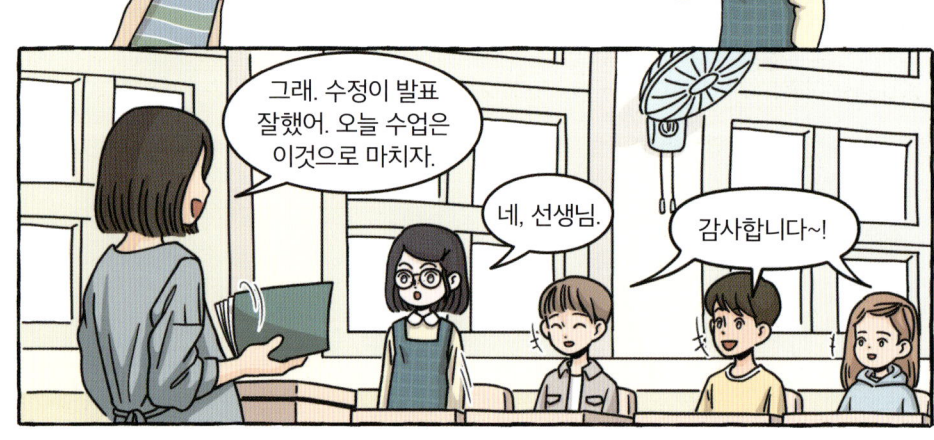

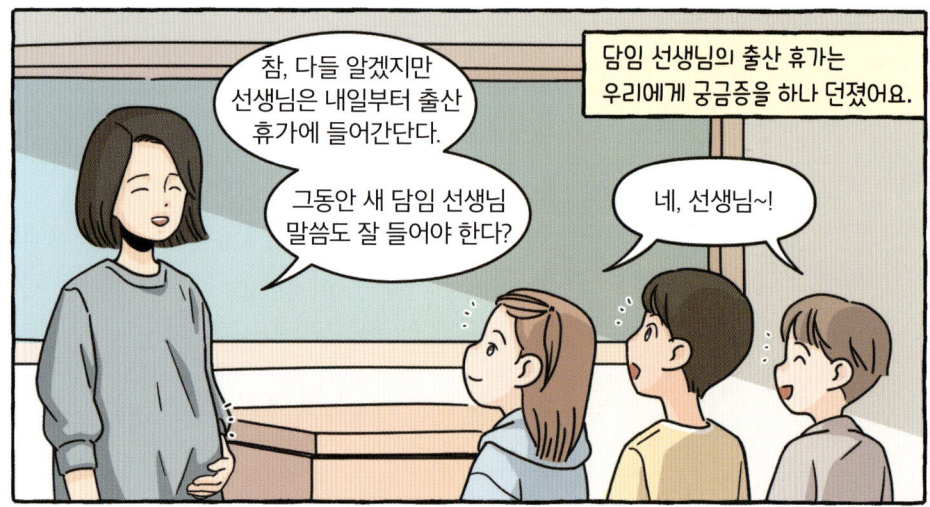

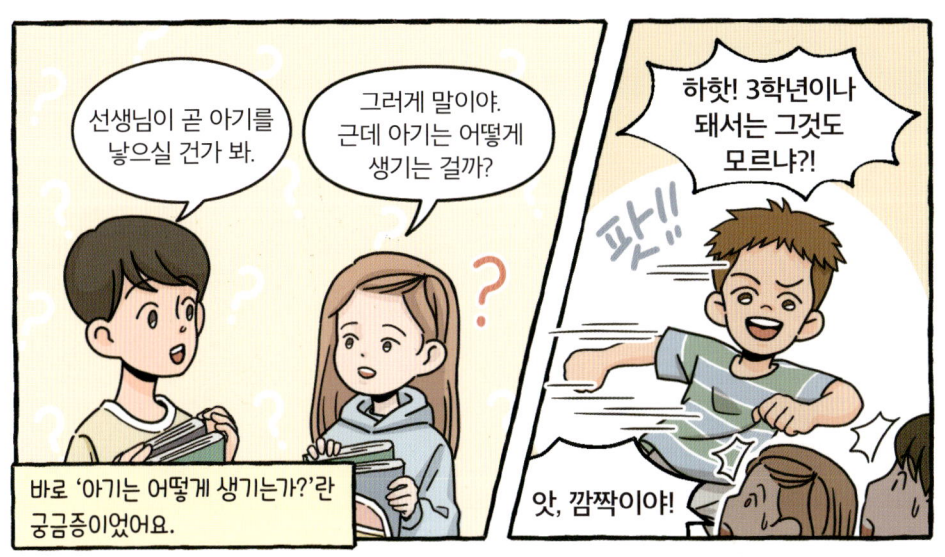
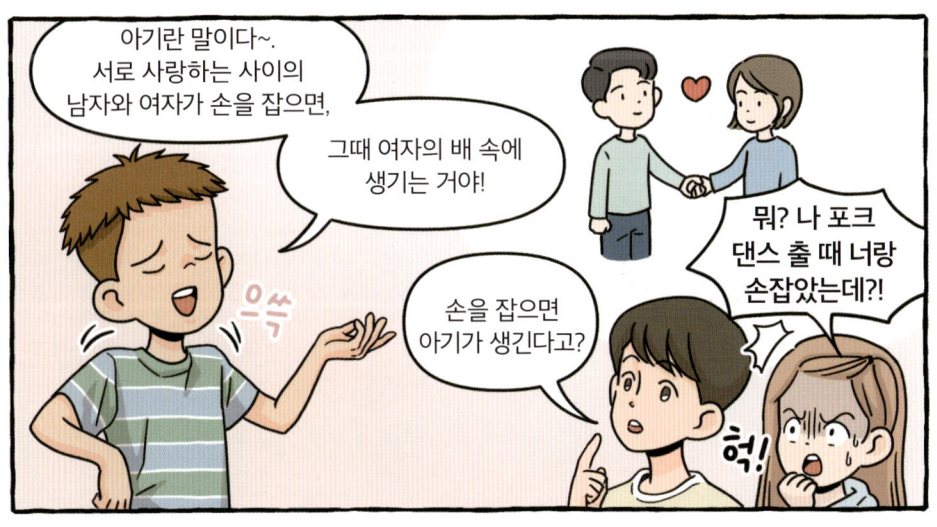
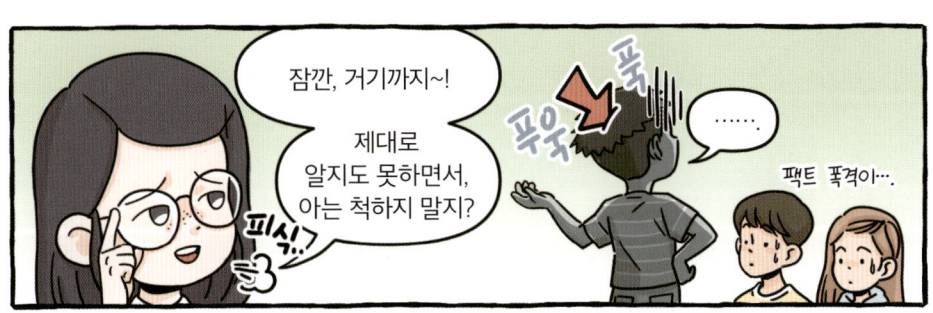

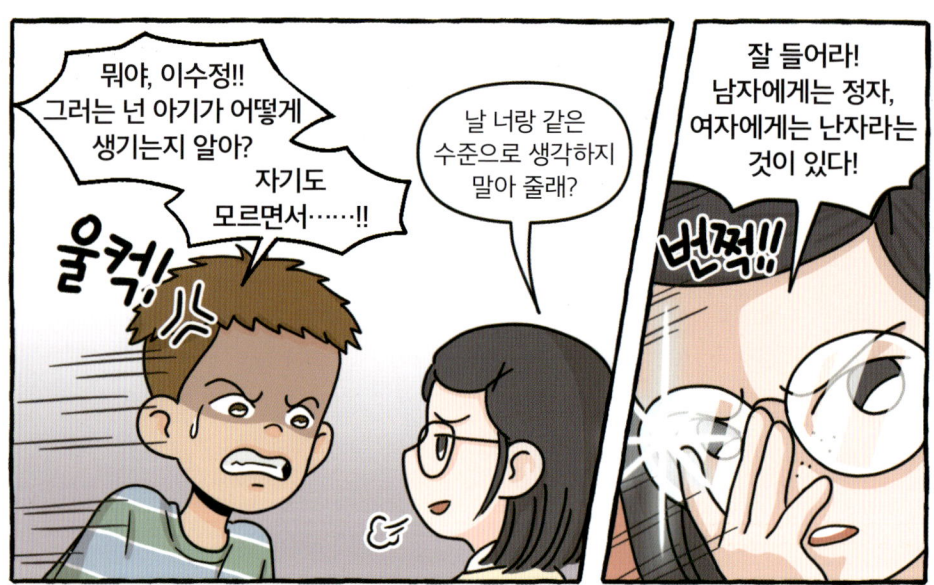

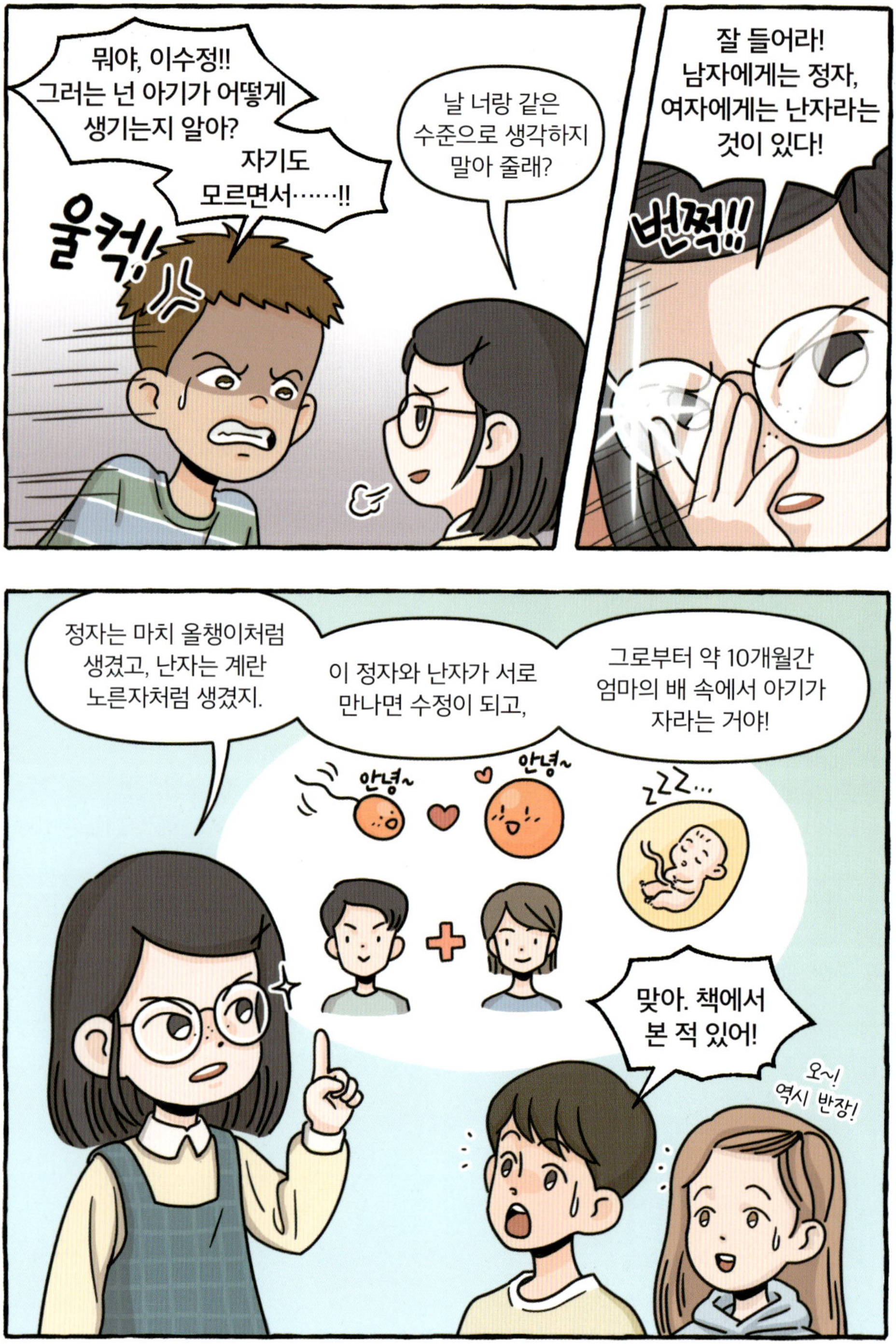

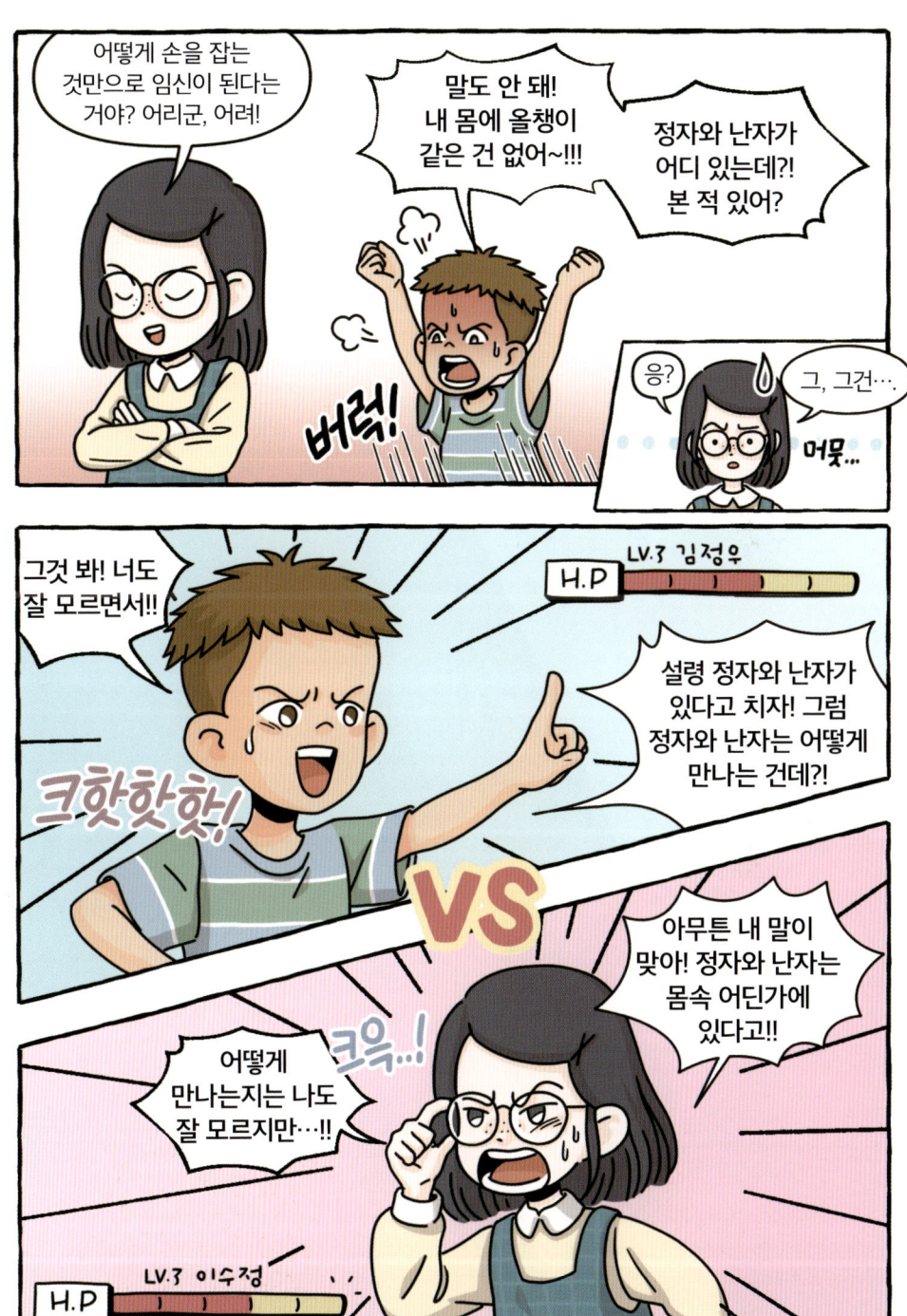

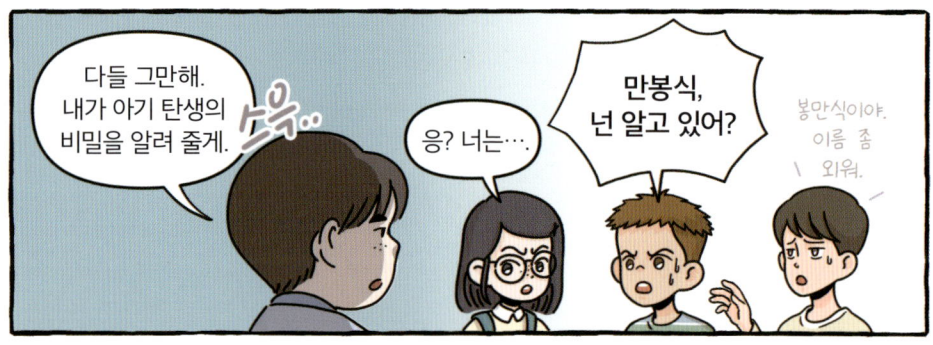
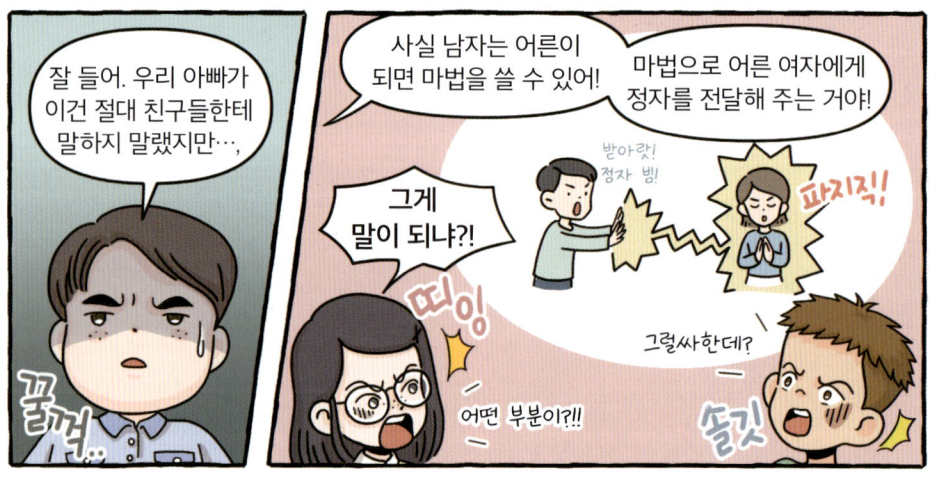
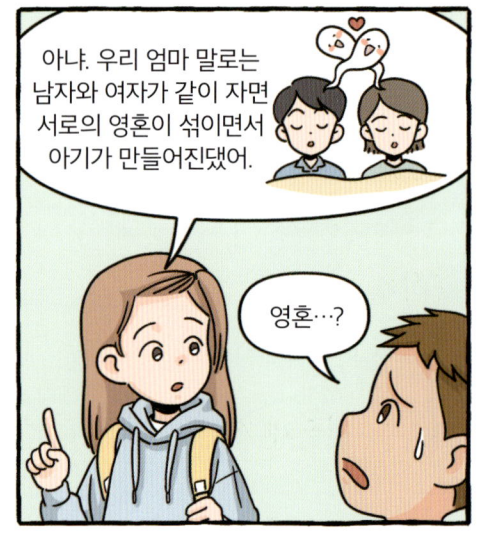
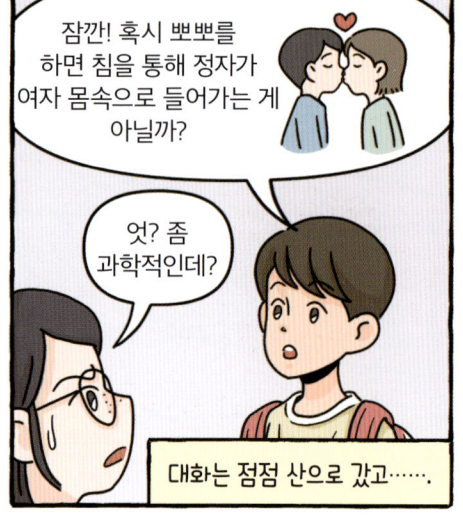

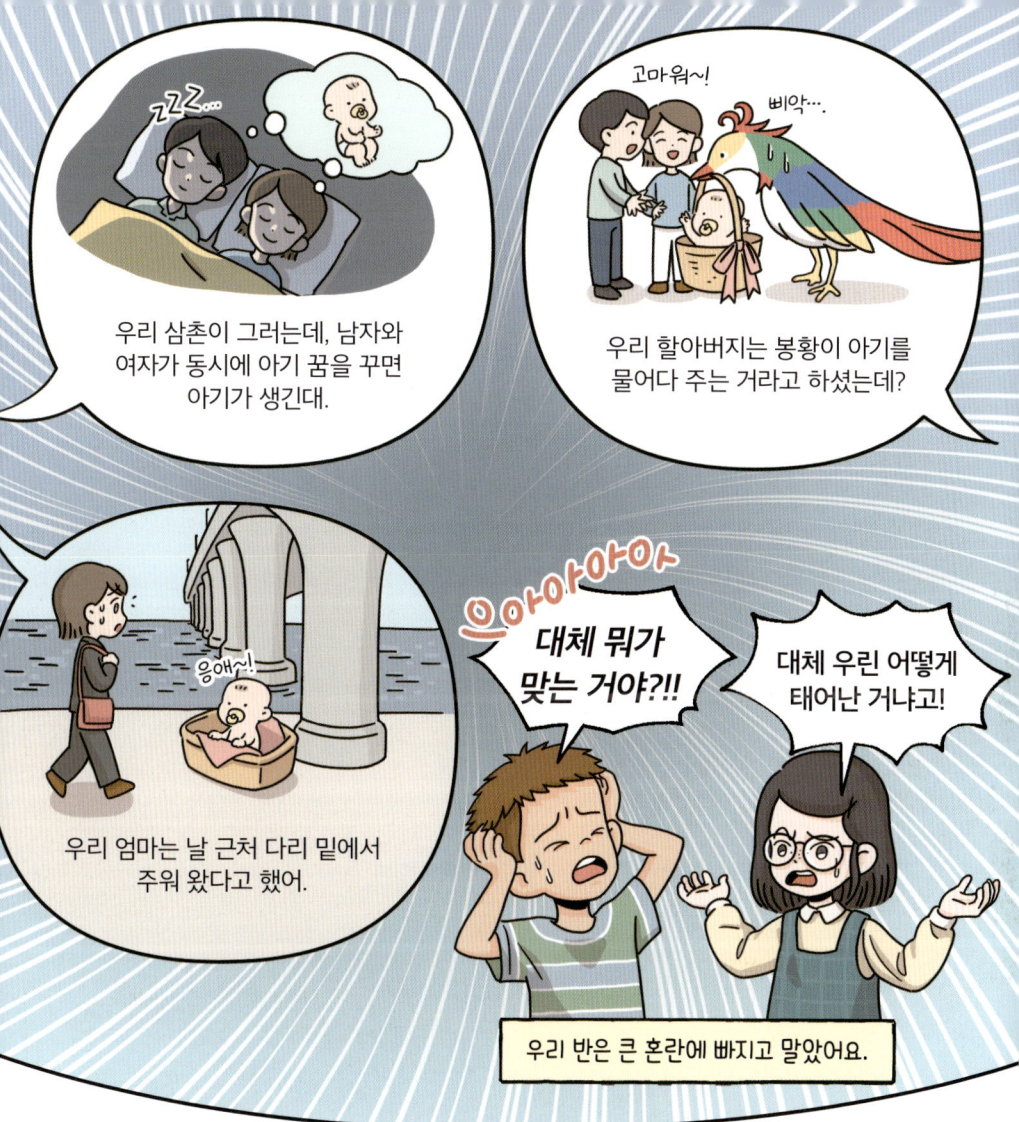

아기는 정말 남자의 정자와 여자의 난자가 만나서 생기는 건가요? 그럼 정자와 난자는 어디에 있고, 어떻게 만나는 건가요? 대체 아기는 어떻게 생기는 거죠?

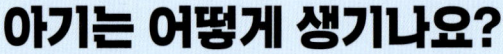

아기는 어떻게 생기나요?

　임신은 수정란이 여성의 자궁 점막에 착상하며 이루어져요. 임신의 방법에는 성관계와 인공 수정, 시험관 아기 등이 있어요. 성관계를 통한 임신 과정은 다음과 같아요. 남성의 발기된 음경이 여성의 질 안에서 사정을 하고, 남성의 정자와 여성의 난자가 만나 수정란이 만들어져요. 이 수정란이 자궁 점막에 착상하면 임신이 되는 거예요. 인공 수정은 가느다란 관으로 남성의 정액을 여성의 자궁 속에 직접 주입하여 임신하는 방법을 말하고, 시험관 아기는 난자와 정자를 시험관에서 수정시킨 다음 자궁에 착상시켜 임신하는 방법을 말해요.

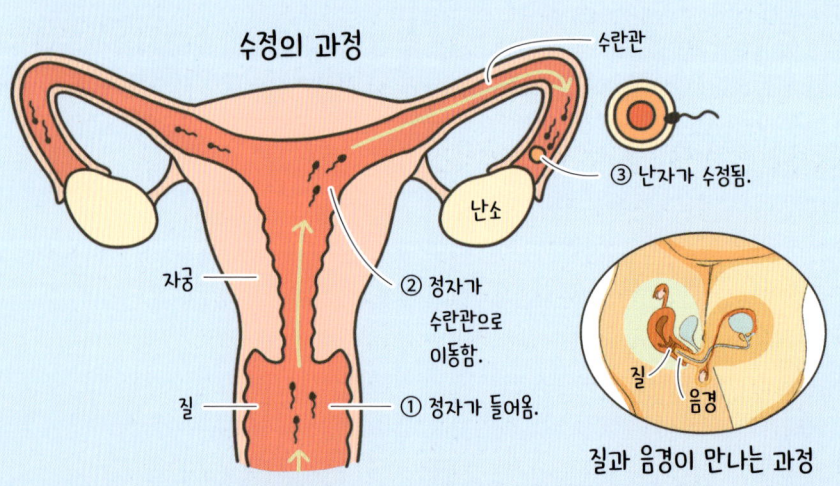

성관계가 뭐예요?

성관계는 사랑하고 신뢰할 수 있는 상대와 성적 욕구를 나누고 마음을 표현하는 자연스러운 소통의 과정입니다. 또한 상대방과 함께하는 것이기 때문에 서로 존중하고, 배려하는 태도가 중요하지요. 한 사람만 하고 싶다고 해서 성관계를 강요하거나, 상대방이 거절을 했음에도 불구하고 성관계를 하는 것은 폭력이에요. 남성과 여성이 성관계를 할 때에는 임신의 가능성이 있기 때문에 성관계 후 발생할 수 있는 일들에 대해서도 충분한 고민과 논의를 거쳐야 하지요. 만약 임신을 원하지 않는다면 피임을 해야 합니다. 피임의 방법으로는 콘돔과 피임약, 자궁 내 피임 기구인 루프 등이 있어요.

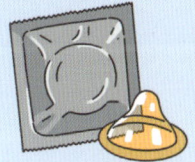

콘돔 남자의 성기에 씌워 질내 사정을 막아요.

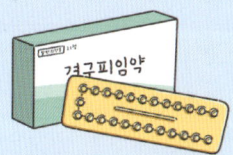

경구 피임약 먹는 피임약으로, 배란이나 착상을 억제해요.

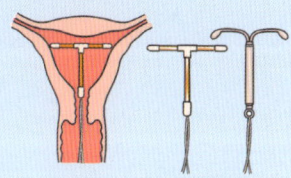

루프 자궁 안에 장치하고, 수정란의 착상을 막아요.

대중교통에서 임산부 배려석을 본 적 있나요?

우리 모두에게는 안전하고, 편안하게 대중교통을 이용할 권리가 있어요. 임산부 배려석은 임산부가 대중교통을 이용할 때 자리에 쉽게 앉을 수 있도록 만든 제도예요. 임신 기간 동안 임산부는 몸에 많은 변화가 일어나기 때문에 대중교통을 이용할 때 서 있는 것이 어려운 경우가 있어요. 배가 많이 부른 임산부는 자리를 많이 양보받는 편이지만, 초기 임산부(1~4개월)는 임신한 티가 나지 않아 자리를 양보받는 것이 쉽지 않지요. 임산부가 언제든 편안하게 대중교통을 이용할 수 있도록, 임산부 배려석은 늘 비워 두는 것이 좋습니다.

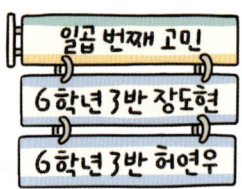

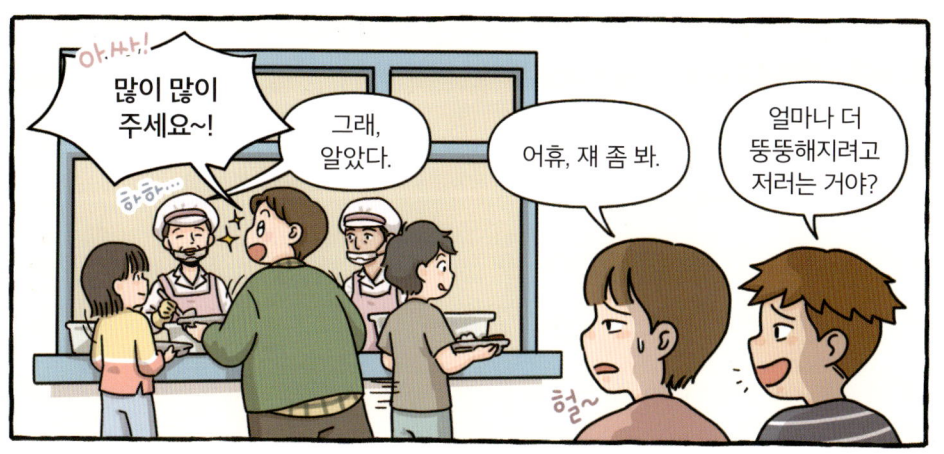

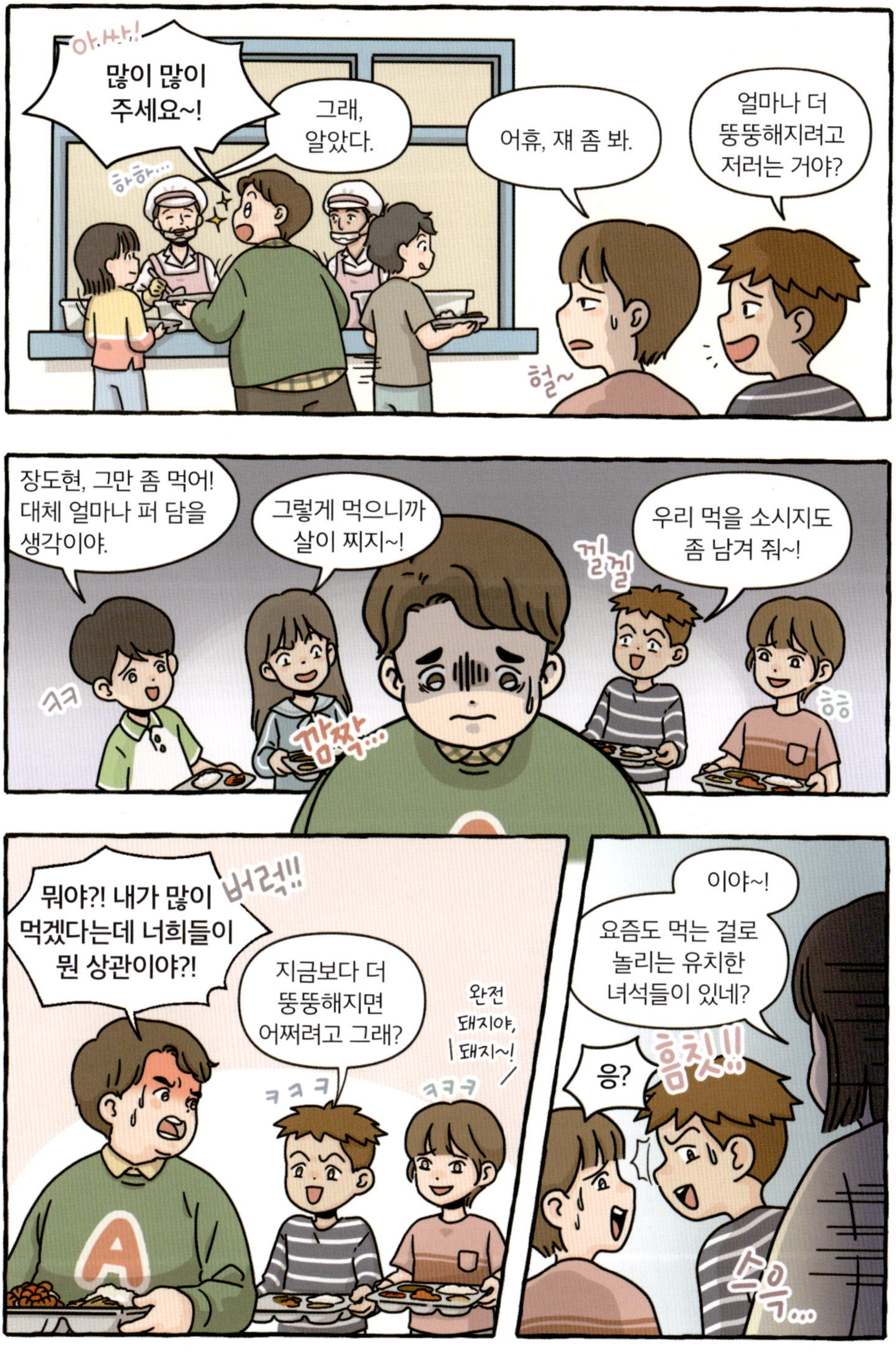

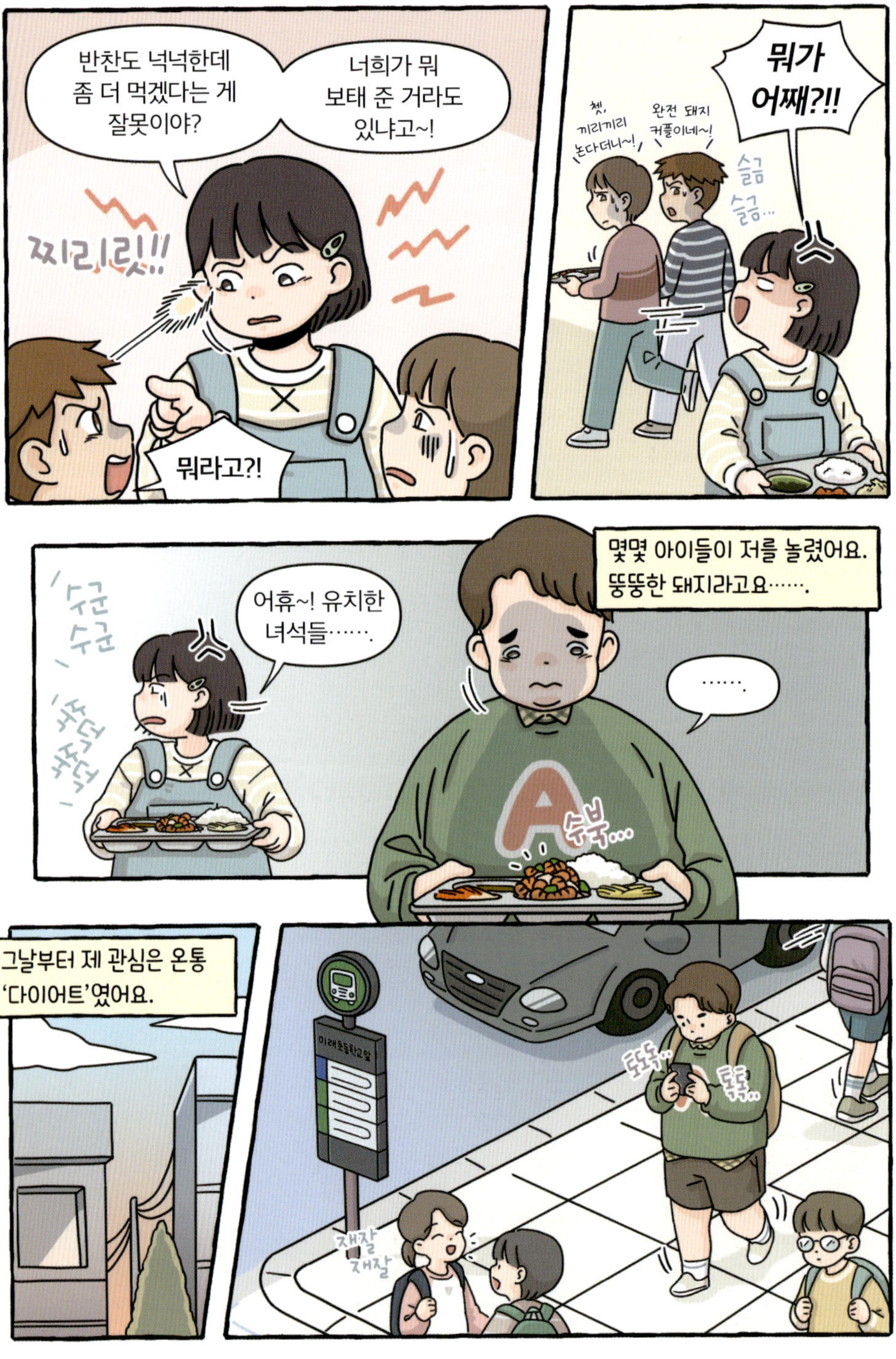

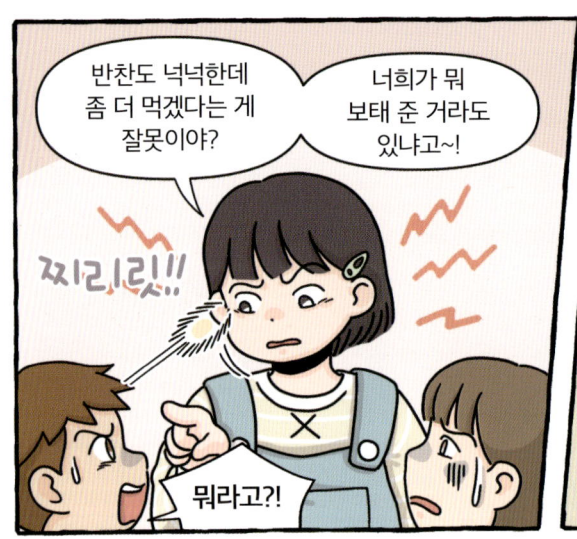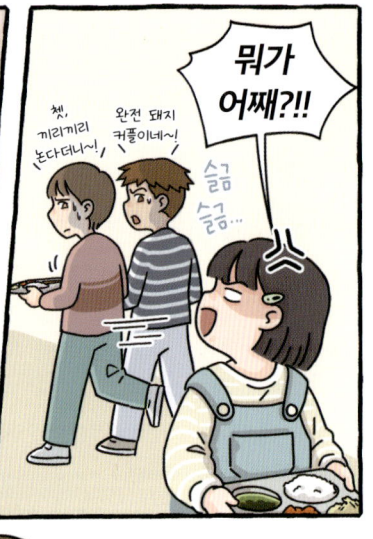

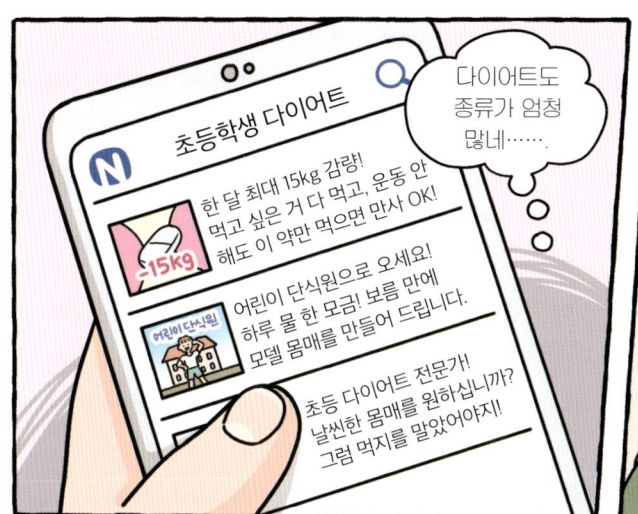
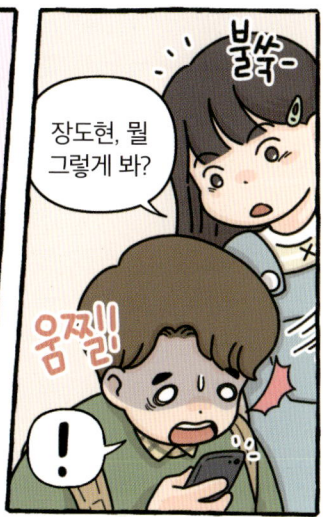
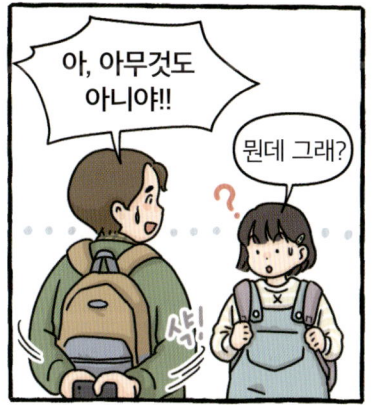
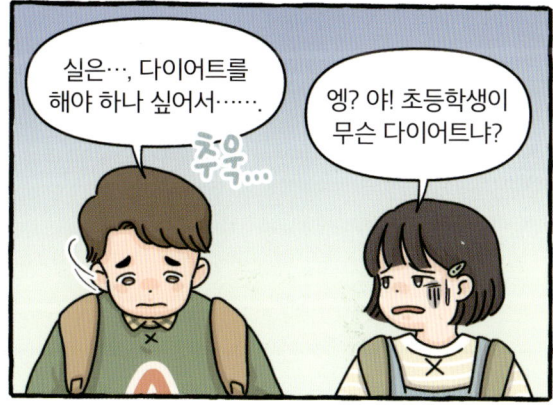
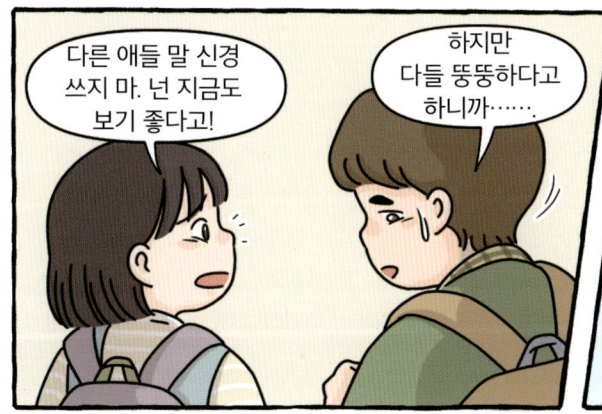
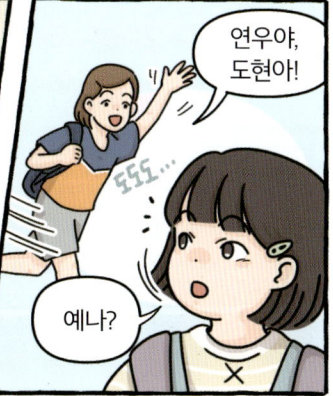

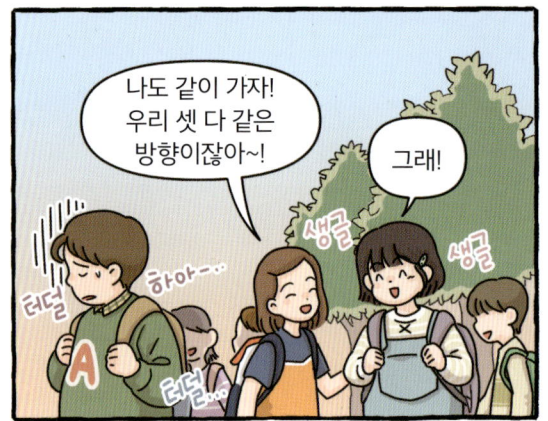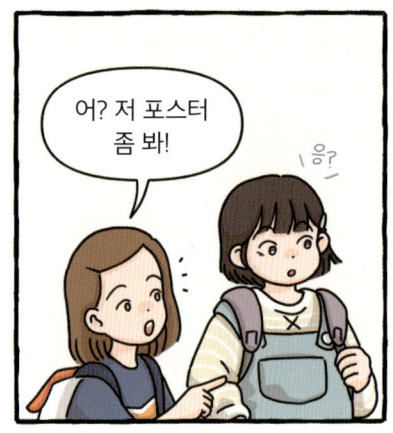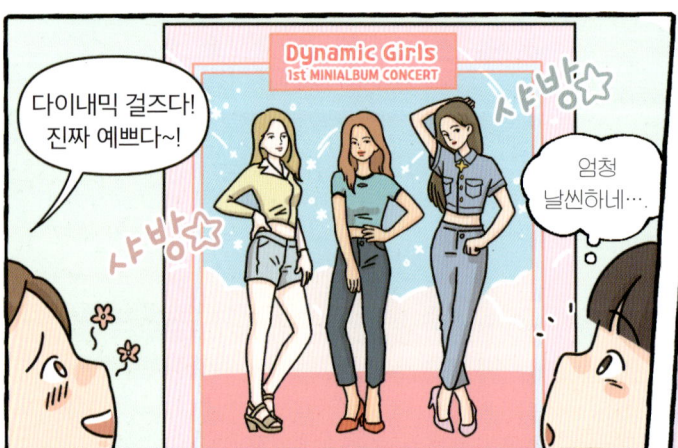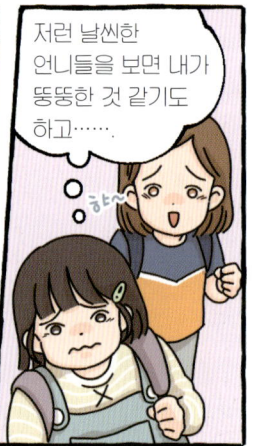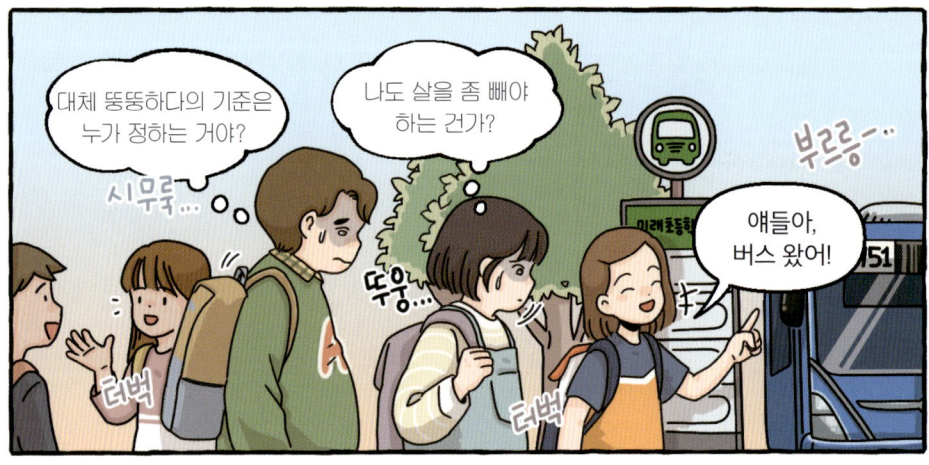

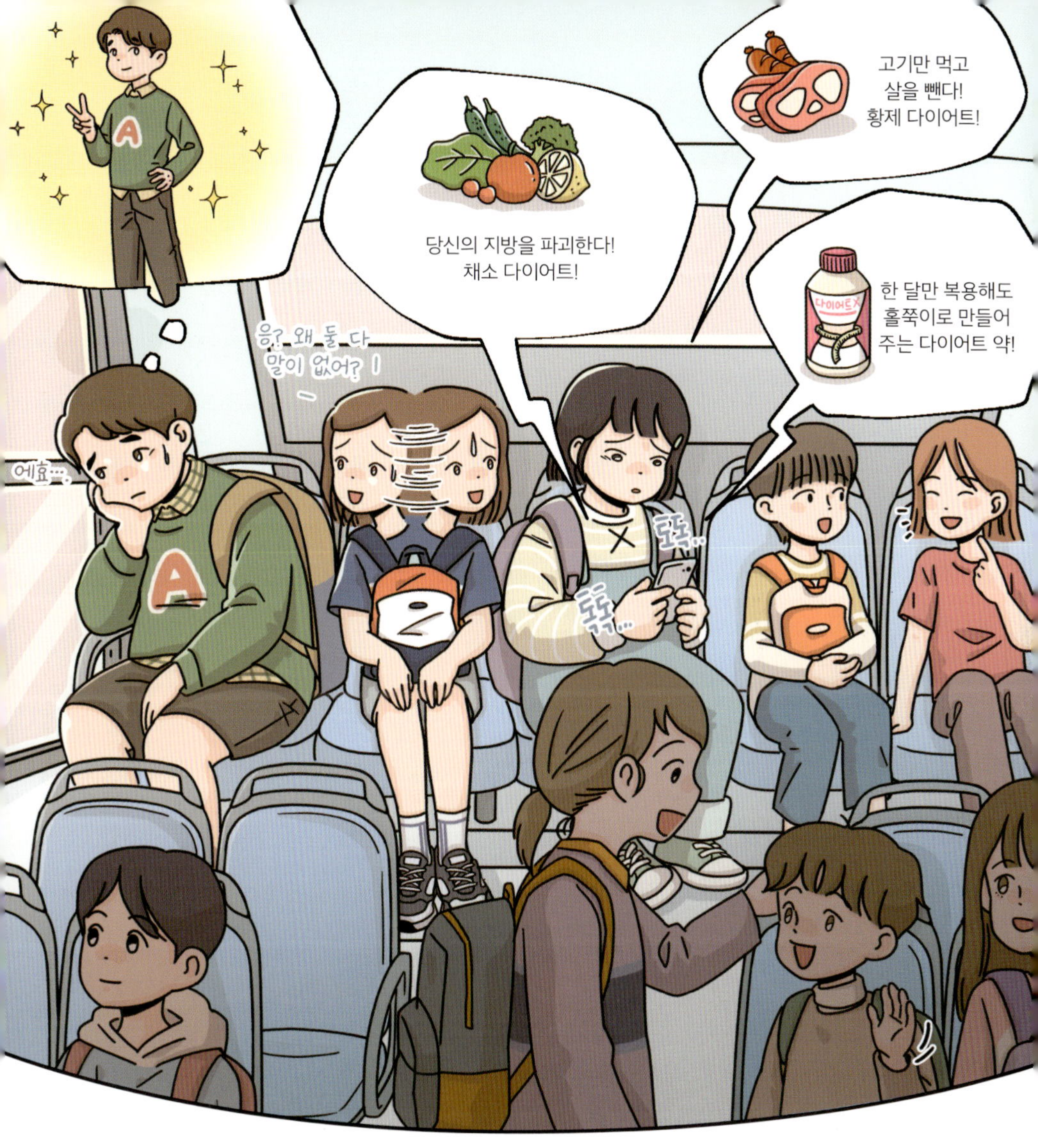

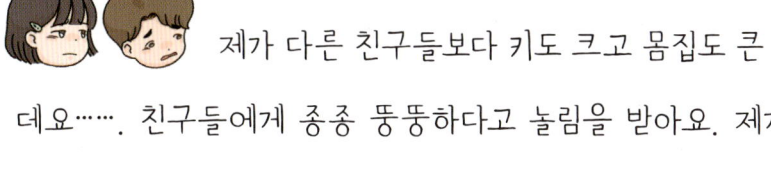

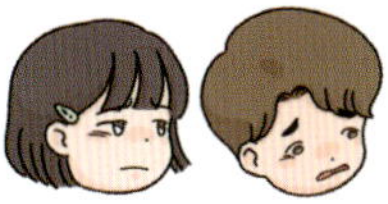

제가 다른 친구들보다 키도 크고 몸집도 큰 편인데요……. 친구들에게 종종 뚱뚱하다고 놀림을 받아요. 제가 진짜 뚱뚱한 걸까요? 뚱뚱하다의 기준은 누가 정하는 거죠?

친구들이 뚱뚱하다고 놀려서 속상해요

　친구들이 뚱뚱하다고 놀려서 마음이 상했군요. 남의 외모를 평가하고 흉보는 행동은 차별적이고 폭력적인 행동임이 분명합니다. 그런데 사람들은 어떤 기준으로 외모를 평가할까요?

　우리는 매일 광고나 드라마, SNS, 인터넷 등 다양한 미디어 매체를 접하고 있습니다. 그리고 이러한 미디어 매체는 주로 날씬한 몸매와 화려한 외모를 지닌 사람들을 비추고 있어요. 이를 통해 획일화된 외모의 기준이 만들어집니다. 즉, 매력적이고 멋있는 사람은 날씬한 몸매와 큰 키, 화려한 외모를 지닌 사람이라는 기준이 생긴 것이지요. 그러나 획일화된 외모의 기준은 나를 있는 그대로 받아들이기보다는, 나의 외모에 대한 만족감을 떨어뜨리고 지나친 다이어트에 몰두하게 만들어 건강을 해치게 할 수도 있습니다. 따라서 우리는 획일화된 외모 지상주의를 부추기는 미디어 매체를 비판적으로 해석하고, 이를 바꿀 수 있는 힘을 길러야 합니다. 남을 칭찬할 때도 '키가 크다', '날씬하다', '몸매가 좋다'는 등의 외모에 대한 칭찬보다는 '친절하다', '배려심이 있다', '꼼꼼하다' 등의 다른 장점을 발견해 보는 연습이 필요합니다.

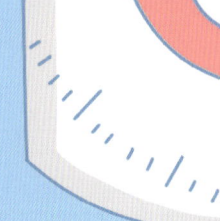

지나친 다이어트는 위험해요!

살을 빼기 위해서 굶거나 먹은 것을 다시 토해 내는 경우가 있는데 이러한 방식의 지나친 다이어트는 식이 장애를 불러올 수도 있어요. 식이 장애는 음식 섭취와 관련된 병적 증세를 말해요. 살이 찌는 것이 두려워 먹는 것을 거부하는 거식증이나, 음식을 한꺼번에 과도하게 많이 먹고 이를 억지로 토해 내는 폭식증 등이 식이 장애에 포함되지요. 이러한 식이 장애는 변비, 복통, 무기력감, 저혈압, 피부 건조 증상 등 여러 가지 신체적인 문제를 일으킵니다. 자신의 가치를 판단하는 기준이 몸무게나 몸매만이 아님을 꼭 명심하는 게 좋겠죠?

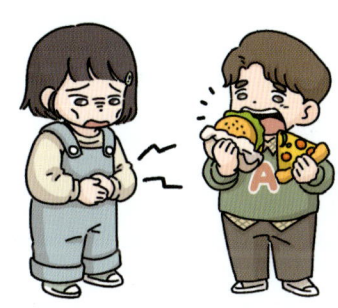

다양성을 인정하는 아름다움

획일화된 아름다움의 기준에서 벗어나 다양성을 인정하는 아름다움의 사례가 늘어나고 있어요. 마른 몸매의 기존 모델들과는 달리 풍만한 몸매를 자랑하는 플러스 사이즈 모델이 등장하고 있으며, 다양한 인종이나 장애인, 안경 낀 여성들을 모티브로 제작한 인형도 나왔지요.

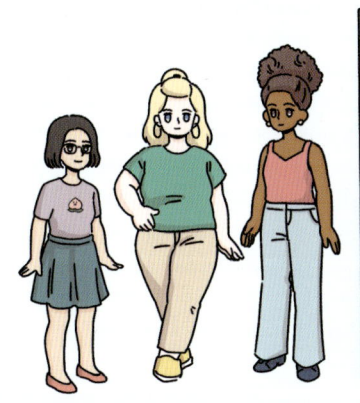
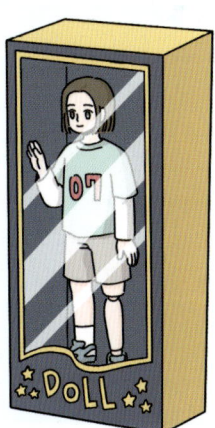

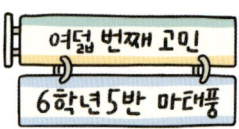

남자라면 뭐든지 다 커야 할까?

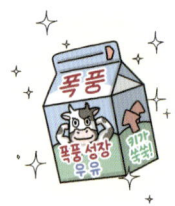

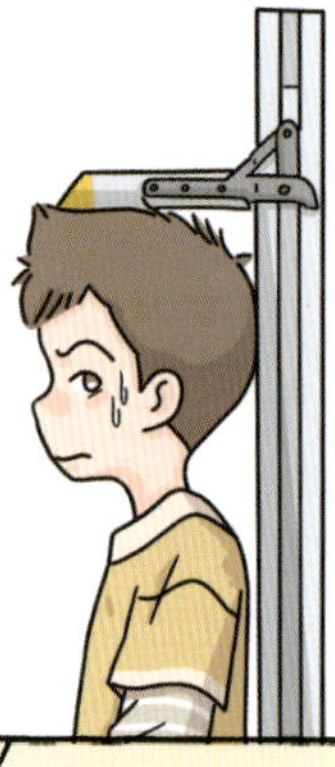

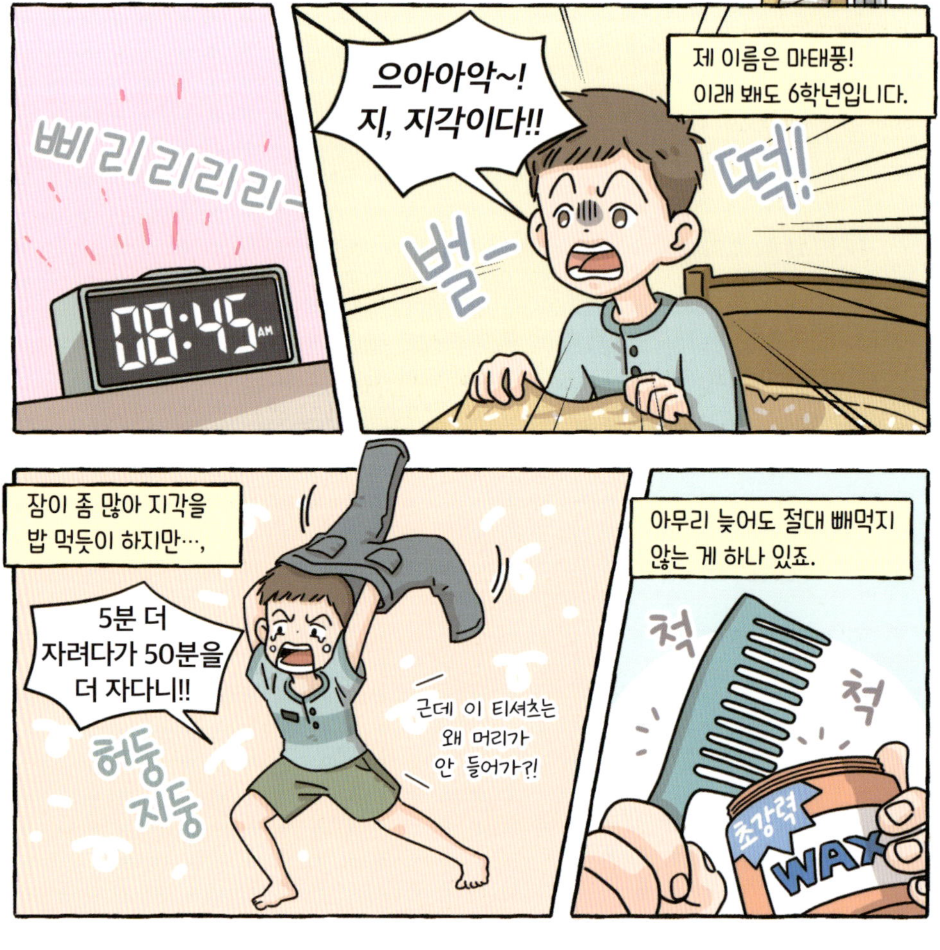

제 이름은 마태풍! 이래 봬도 6학년입니다.

으아아악~! 지, 지각이다!!

잠이 좀 많아 지각을 밥 먹듯이 하지만…,

5분 더 자려다가 50분을 더 자다니!!

근데 이 티셔츠는 왜 머리가 안 들어가?!

아무리 늦어도 절대 빼먹지 않는 게 하나 있죠.

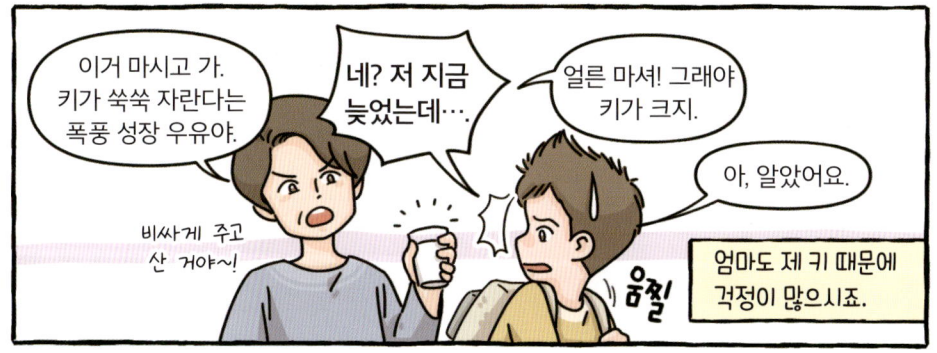

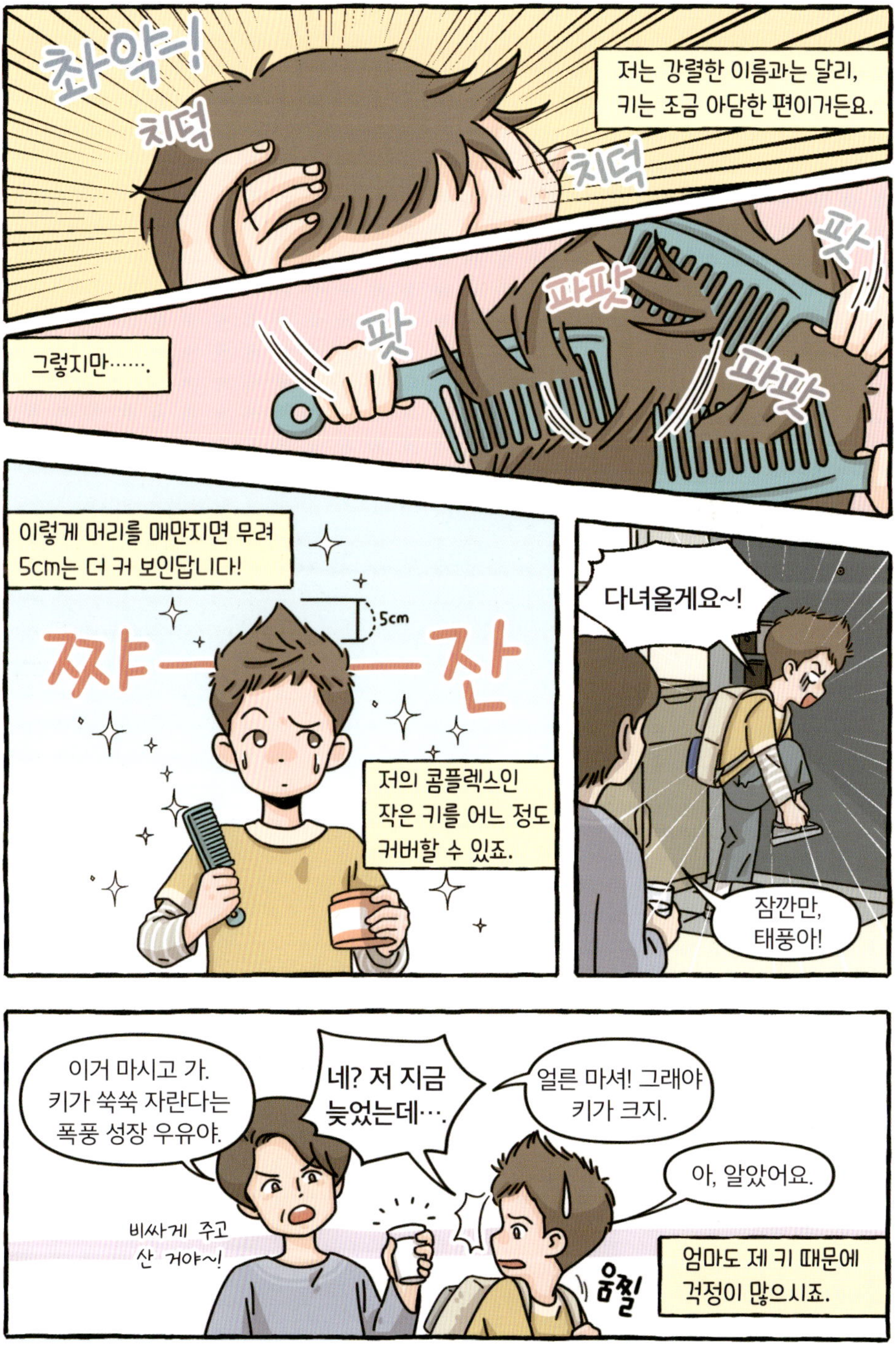

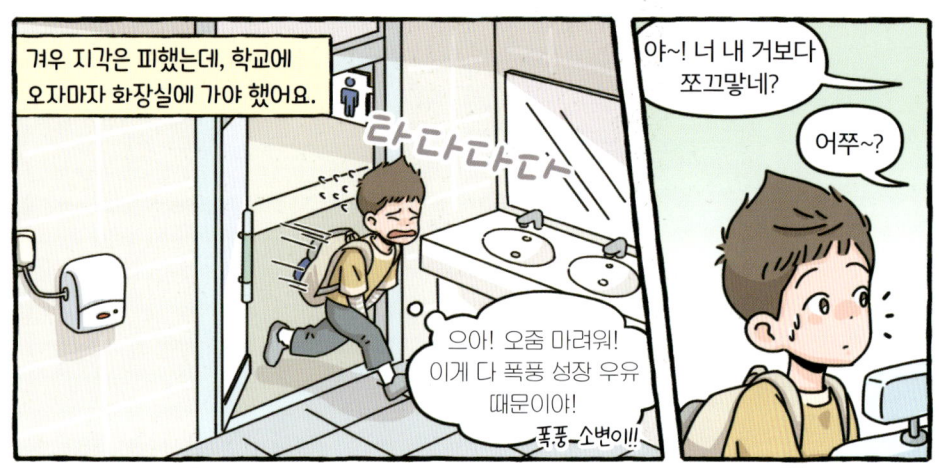
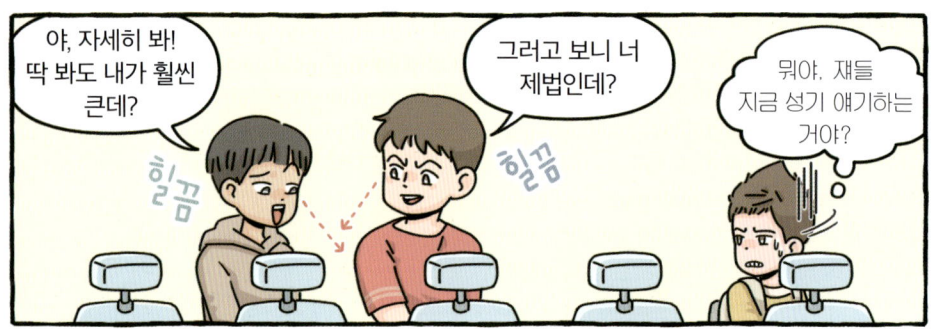
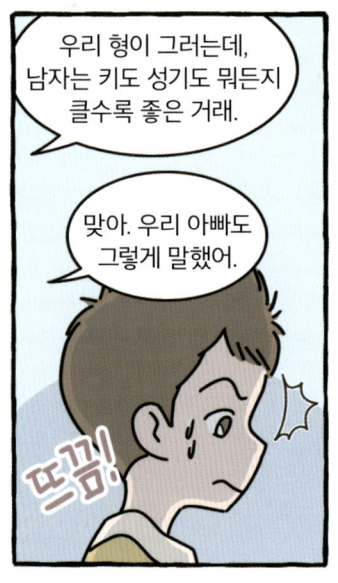
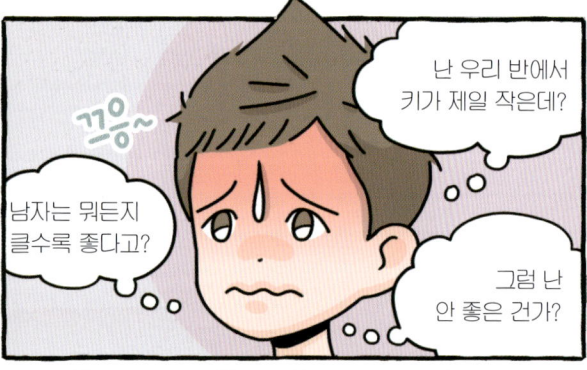
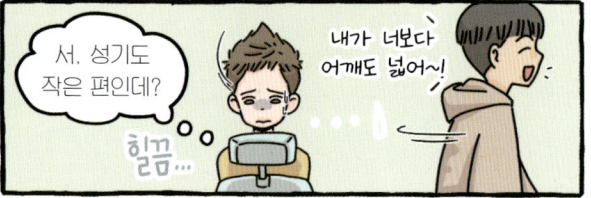

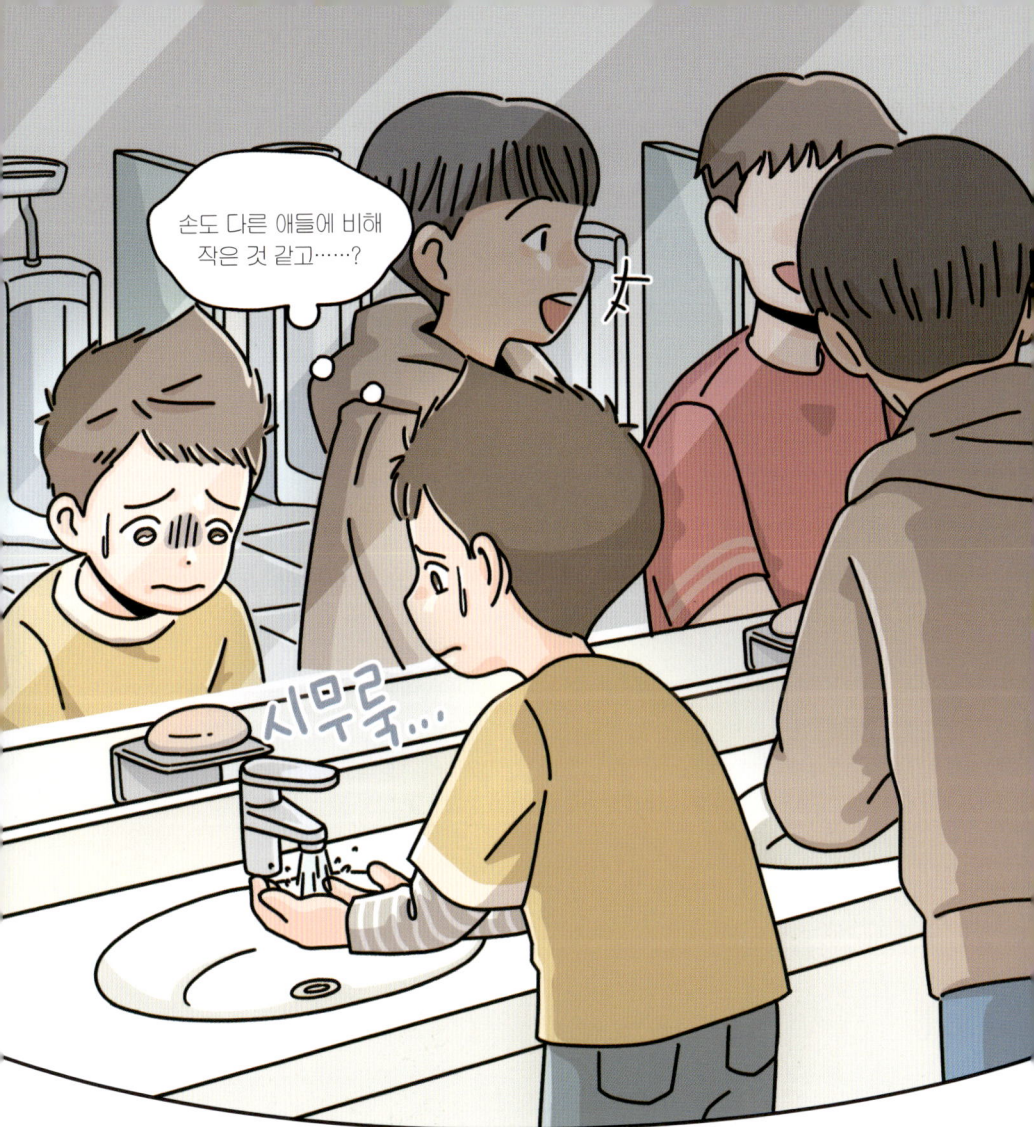

다른 아이들이 화장실에서 하는 얘기를 들었어요. 남자는 무조건 키도 크고 성기도 커야 한대요. 그런데 저는 키도, 성기도 작은 것 같아요. 얼마나 커야 좋은 거죠? 정말 남자는 뭐든지 다 커야 하는 건가요?

아하! 전문가 답변 08

남자는 뭐든지 다 커야 하나요?

그렇지 않아요. 남들보다 성기나 키가 작다고 걱정할 필요 없어요. 신체적인 특징의 경우, 유전자나 생활 습관 등에 따라 얼마든지 사람마다 다를 수 있어요. 남자는 키가 크면 클수록 좋다거나 남자의 성기는 커야 한다는 등의 표현은 '성별 고정 관념'에서 비롯된 잘못된 생각이에요. 우리의 얼굴과 성격이 서로 다른 것처럼 키나 성기의 크기 등도 사람마다 다르답니다. 중요한 것은 크기가 아니라, 나와 타인의 몸을 존중하고 다양성을 인정하는 거예요. 몸의 다양한 변화를 경험하는 사춘기에는 서로의 신체를 비교하고, 평가하는 행동은 친구에게 상처가 될 수 있으니 주의하는 게 좋겠죠?

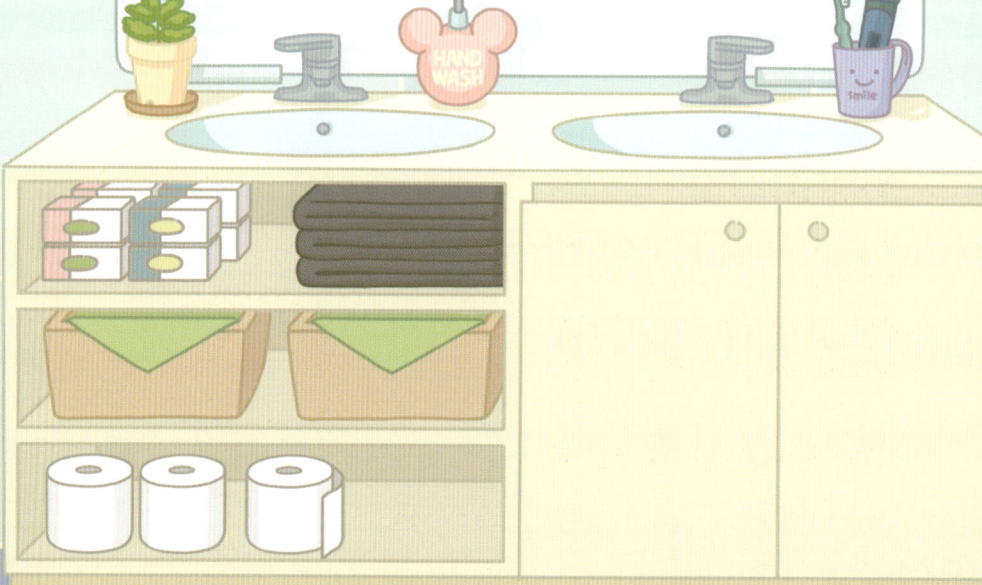

성별 고정 관념이 뭐예요?

성별 고정 관념은 성별에 따라 갖게 되는 고정적인 생각과 특성, 역할 등을 말해요. 예를 들어 여자는 남자보다 키가 작다거나, 남자는 힘이 세다, 남자는 여자보다 주도적이다 등 성별에 따라 자연스레 생각되는 것들이 성별 고정 관념입니다. 성별 고정 관념은 우리의 일상에 깊이 자리 잡고 있어요. 성별 고정 관념에 따른 제한된 사고는 우리의 삶을 성별이란 틀에 가두고, 보다 넓은 시각을 갖는 데 방해가 될 수 있어요. 특히 사춘기 때 건강한 자아가 자리 잡기 위해서는, 성별 고정 관념을 떠나 다양한 관점과 상황을 경험하는 것이 필요하답니다.

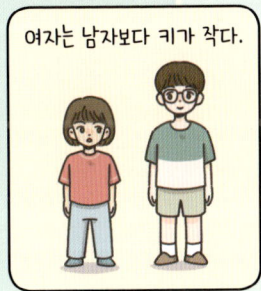
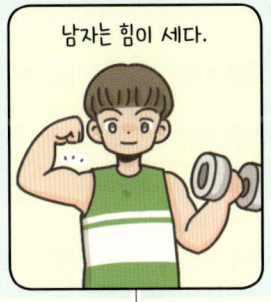
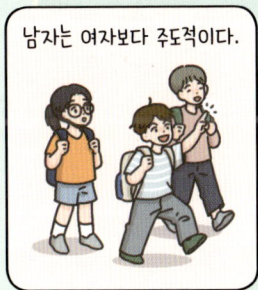

아니다. 사람마다 다르다.

성기의 크기를 왜 비교할까요?

성기의 크기를 비교하는 것은 우리 사회에 자리 잡은 남성스러움의 이미지 때문이에요. 남성의 성기가 크면 클수록 남자답다고 생각하는 것이지요. 하지만 이것은 잘못된 생각이에요. 우리의 얼굴이 저마다 다른 것처럼 성기의 크기와 모양도 저마다 다양하답니다.

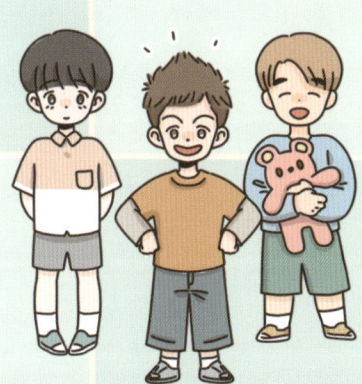

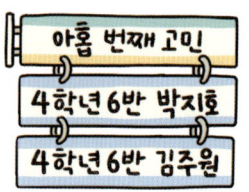

아홉 번째 고민
4학년 6반 박지호
4학년 6반 김주원

우리 그런 사이 아니거든?!

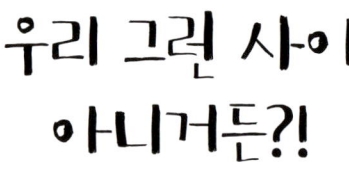

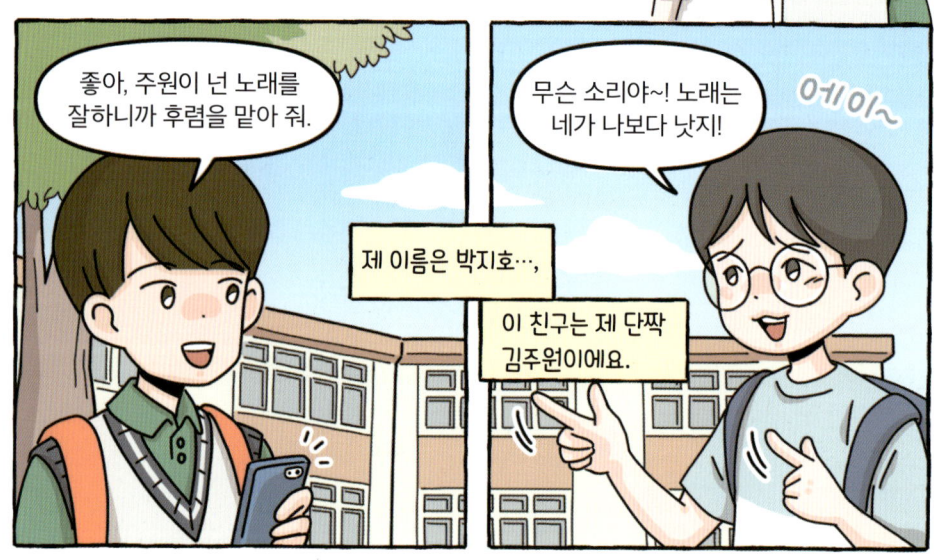

"좋아, 주원이 넌 노래를 잘하니까 후렴을 맡아 줘."

"무슨 소리야~! 노래는 네가 나보다 낫지!"

에이~

제 이름은 박지호…,

이 친구는 제 단짝 김주원이에요.

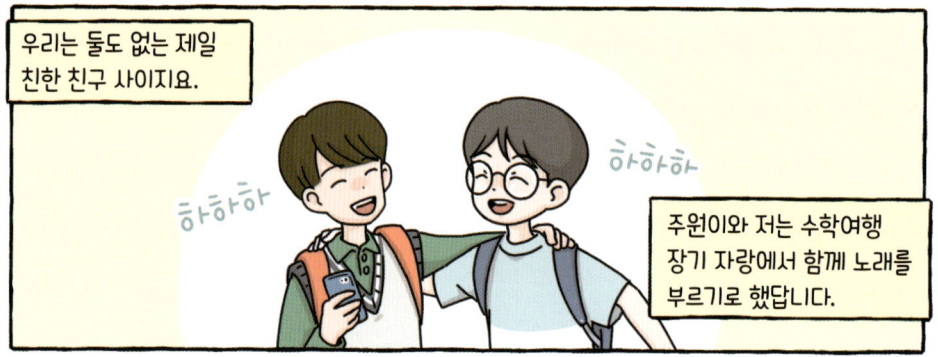

우리는 둘도 없는 제일 친한 친구 사이지요.

하하하 하하하

주원이와 저는 수학여행 장기 자랑에서 함께 노래를 부르기로 했답니다.

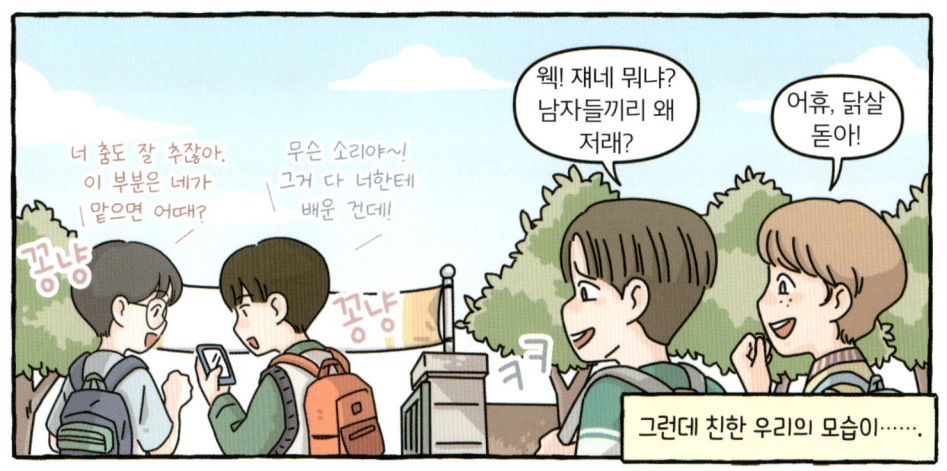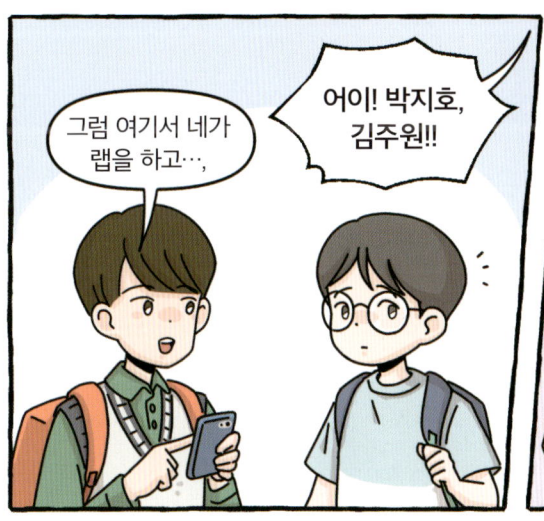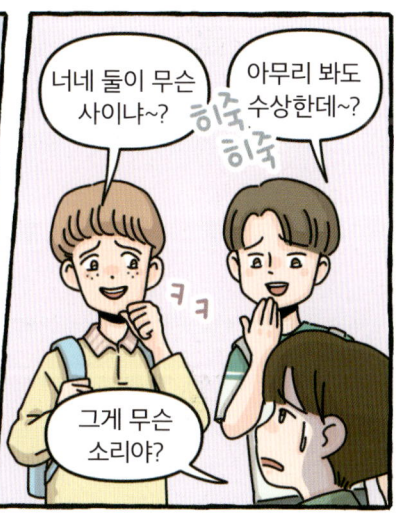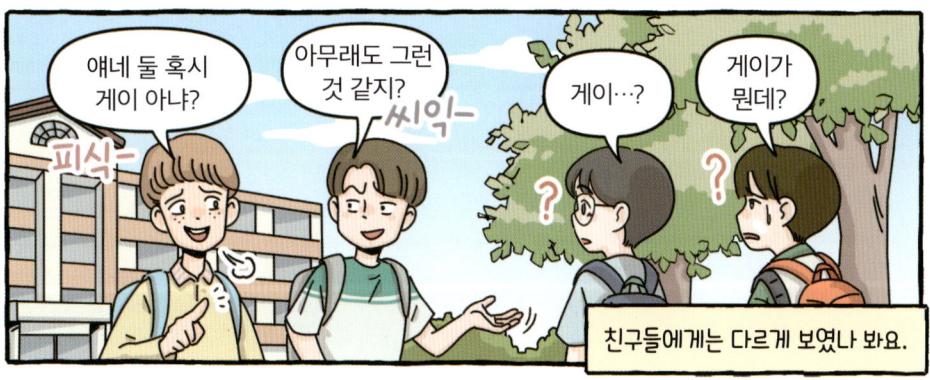

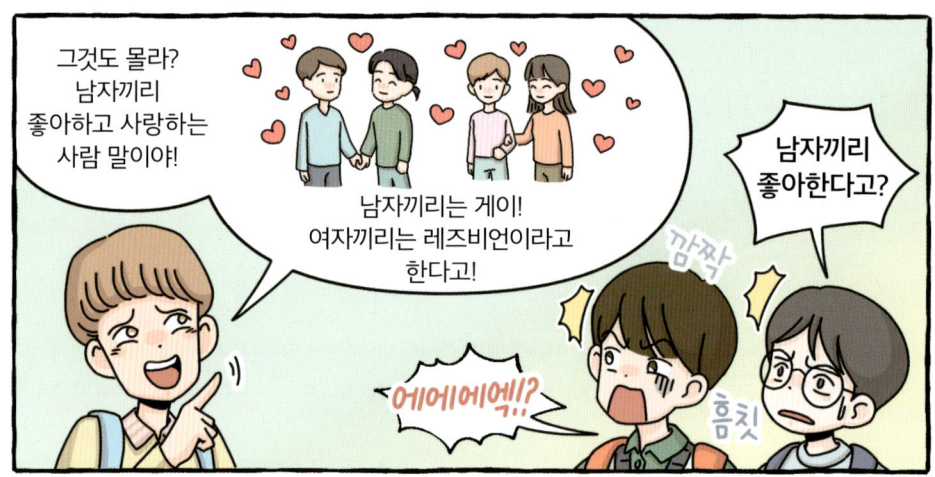
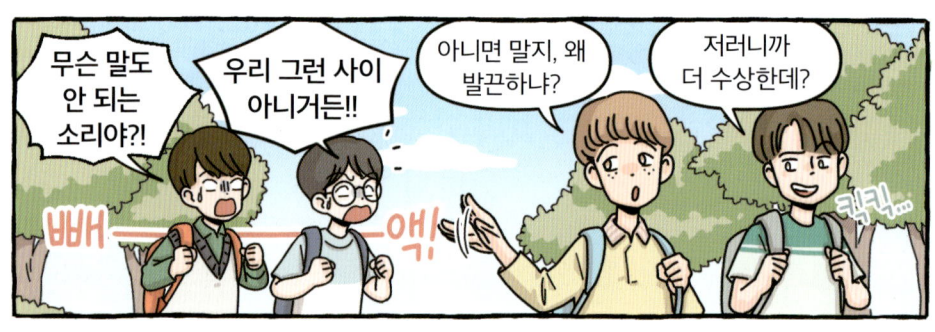
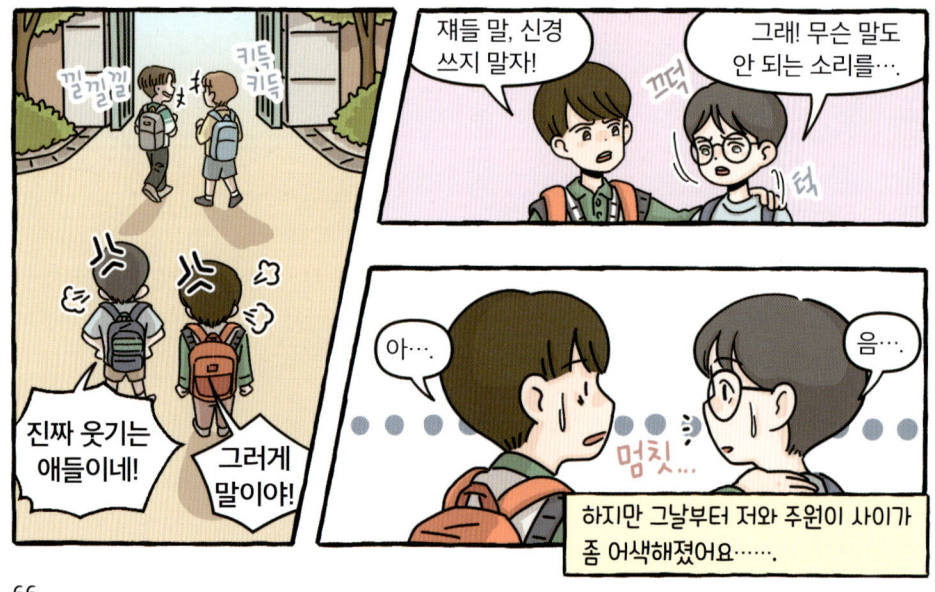

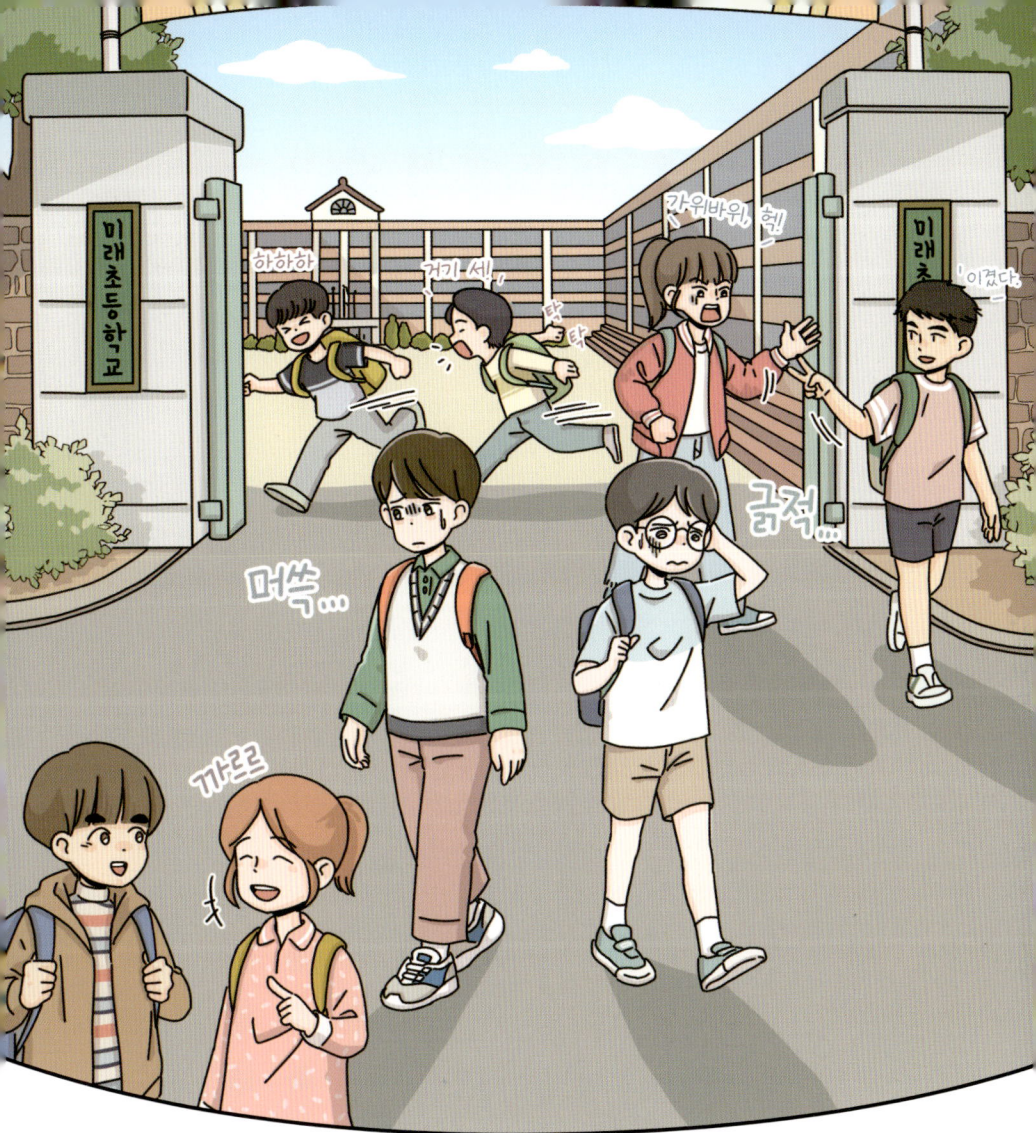

친한 친구와 같이 이야기하고 있었는데, 다른 친구들이 우리 모습을 보고 게이 같다고 놀렸어요. 기분도 너무 나빴지만, 그때부터 왠지 그 친구랑 친하게 지내기가 어색해졌어요. 동성인 친구랑 친하게 지내면 다 게이인 건가요?

친구랑 저를 게이라고 놀려요

친한 친구들끼리는 손을 잡거나 어깨동무를 하는 등 스킨십을 통해 정을 나누기도 합니다. 특히 사춘기가 되면 친구들과의 관계에서 강한 유대감을 느끼게 되는데, 이는 어른으로 성장하는 과정 중에 겪는 소중한 경험이라고 할 수 있어요. 사춘기 시기에는 유연하고 다양한 관계를 맺으며 성장하는 것이 중요하지요.

단순히 동성 친구끼리 친하고 함께 지내는 시간이 많다고 해서 동성애라고 하지는 않습니다. 또한 남성 동성애자를 뜻하는 말인 '게이'나, 여성 동성애자를 뜻하는 말인 '레즈비언'을 누군가를 놀리기 위해서 사용해서는 안 됩니다. 무심코 장난으로 던진 말이 상대방에게는 상처가 될 수 있습니다. 우정을 나누는 친구 사이인데, 주변에서 연인 관계로 몰아가면 두 사람의 행동에 제약을 가져올 것입니다. 친한 친구 사이의 우정을 다른 사람들의 흥밋거리로 놀리는 것은 폭력이고 차별 행위랍니다.

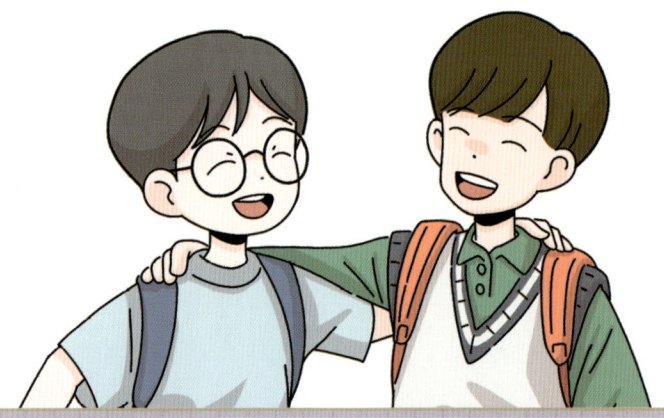

연애는 사적인 영역이에요

연애는 두 사람의 특별하고 사적인 영역이므로 그 관계를 공개하는 것은 당사자들만이 결정할 수 있습니다. 다른 사람이 두 사람의 관계를 공개할 경우 당사자들의 기분은 어떨지 생각해 보세요. 무척 당황스럽고 화도 나고 속상한 마음이겠지요. 만약 이런 일로 괴롭힘을 당하는 친구가 있다면 그 친구의 입장을 대변해 주고 힘이 되어 주면 좋겠어요.

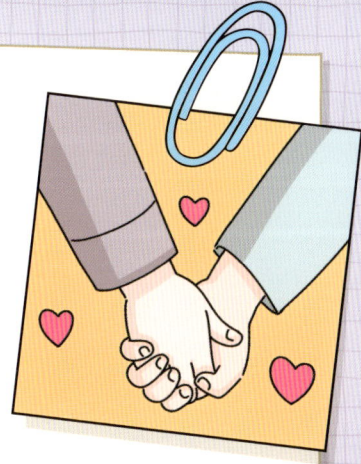

다양한 형태의 사랑이 있어요

세상 사람들은 저마다 다양한 형태의 사랑을 합니다. 자신과 다른 성별에게 사랑을 느끼는 이성애자와 자신과 같은 성별에게 사랑을 느끼는 동성애자, 성별에 상관없이 남녀 모두에게 사랑을 느끼는 양성애자, 그리고 연애를 하고 싶은 마음이 전혀 없는 무성애자 등이 있지요.

소수자를 존중해요

인종이나 문화, 종교 등으로 구별되는 적은 수의 사람들을 '소수자'라고 해요. 동성애자, 다문화 가족, 장애인, 외국인 근로자 등이 소수자에 속하지요. 소수자들은 다수의 사람들과 다르다는 이유로 부당한 대우를 받거나 차별을 당하는 경우가 있어요. 그러나 나와 생각이 다르거나, 익숙하지 않다는 이유로 소수자들을 왜곡하거나 편견을 갖는 것은 옳지 않습니다. 서로의 차이를 존중해야 우리 모두가 있는 그대로 행복할 수 있는 세상에 더 가까워질 것입니다. 그 누구에게도 남을 차별하거나 혐오할 권리는 없답니다.

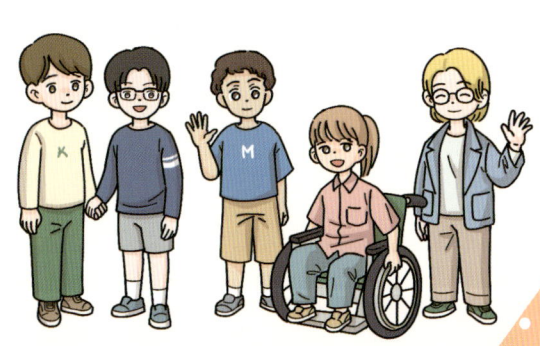

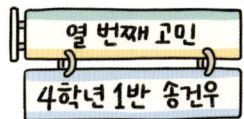

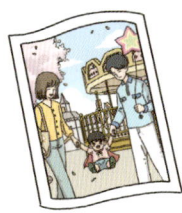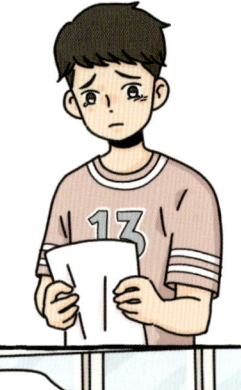

우리 엄마와 아빠는…….

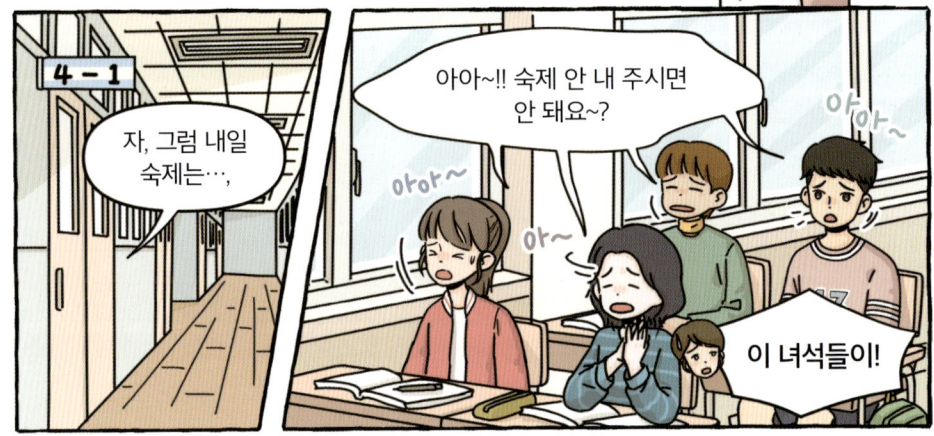

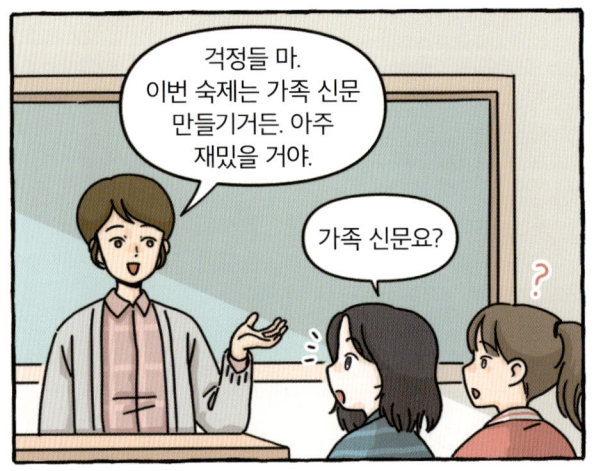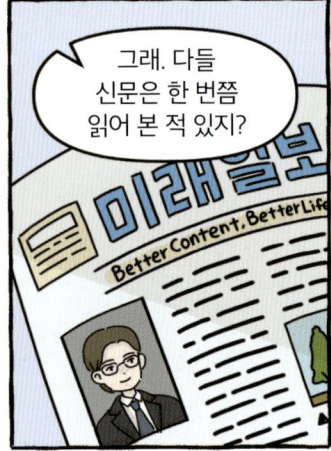

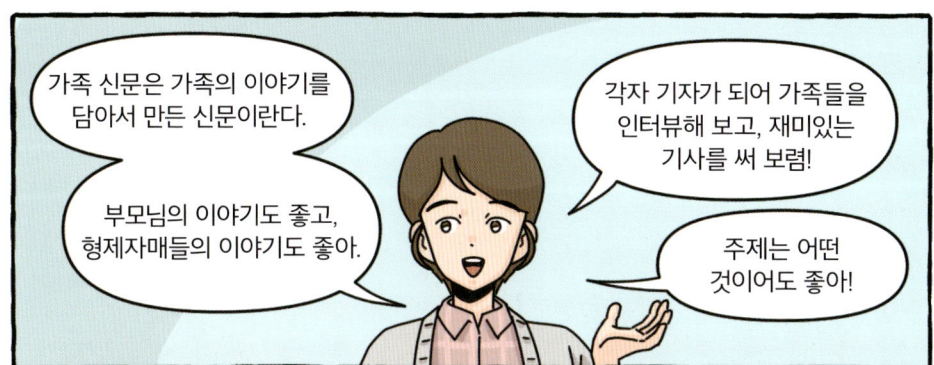
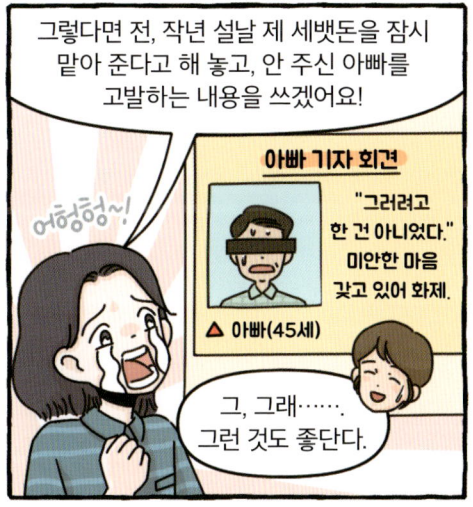
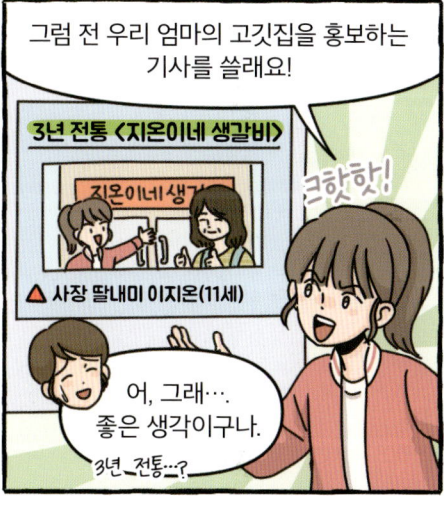
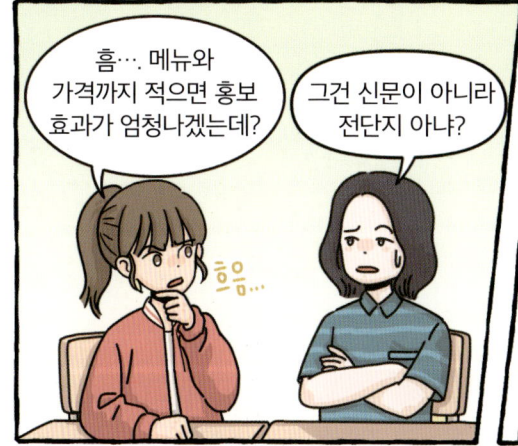
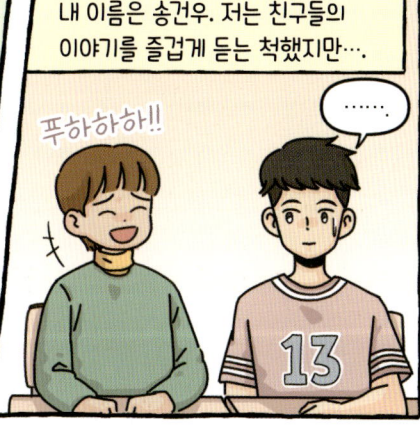

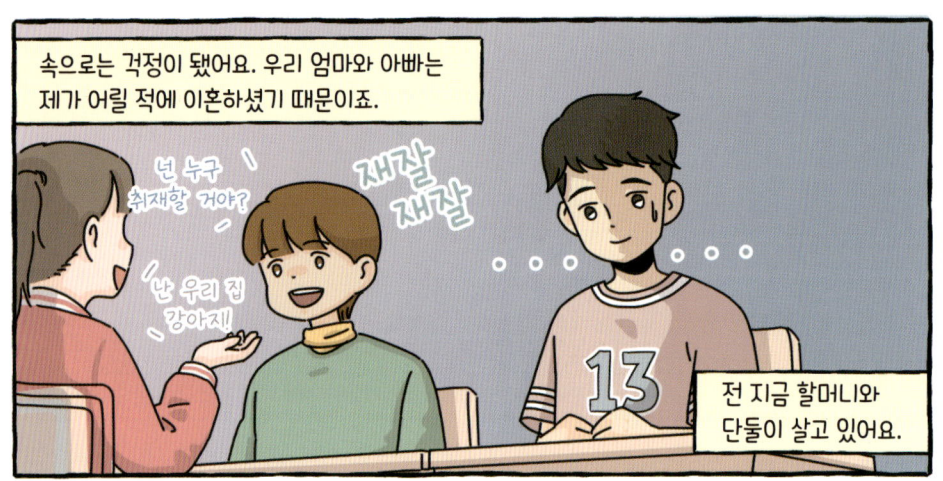

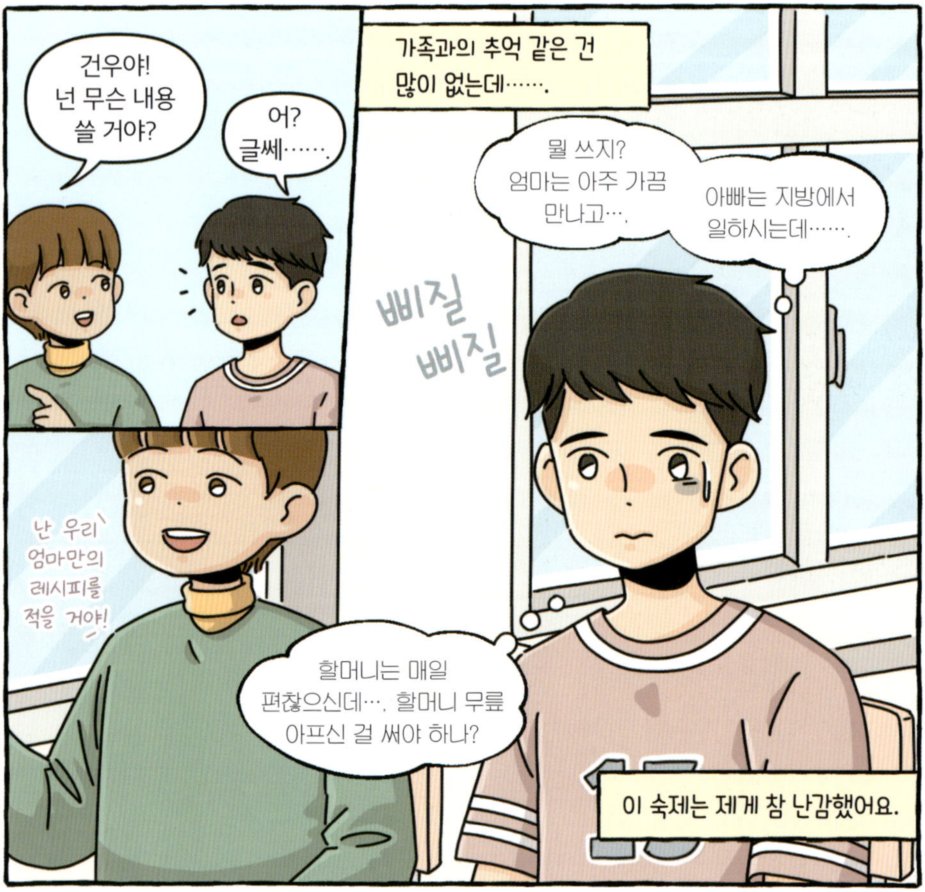

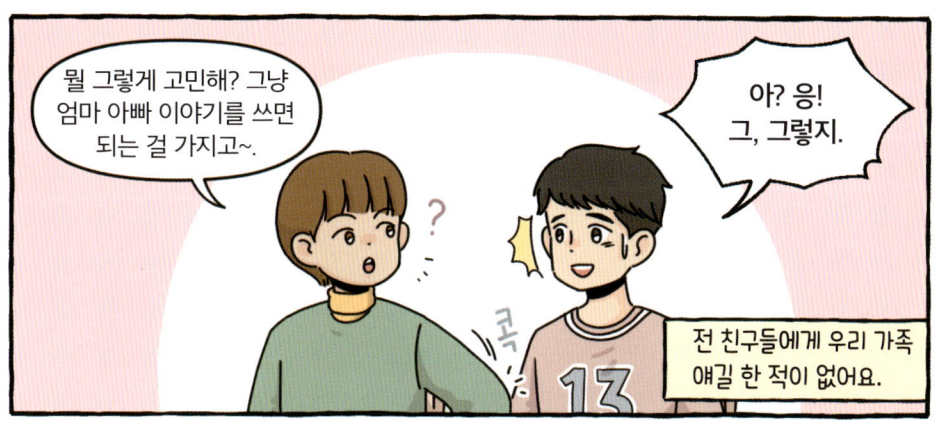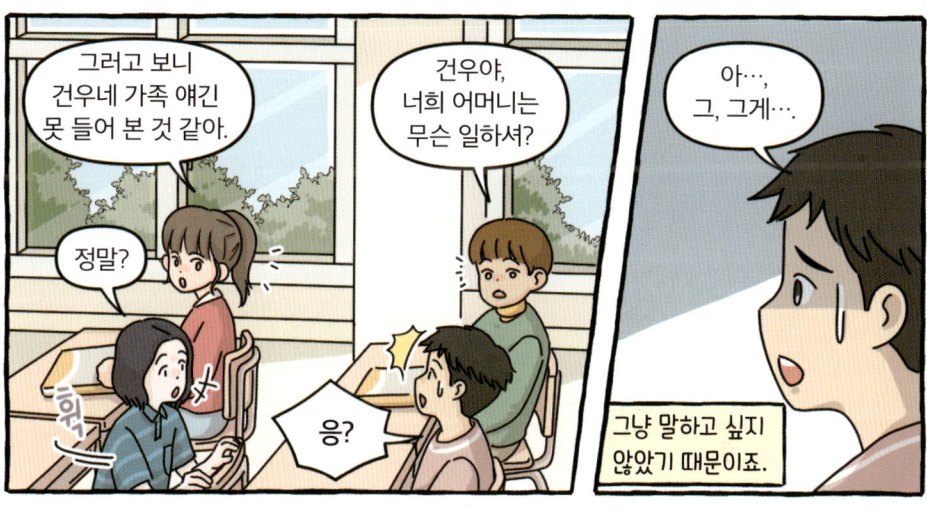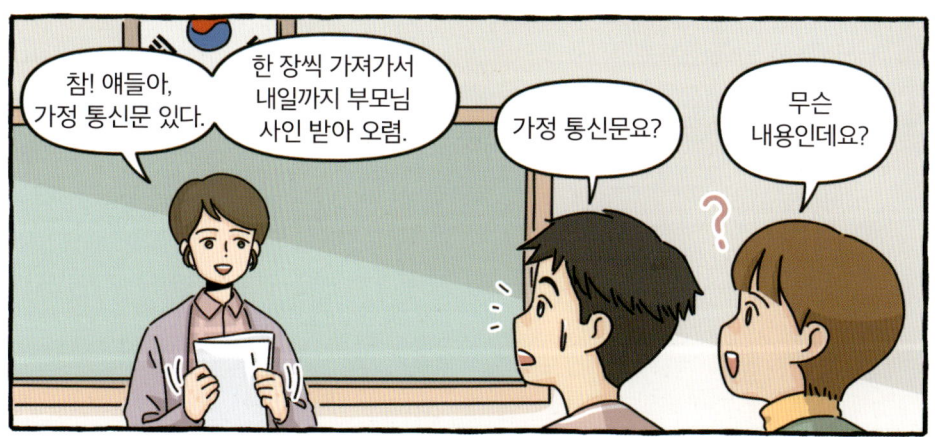

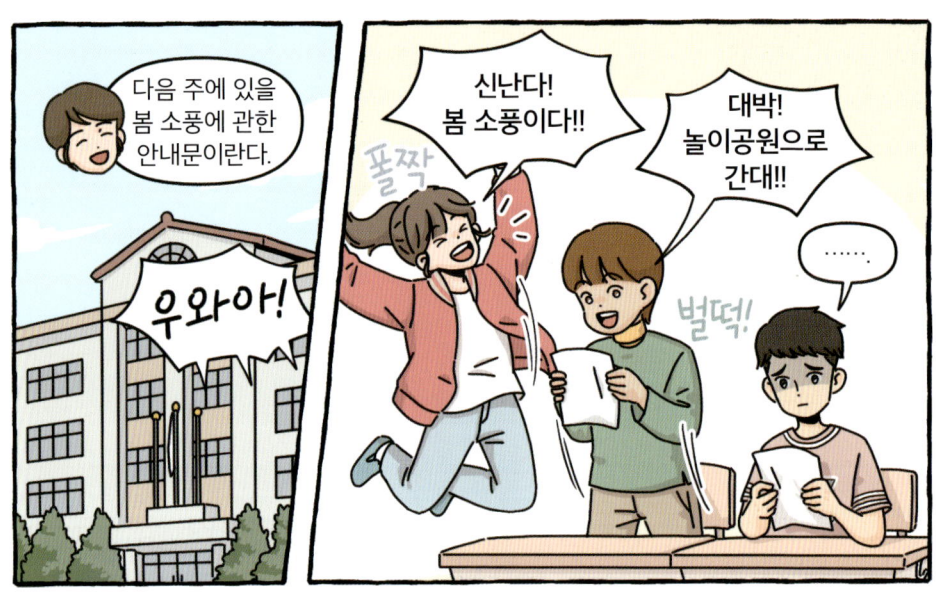

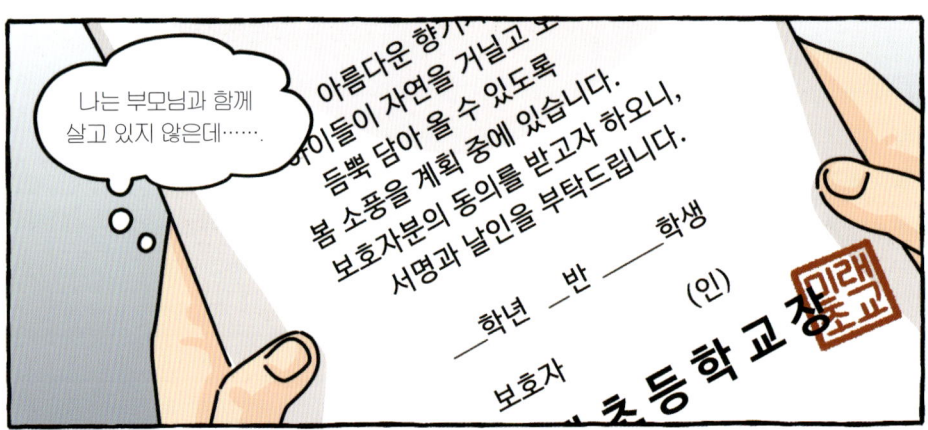

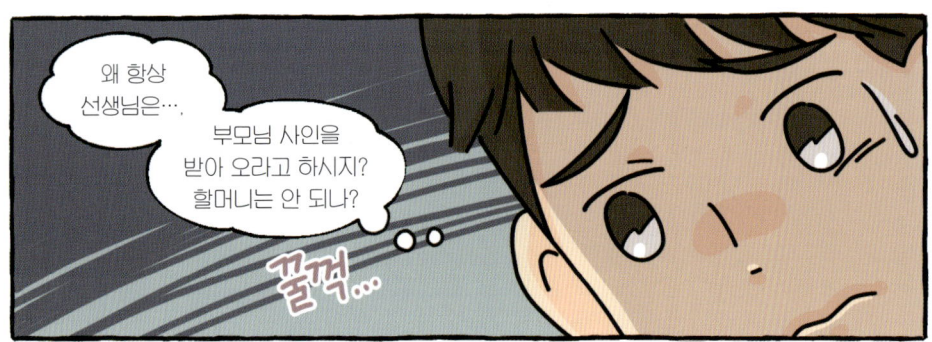

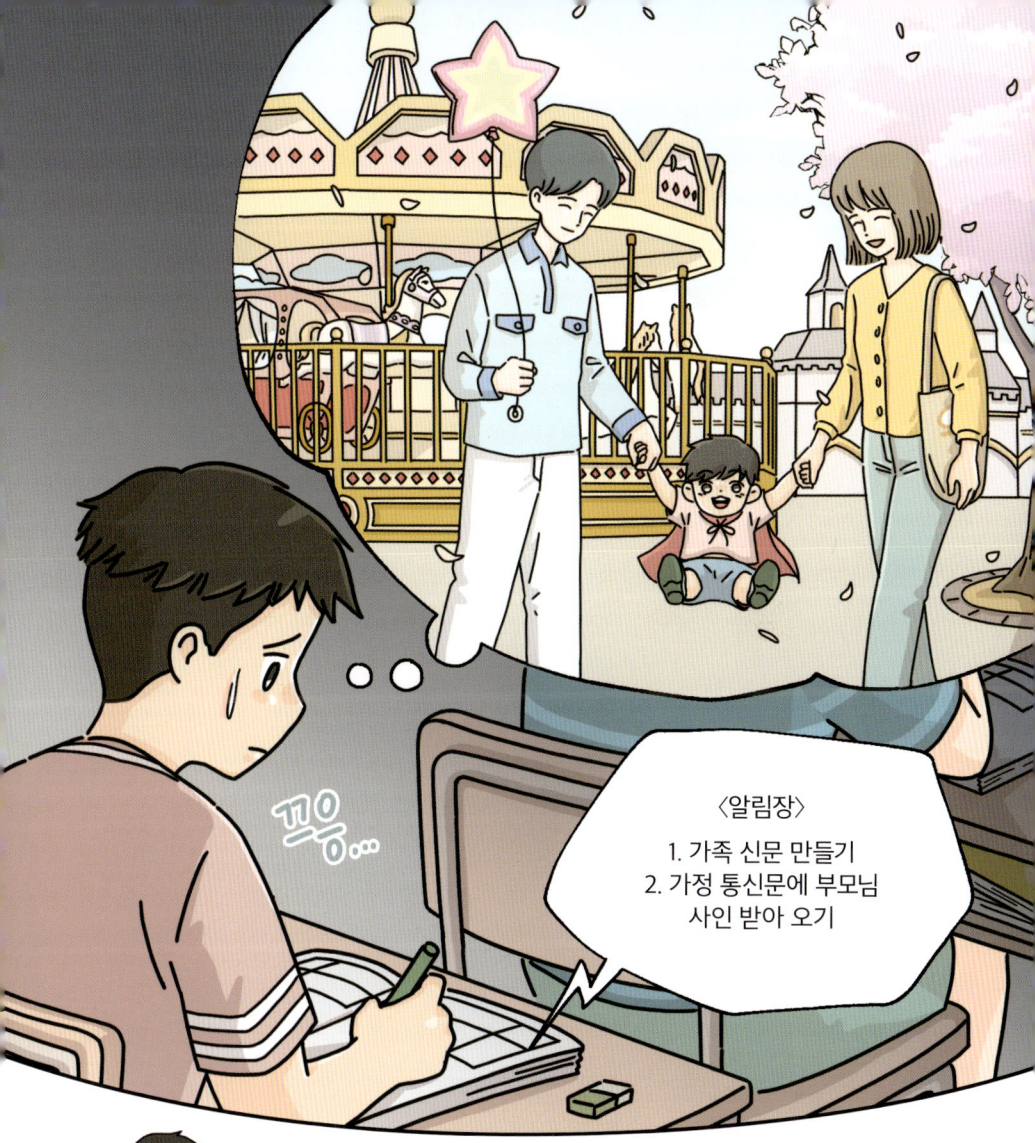

숙제로 가족 신문을 만들어야 하는데, 참 난감해요. 저는 가족들과의 추억이 거의 없거든요. 또 부모님 사인을 받아 오라는 선생님 말씀에 종종 상처받아요. 가족 신문에 어떤 내용을 넣으면 좋을까요?

우리 가족을 어떻게 소개하면 좋을까요?

가족 이야기를 하고 싶지 않은데 친구들이 계속 물어봐서 당황스러웠겠군요. 선생님이 평소 사용하는 표현에도 불편함을 느꼈고요. 그러나 다른 사람의 가족 형태와 나의 가족 형태가 다르다고 위축되거나 주눅 들 필요 없어요. 우리 주변에는 다양한 형태의 가족이 존재하거든요. 가족마다 나름대로의 문화가 있고, 가족 안에서도 저마다 주어진 역할들이 다르지요. 그렇기 때문에 다양한 가족에 대한 존중과 이해가 참 중요하답니다. 특히 사회가 변화할수록 가족의 개념도 계속해서 변하고 있어요. 아래의 그림을 보며 다양한 가족의 형태를 살펴볼까요?

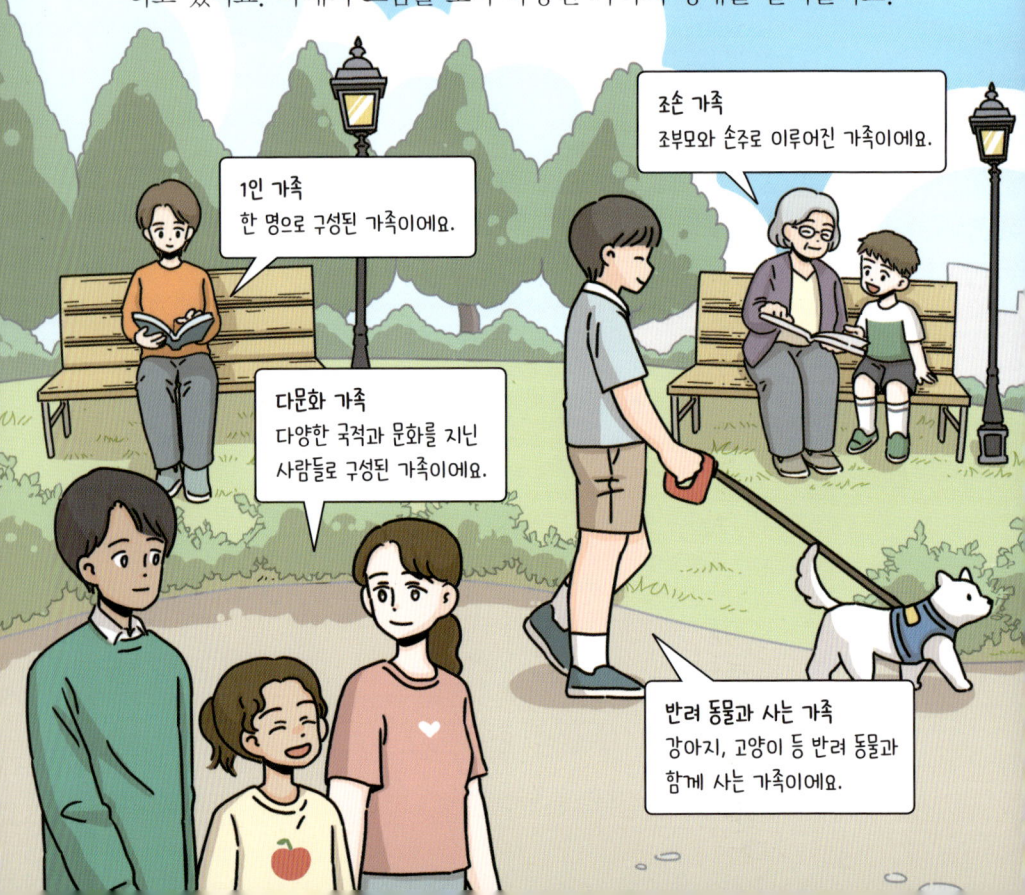

조손 가족
조부모와 손주로 이루어진 가족이에요.

1인 가족
한 명으로 구성된 가족이에요.

다문화 가족
다양한 국적과 문화를 지닌 사람들로 구성된 가족이에요.

반려 동물과 사는 가족
강아지, 고양이 등 반려 동물과 함께 사는 가족이에요.

다른 가족의 형태를 이해해요

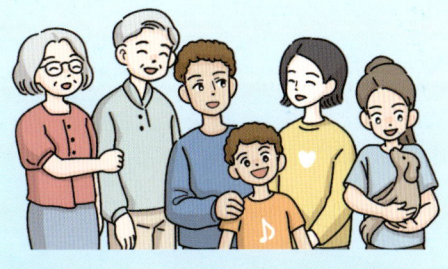

가족이란 사회를 구성하는 가장 작은 단위의 집단이에요. 함께 생활하며 사회적 규칙을 배우는 작은 공동체죠. 가족은 구성원에 따라 그 형태나 수가 다양하며 같이 살기도 하고 따로 살기도 해요. 가족 구성원의 연령대 또한 다양하고 역할도 저마다 다르지요. 흔히 생각하는 엄마의 역할을 아빠가 할 수도 있고, 아빠의 역할을 엄마가 할 수도 있어요. 또는 엄마, 아빠의 역할이라고 생각하는 것을 다른 가족 구성원이나 나 스스로도 할 수 있고요. '가족' 하면 떠오르는 익숙한 가족 구성원이 없다고 해서 부족하거나 이상한 것이 아니에요. 중요한 것은 다양한 가족 형태와 생활 양식이 있다는 것을 알고, 이를 존중하는 것이지요.

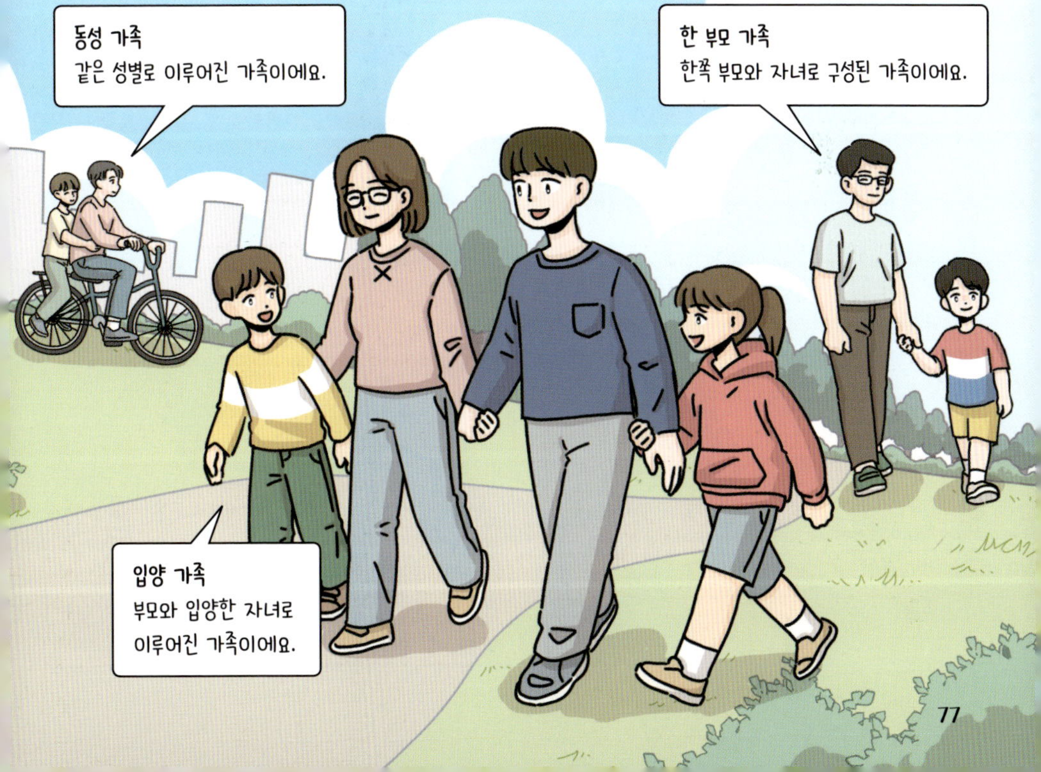

동성 가족
같은 성별로 이루어진 가족이에요.

한 부모 가족
한쪽 부모와 자녀로 구성된 가족이에요.

입양 가족
부모와 입양한 자녀로 이루어진 가족이에요.

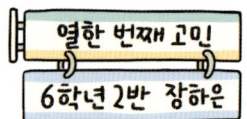

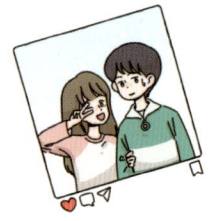

왜 내가 아니라 쟤랑 노는 거야?

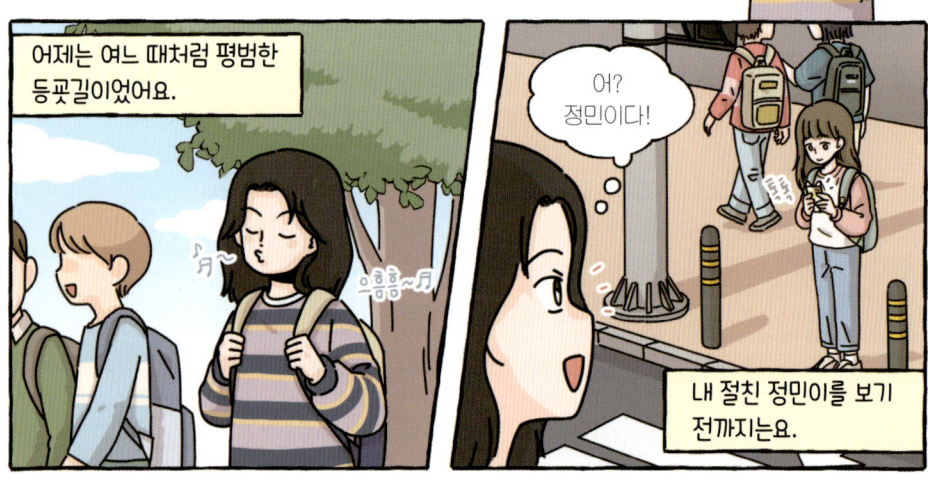

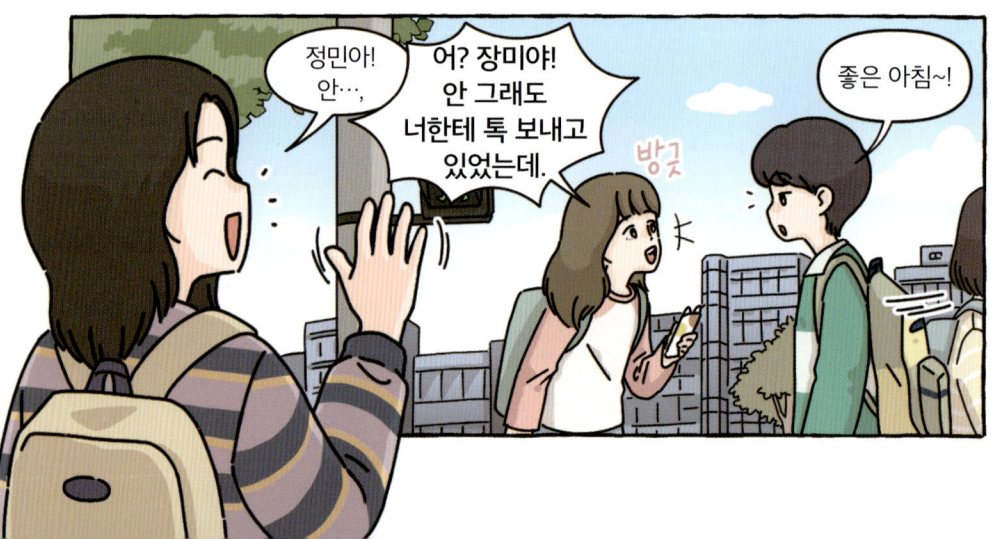

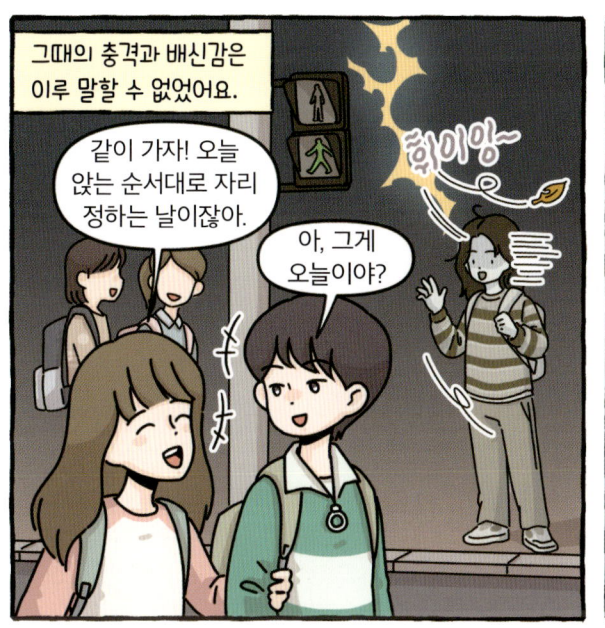
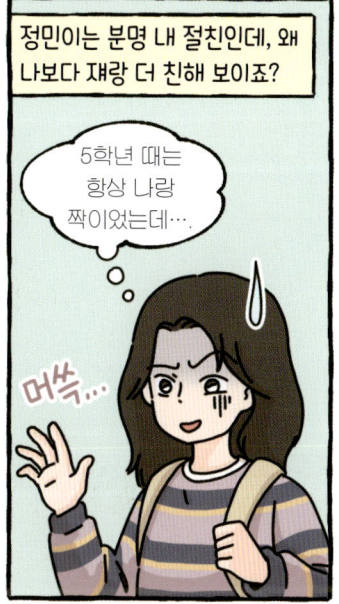
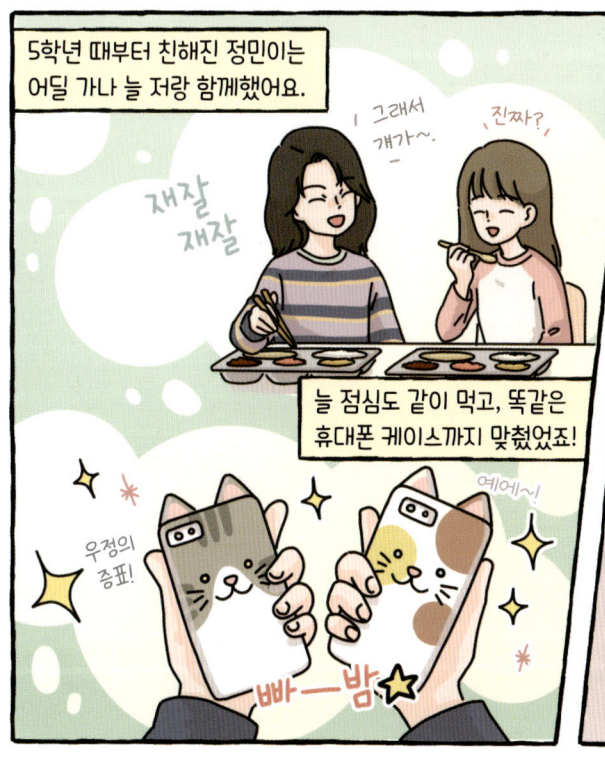
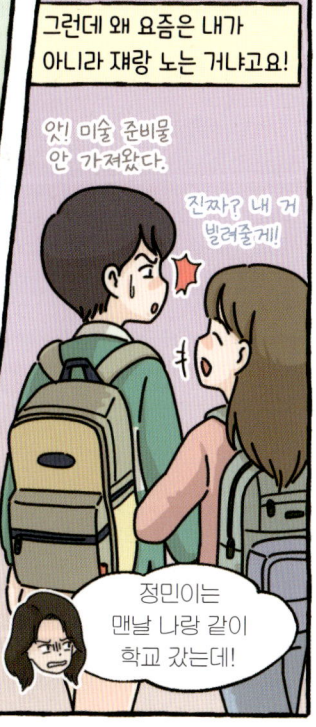

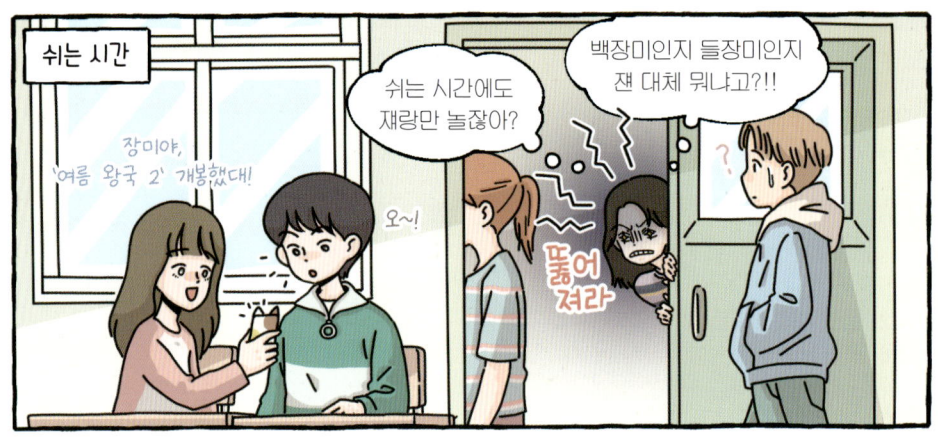
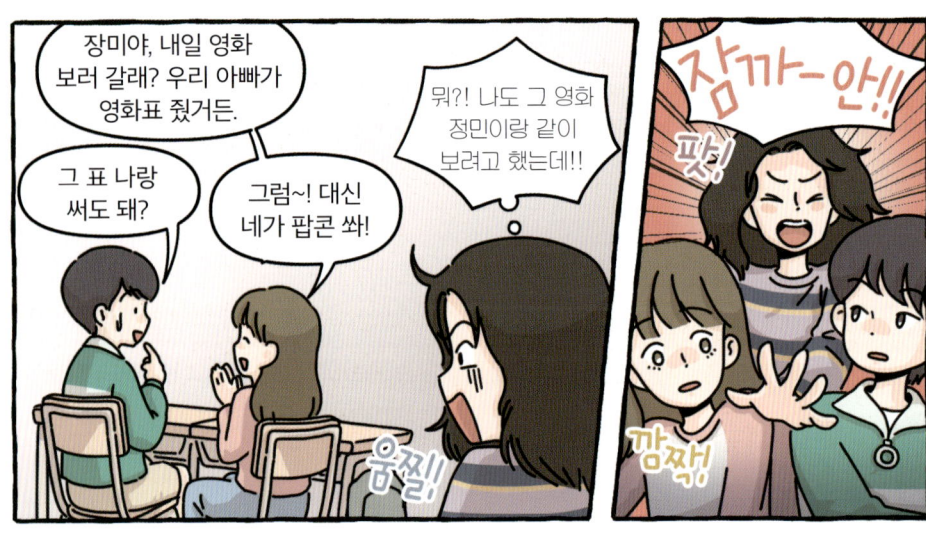
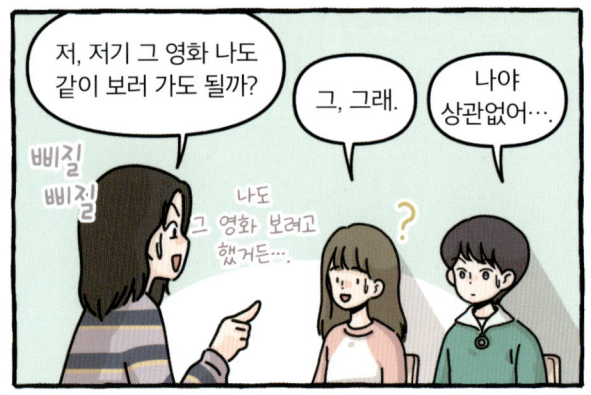
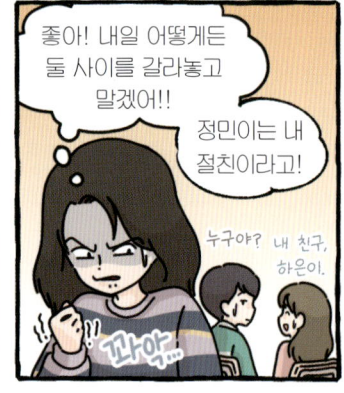

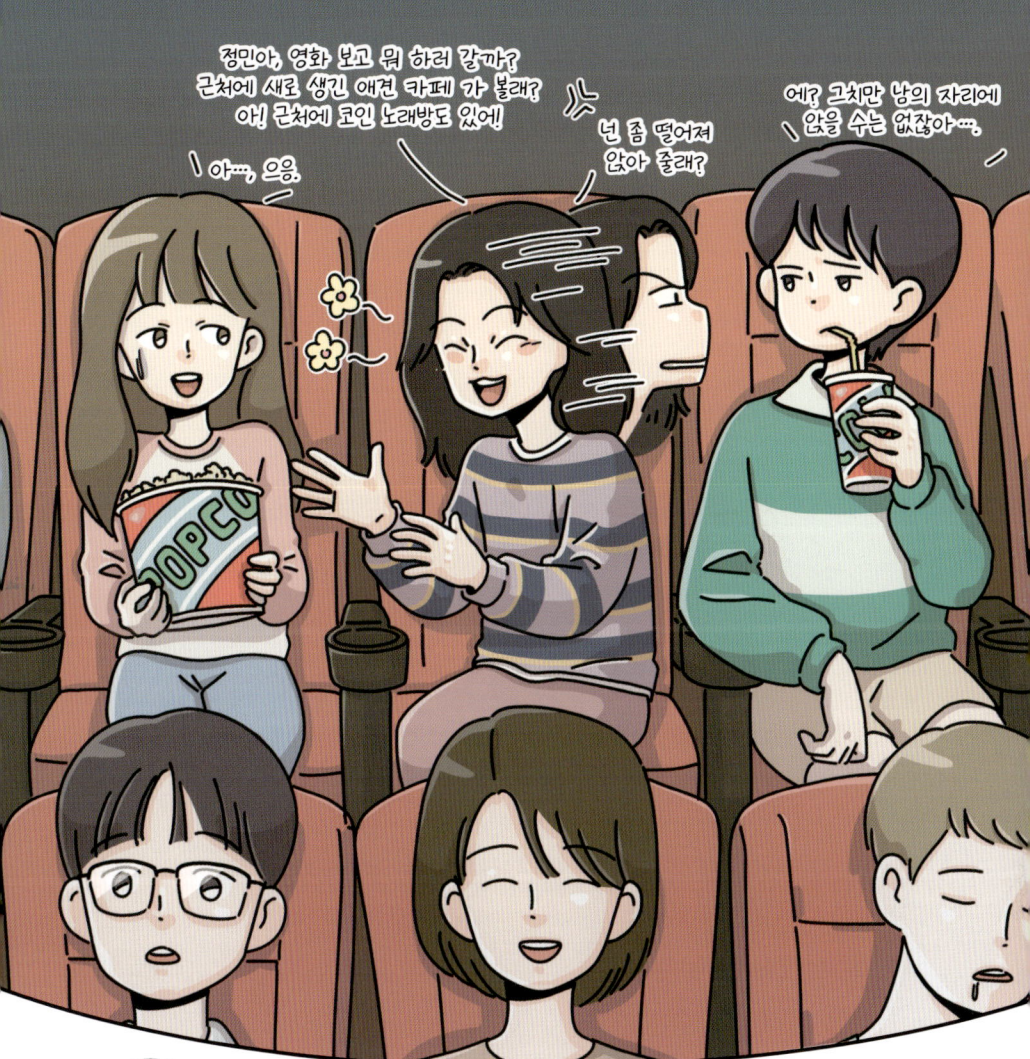

저랑 제일 친했던 친구 때문에 고민이에요. 학교에서나 학교 밖에서나 그 친구는 늘 저랑 함께 놀았는데, 어느 날부터 제가 아닌 다른 친구랑 놀지 뭐예요? 그 모습을 보니 너무 속상하고 서운해요. 이런 제 마음을 친구에게 이야기해도 괜찮을까요?

친구가 다른 친구랑 놀면 질투가 나요

친하게 지내던 친구가 멀어진 것 같은 느낌이 들어 속상했군요. 친구와의 관계를 내 마음대로 유지하는 건 참 쉽지 않은 일인 것 같아요. 특히 친했던 친구가 나와 갑자기 멀어지는 느낌이 들 때면, 마음이 허전하기도 하고 내가 뭔가 그 친구에게 잘못한 것이 있는 건 아닐까 하고 불안한 마음도 들 거예요. 혹은 멀어진 친구에게 서운한 마음이 들 수도 있죠. 그럴 땐 나의 마음을 친구에게 솔직하게 말해 보는 건 어떨까요? 예를 들면 아래와 같이 말이에요.

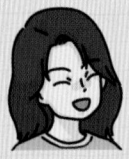

요즘 너와 멀어진 것 같아 서운하고 속상해. 나는 너와 더 친하게 지내고 싶어.

친구에게 있는 그대로의 나의 마음을 전달해 보는 것이죠. 이렇게 하면 친구도 나의 마음을 새롭게 인지할 수 있고, 둘 사이가 더욱 가까워지는 계기가 될 수도 있을 거예요. 설사 친구의 반응이 미지근하거나, 관계가 예전처럼 돌아가지 않더라도 너무 그 관계에만 집중할 필요는 없어요. 오락가락하는 우리들의 마음처럼 사람 사이의 관계에도 변화가 아주 많거든요. 특히 사춘기는 친구나 선후배 등 다양한 관계를 시작하는 시기라 관계에 대한 고민이 많이 생길 수 있어요. 따라서 하나의 관계에 집중하는 것도 좋지만, 여러 사람들과 소통하면서 다양한 관계를 만들어 나가 보는 것도 좋을 거예요. 이 세상에는 아직 나와 연결되지 않은 즐겁고 행복한 관계가 가득하답니다.

진정한 친구란 무엇일까요?

여러분이 생각하는 진정한 친구는 어떤 친구인가요? 사람마다 생각하는 기준은 다 다를 거예요. 보통, 친구란 서로 친밀한 감정을 느끼면서 서로의 좋고 나쁜 감정들을 함께 공유할 수 있는 관계를 말해요. 그렇기 때문에 다른 사람의 말보다 친구의 말에 더 믿음이 가기도 하고, 친구를 위해서라면 힘이 불끈 솟기도 하죠. 친구와의 우정은 삶을 살아가는 데 큰 힘을 주는 요소이기도 해요. 특히 사춘기는 친구의 영향을 많이 받는 시기이죠. 따라서 친구 관계 속에서 내가 어떤 감정과 영향을 주고받고 있는지 잘 살펴보는 것이 중요해요. 만약 부정적인 감정을 지속적으로 느끼게 하거나, 언짢은 행동을 요구하는 친구가 있나요? 그럴 땐 잠시 그 친구와 거리를 두고, 친구에 대한 나의 마음과 서로의 관계를 들여다보는 시간이 필요해요. 어떻게 하면 이 관계를 좋게 만들 수 있을지, 혹은 이 관계를 계속 이어 나가야 하는지에 대해 생각해 보는 것이지요. 친구와 거리를 두고 멀어지는 것이 당장은 힘들 수도 있어요. 하지만 우리는 저마다 자신에게 좋은 영향을 주는 관계를 선택하고, 만들어 나갈 필요가 있답니다.

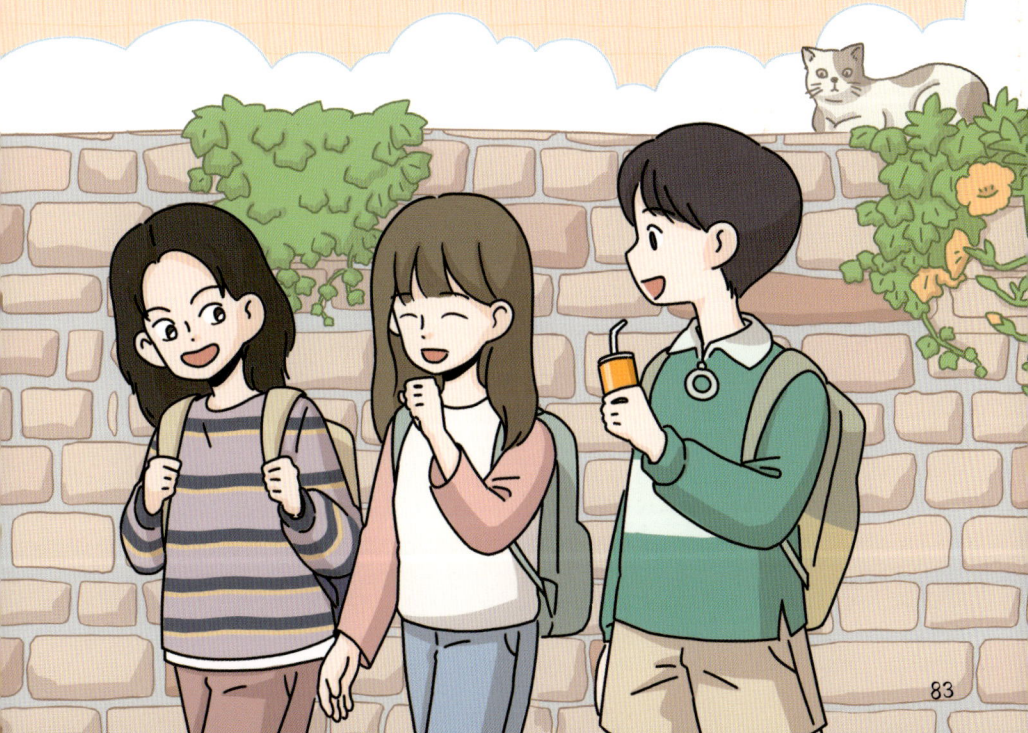

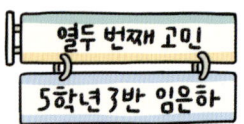

너에게 고백해도 괜찮을까?

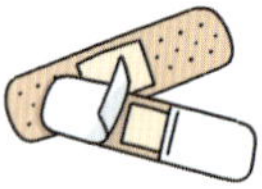

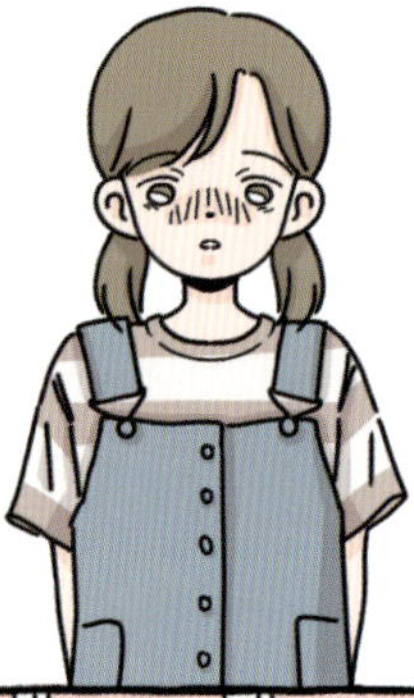

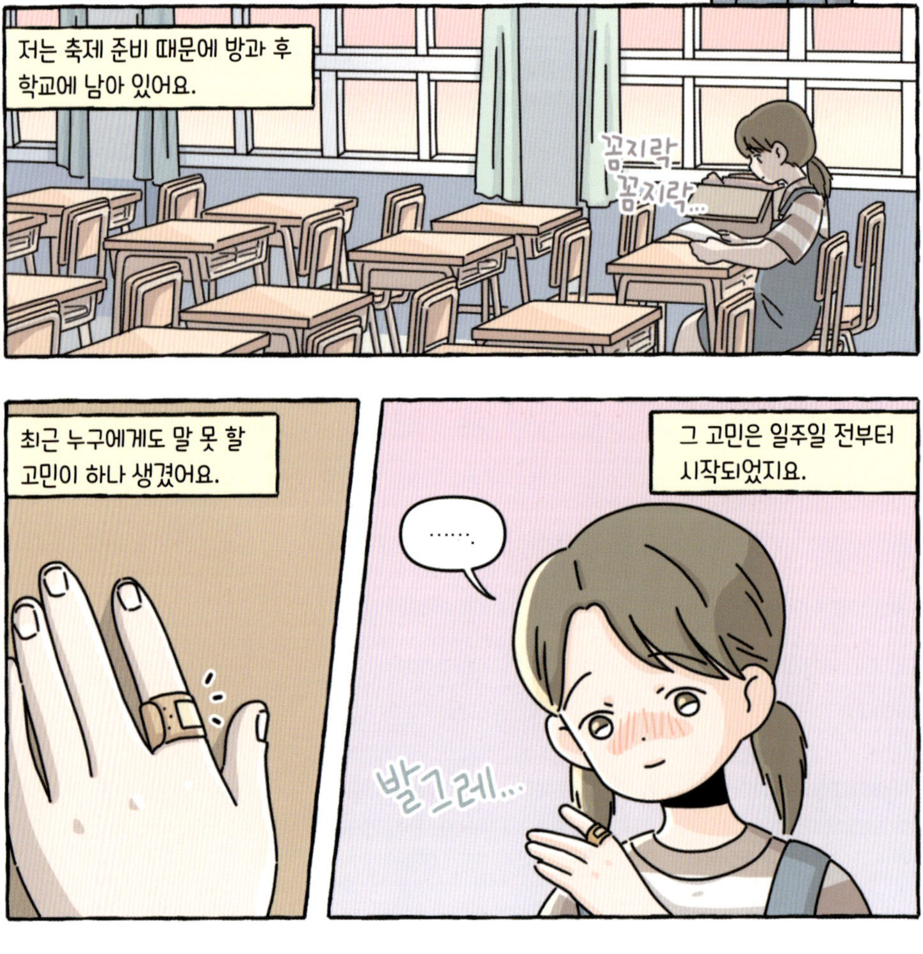

저는 축제 준비 때문에 방과 후 학교에 남아 있어요.

꼼지락 꼼지락...

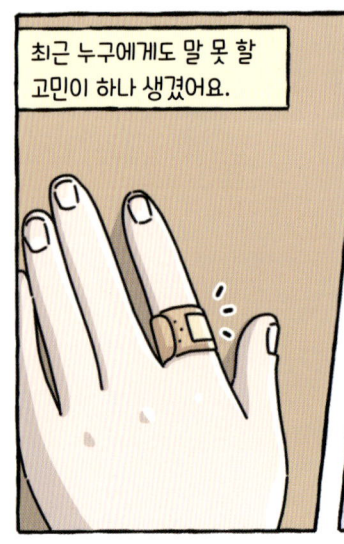

최근 누구에게도 말 못 할 고민이 하나 생겼어요.

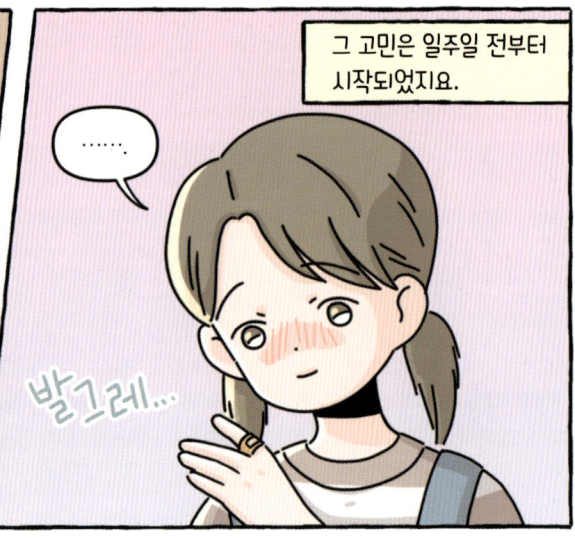

그 고민은 일주일 전부터 시작되었지요.

……

발그레...

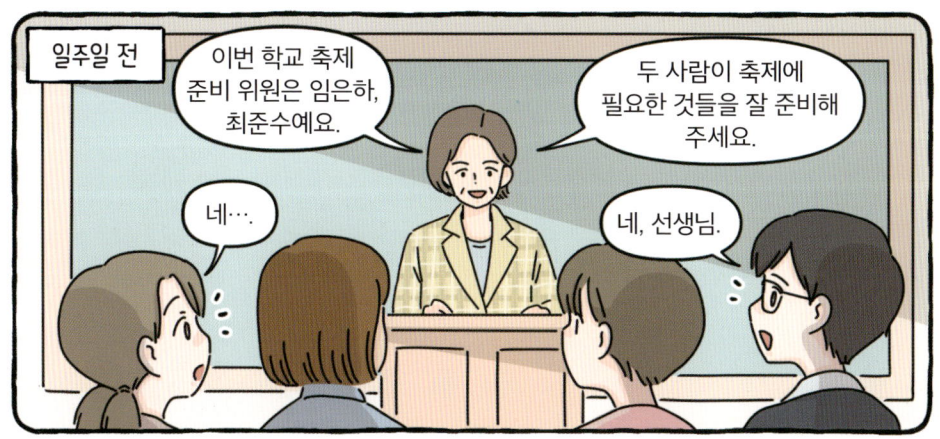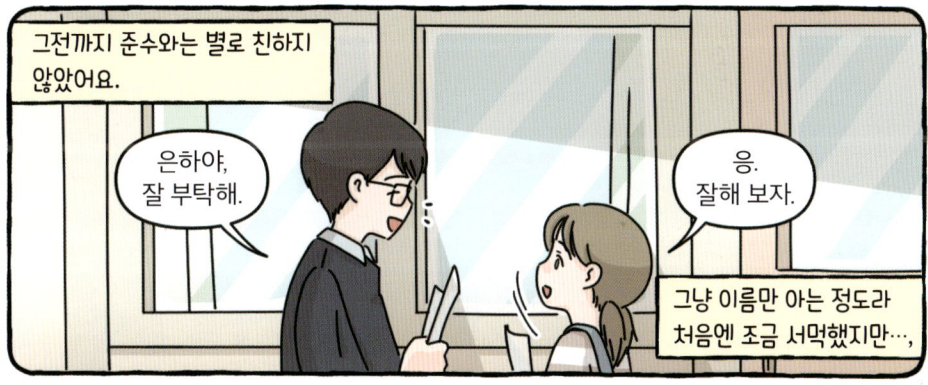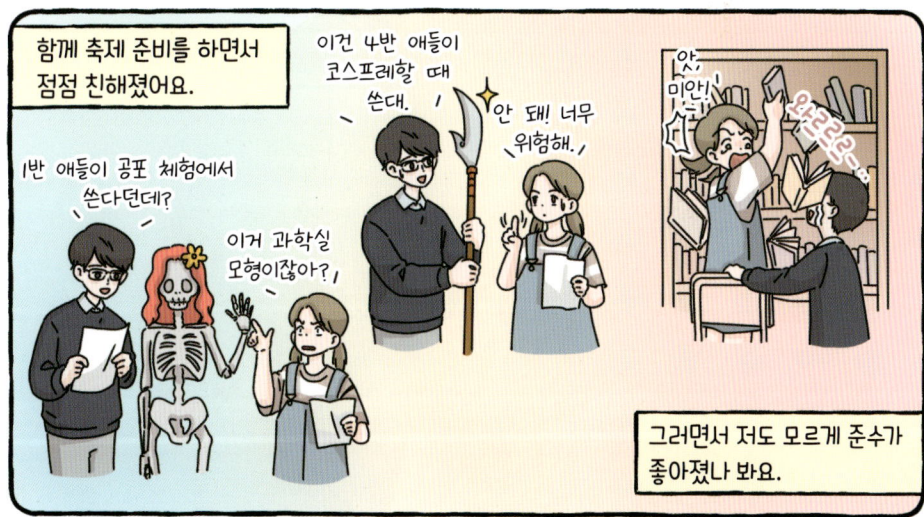

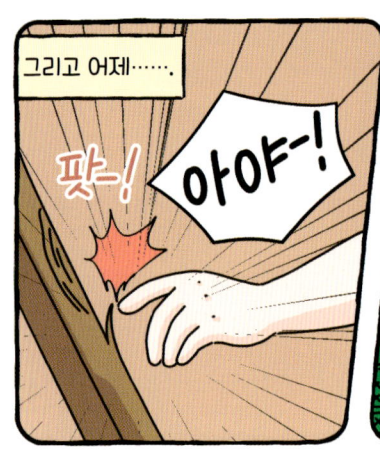
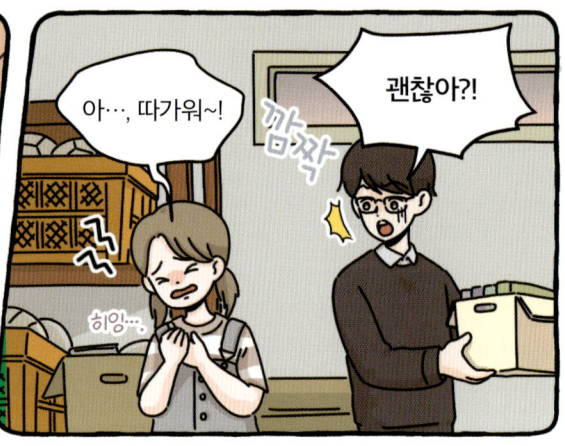
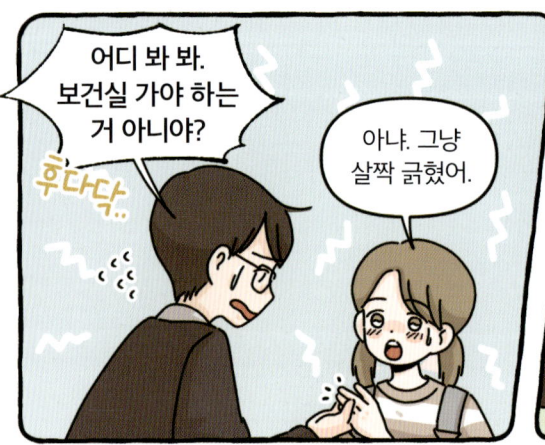
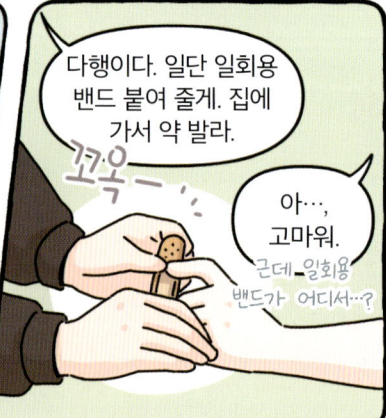
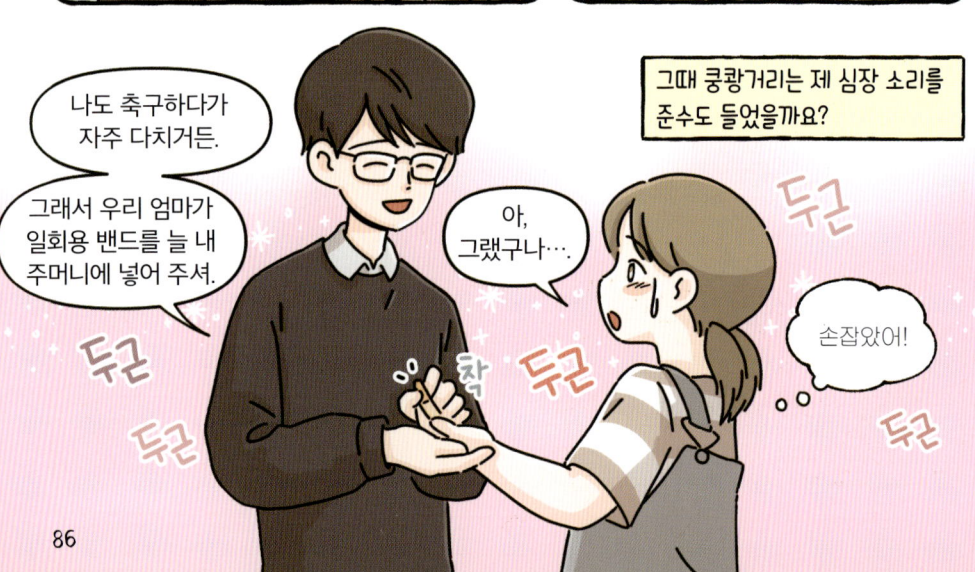

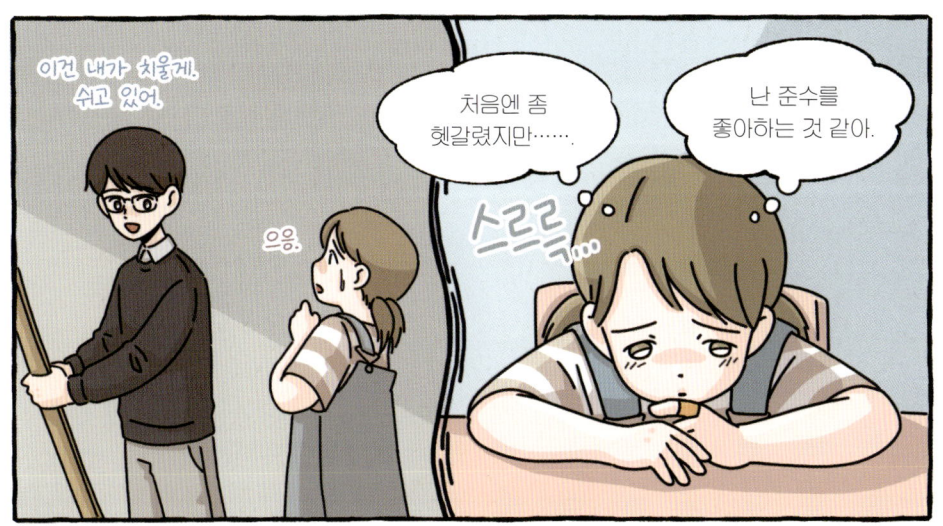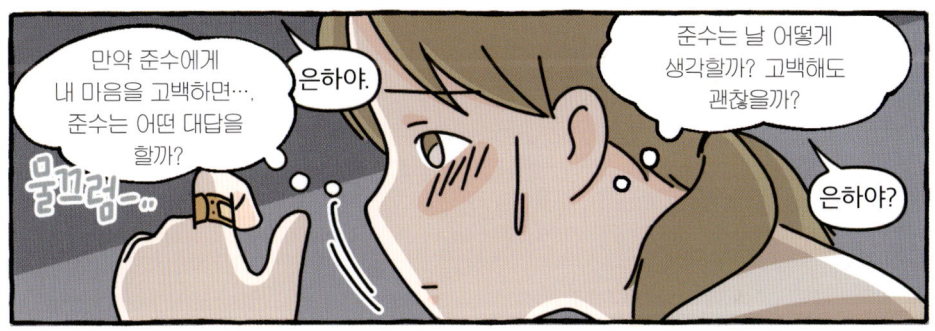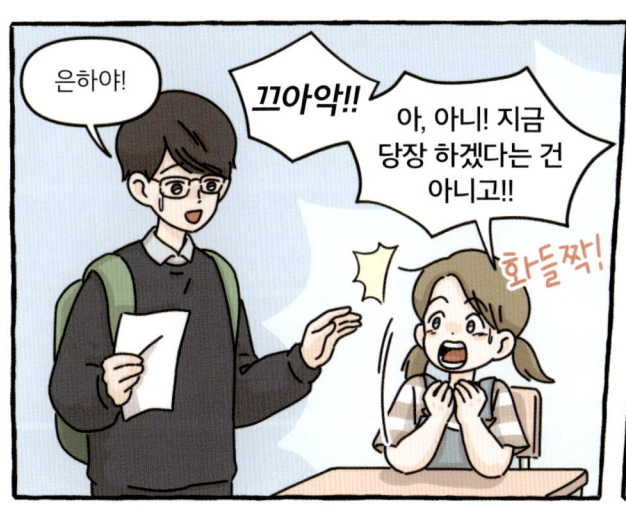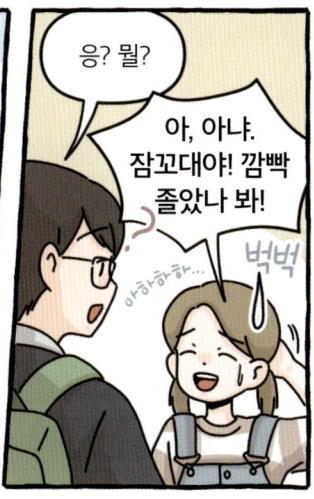

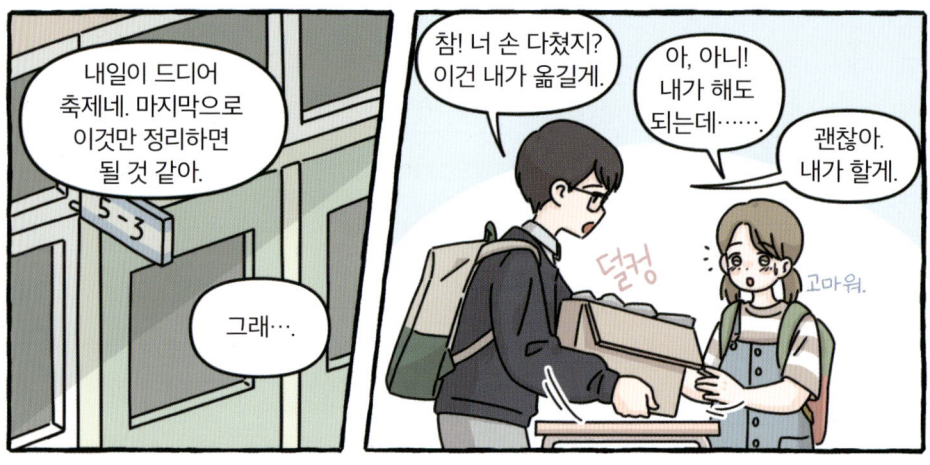
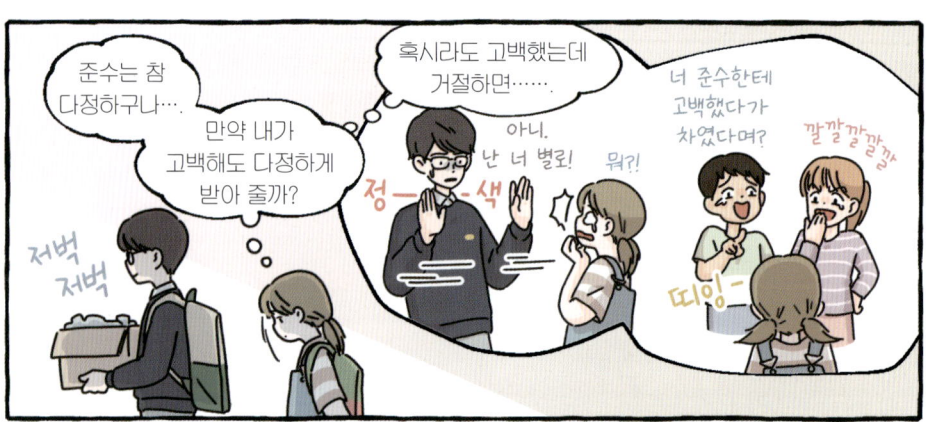
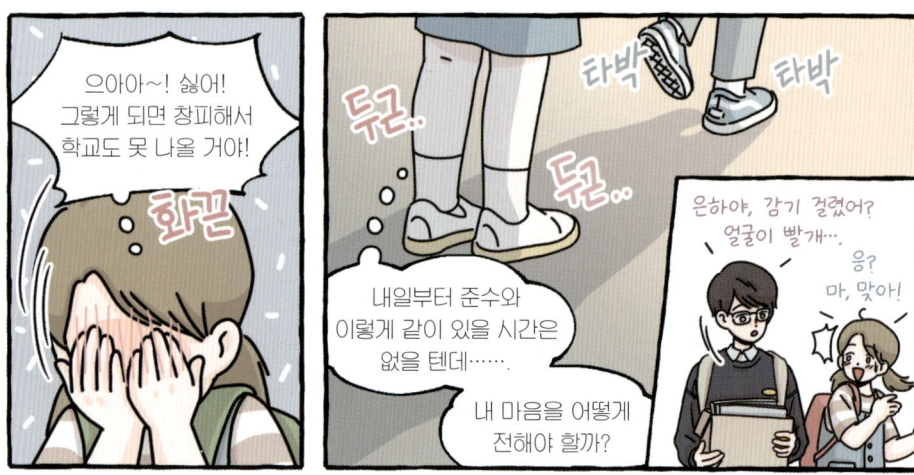

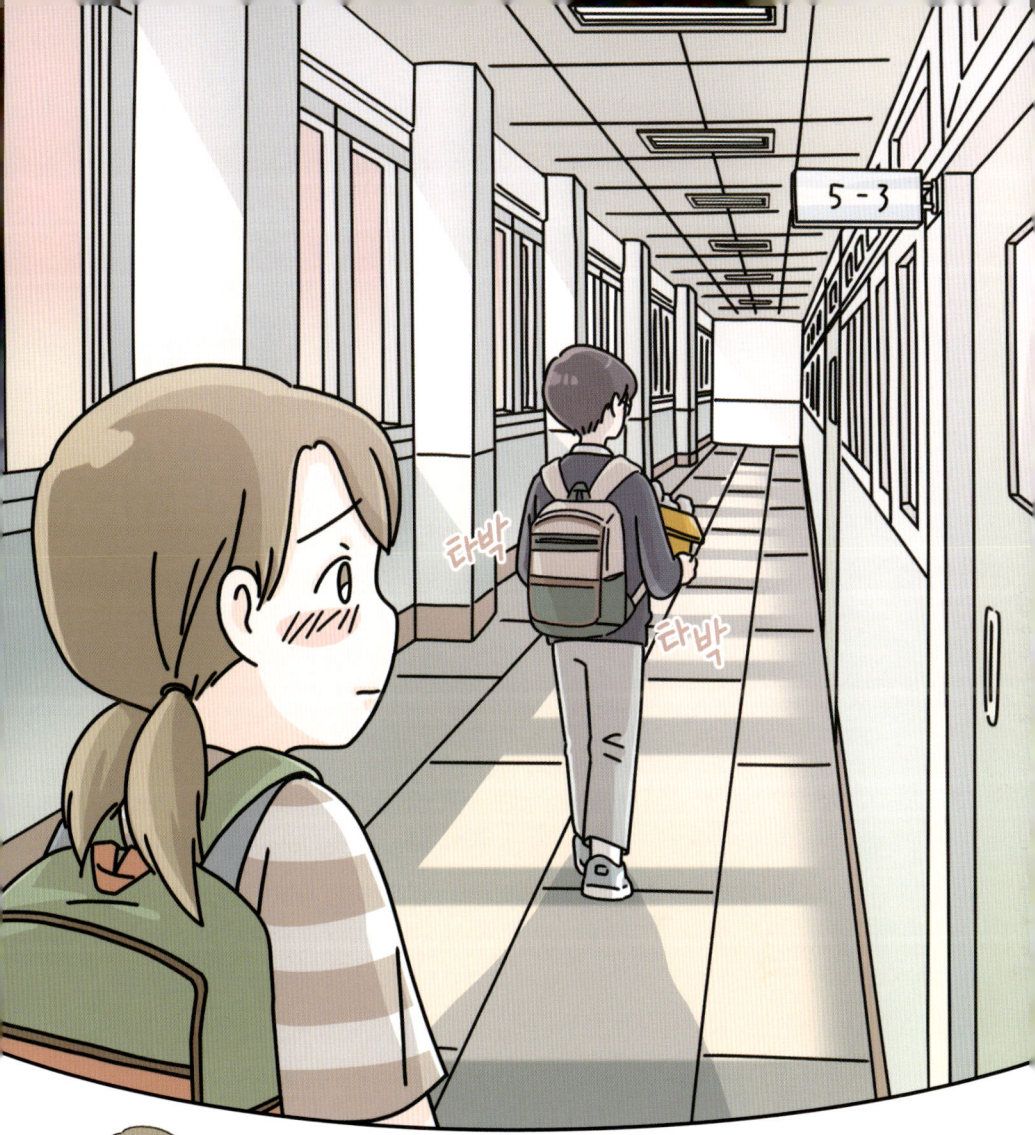

좋아하는 사람이 생겼어요. 제 마음을 고백하고 싶은데, 어떻게 해야 할지 고민이에요. 만약 그 아이가 제 고백을 거절하면 어쩌죠? 그게 학교에 소문나면 친구들이 엄청 놀릴 것 같은데……. 제 마음을 고백해도 될까요?

아하! 전문가 답변 12

좋아하는 사람에게
어떻게 고백하면 좋을까요?

좋아하는 사람에게 어떻게 고백하면 좋을지 고민이군요. 또 고백을 했다가 상대방이 거절할까 봐 걱정이 되기도 하고요. 먼저, 누군가를 좋아하고 사랑하는 마음이 생겼다는 것을 진심으로 축하합니다. 사람을 좋아한다는 건 그 자체로도 나에게 소중하고 행복한 일이니까요. 사춘기가 되면 몸에 변화가 생기는 것처럼 마음에도 변화가 생겨요. 누군가를 보고 설레고 좋아하는 감정을 갖게 되는 것은 매우 자연스러운 일이지요. 자신의 마음을 고백하는 방법은 상대방이 어떤 사람인지에 따라 달라질 수 있어요. 상대방의 마음을 배려하면서 고백의 방식을 선택할 수 있을 거예요. 또한 고백 말고도 다른 방법으로 나의 마음을 표현할 수 있어요. 상대방의 관심사에 함께 관심을 가져 주거나, 그 사람이 힘들어하거나 실수했을 때 응원해 주기, 상대방의 좋은 점을 칭찬해 주기 등의 방법이 있지요. 아직 고백할 용기가 나지 않는다면 일기를 쓰는 것도 도움이 될 거예요. 사랑하는 사람에 대한 감정, 고백에 대한 떨림과 거절에 대한 두려움 등에 대해서 마음껏 쓰다 보면 고백할 용기가 생길 수도 있어요. 또 믿을 만한 어른이나 친구랑 이야기 나눠 보는 것도 좋아요. 좋아하는 사람에게 자연스럽게 말을 걸거나 호의를 베푸는 방법에 대해서 함께 이야기 나눠 보면 자신감이 생길 수도 있어요.

누가 먼저 고백해야 할까요?

남자가 먼저 고백해야 멋있어 보인다는 것은 성별 고정 관념입니다. 여자는 상대에 대한 호감의 표현을 적극적으로 해서는 안 된다는 것도 성별 고정 관념이지요. 남자든 여자든 성별에 관계없이 누구나 상대방에게 먼저 고백할 수 있습니다. 사랑하는 마음을 고백하는 데에 있어 누가 먼저 고백을 할 것인가는 전혀 중요하지 않습니다.

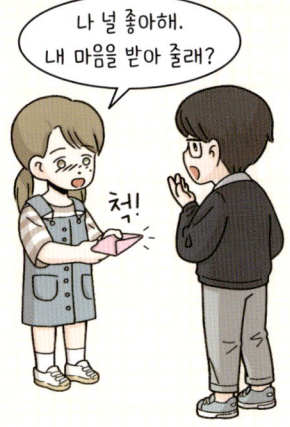

고백을 거절당하면 어떡하죠?

만약 좋아하는 사람에게 고백했다가 거절당하면, 정말 속상하고 슬프고 화가 날 거예요. 상대방과의 관계가 어색해지거나 서로 아는 척하지 않게 될 수도 있겠죠. 혹은 아무렇지 않게 다시 친구 사이로 지낼 수도 있을 거고요. 그러나 잊지 말아야 할 점은 상대방에게는 거절할 권리가 있다는 점이에요. 내가 고백한다고 해서, 상대방이 무조건 받아 줘야 하는 건 아니에요. 나의 감정처럼 상대방의 감정도 존중받을 권리가 있지요. 분명히 거절 의사를 밝혔음에도 불구하고 계속 고백을 하거나, 상대방을 따라다니는 것은 '스토킹'이라는 범죄 행위에 해당하니 주의해야 해요. 고백을 거절당하더라도 너무 좌절하지 마세요. 상대방의 거절을 받아들이는 경험은 나를 더 성장시키고, 나와 더 잘 맞는 사람을 찾는 과정이 될 수 있답니다.

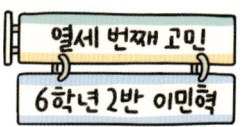

네가 좋아서 그런 건데……

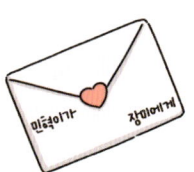

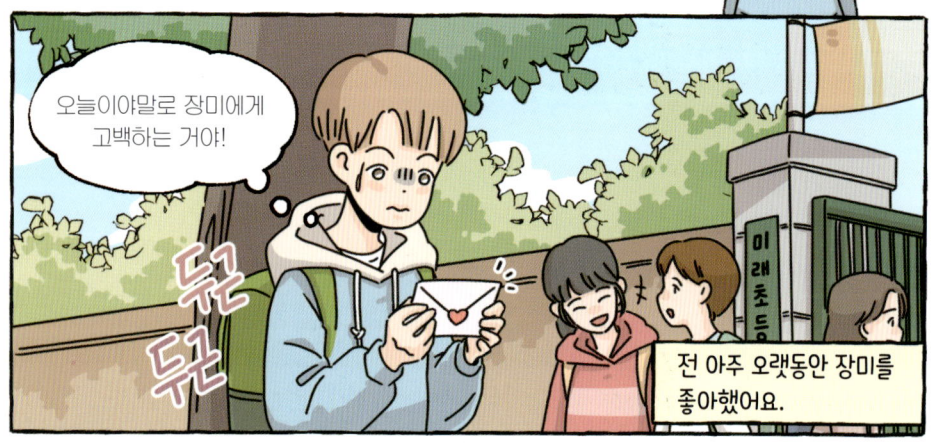

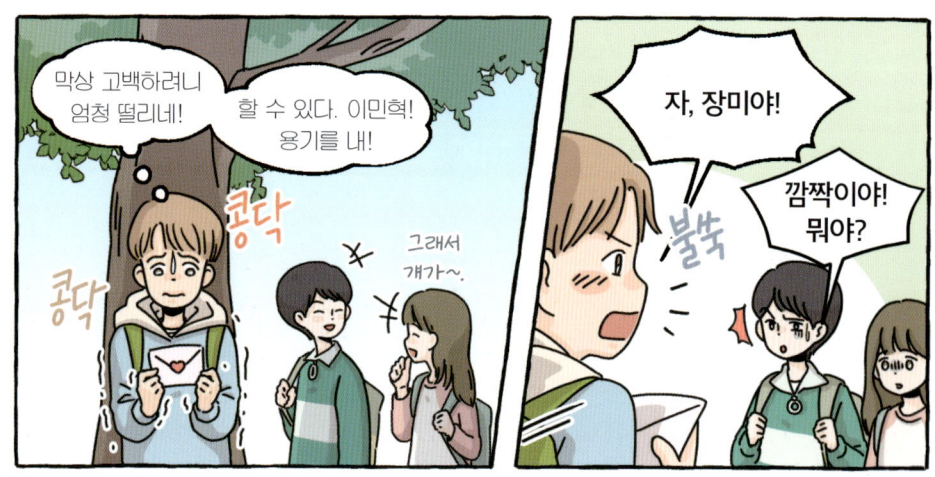

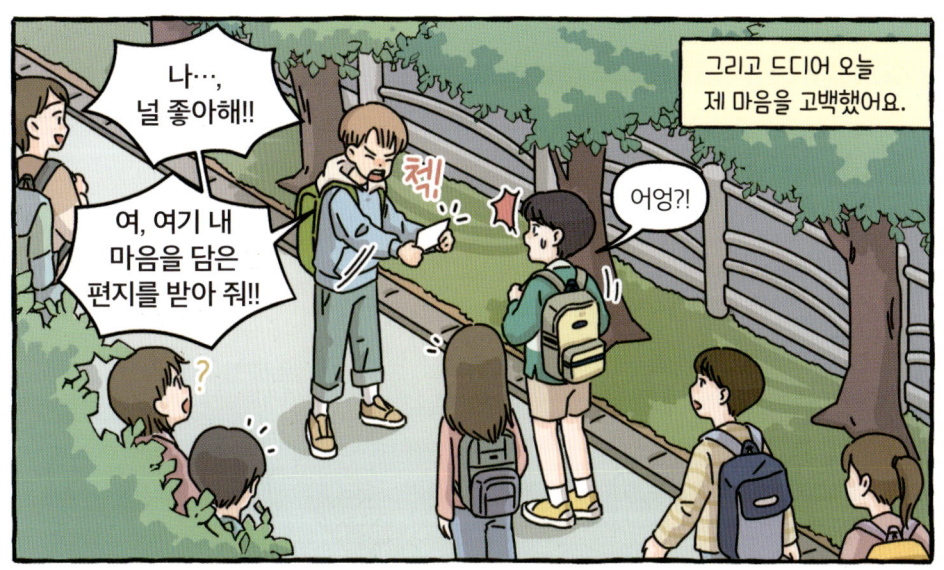
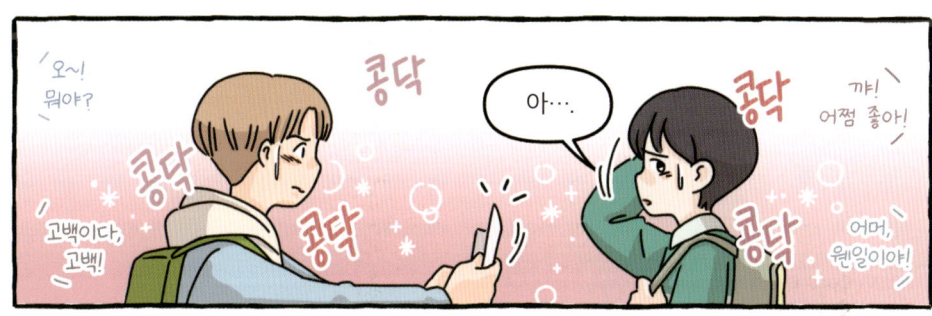
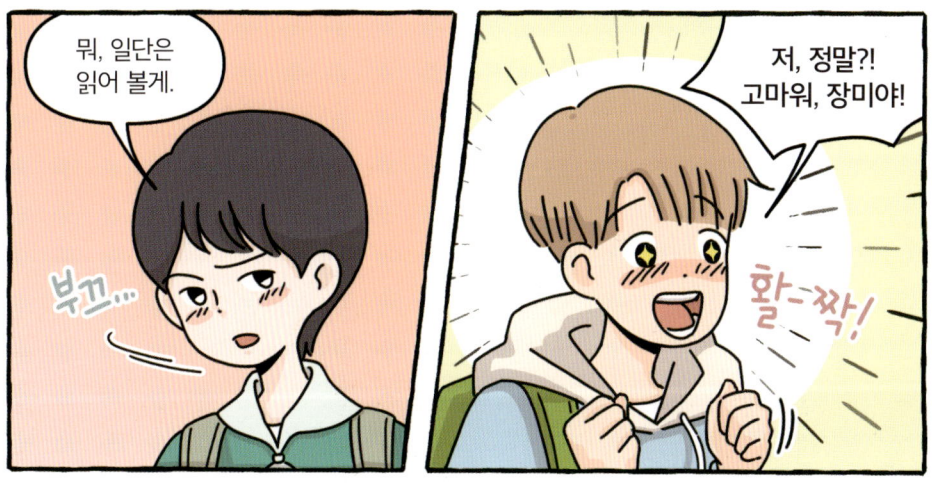

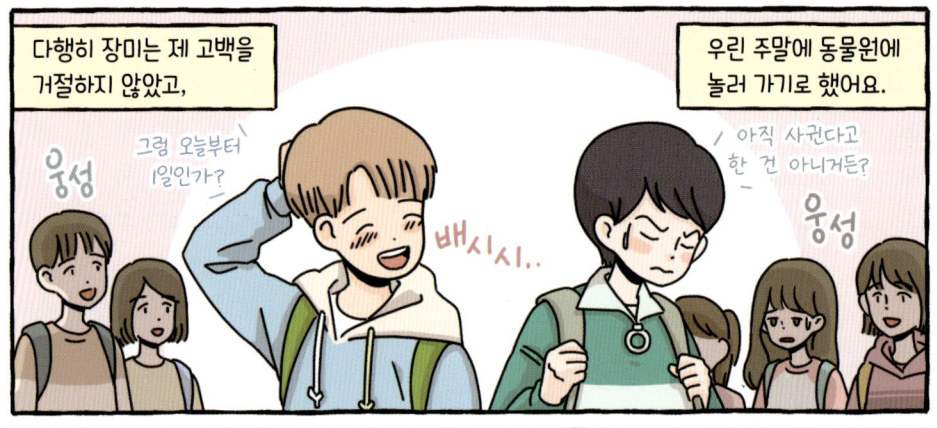
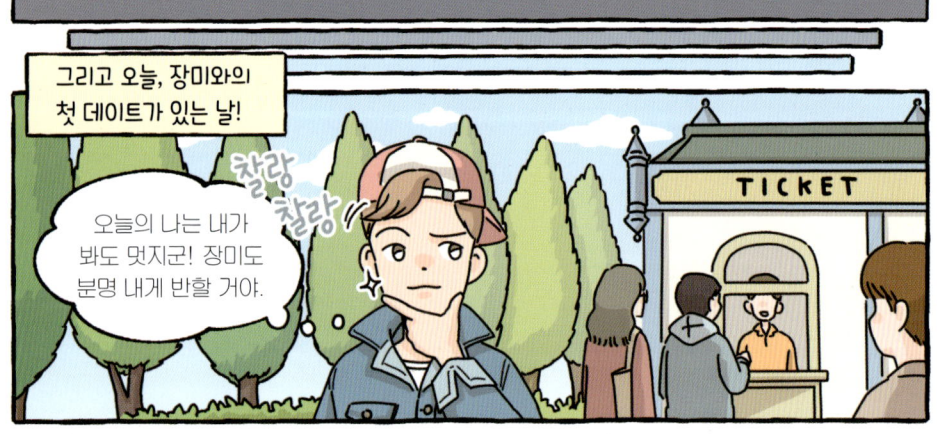
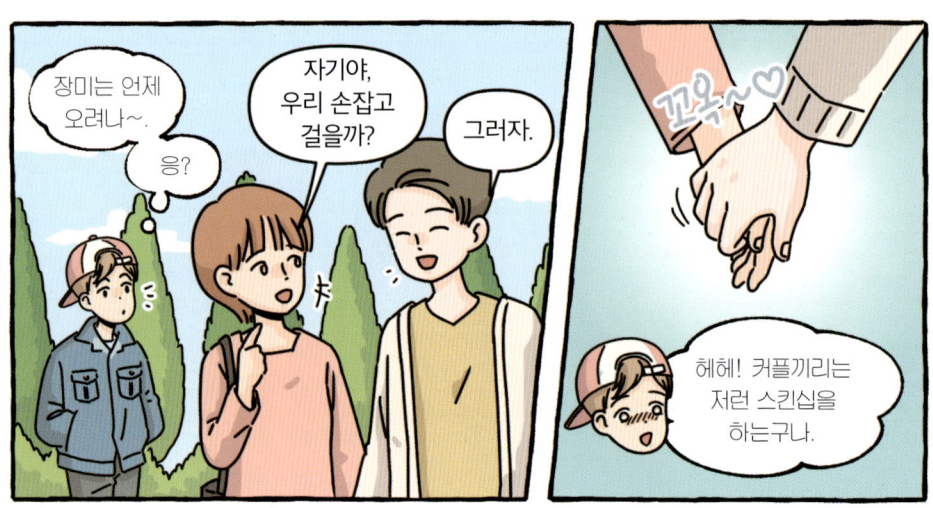

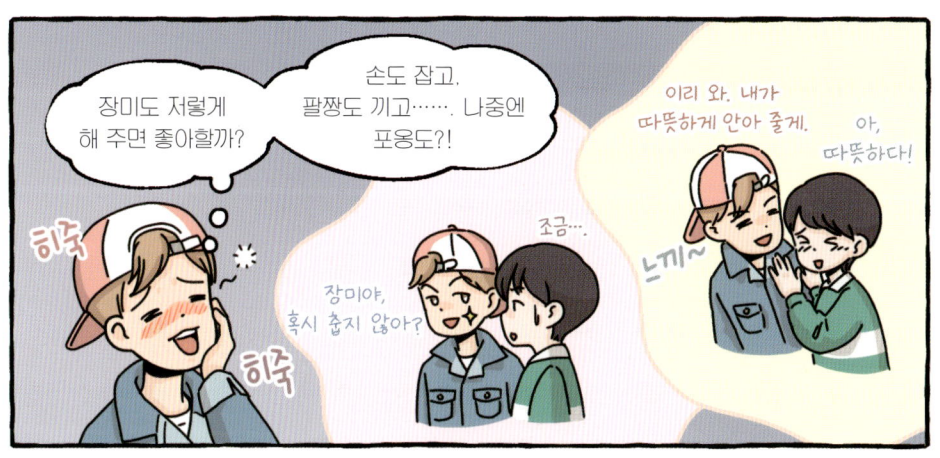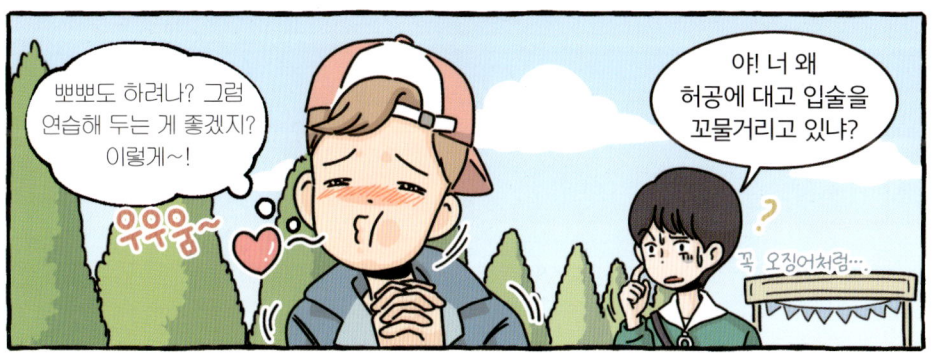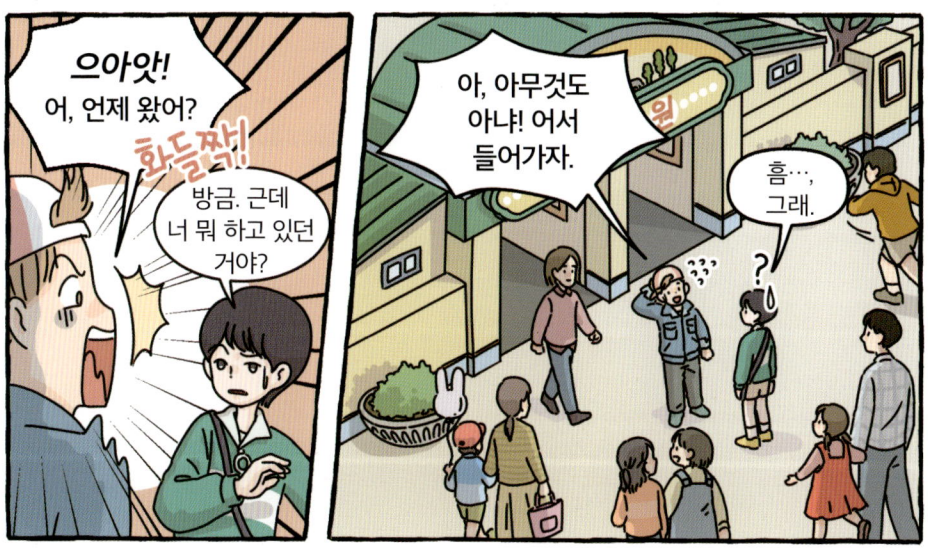

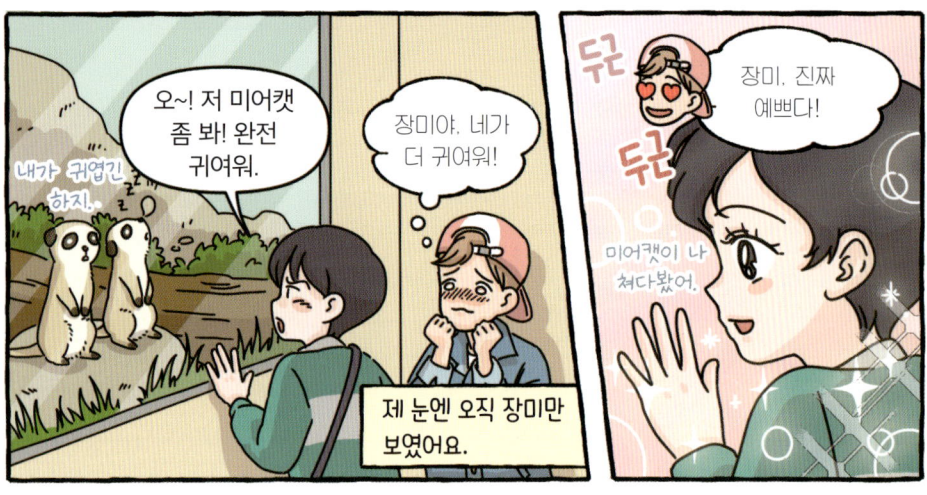
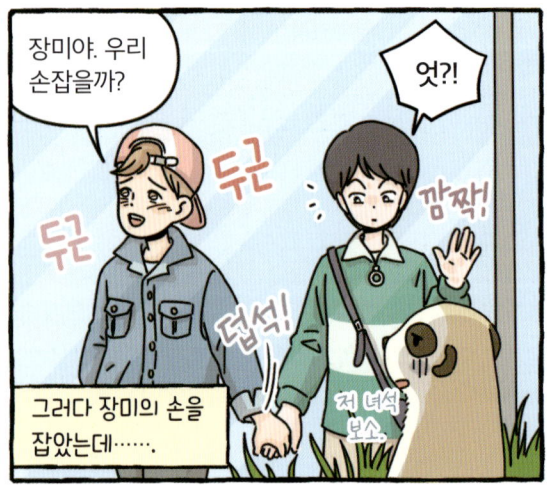
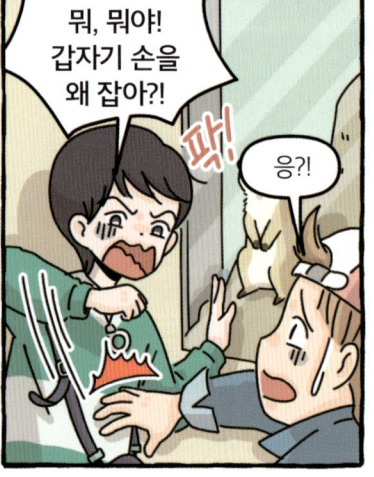
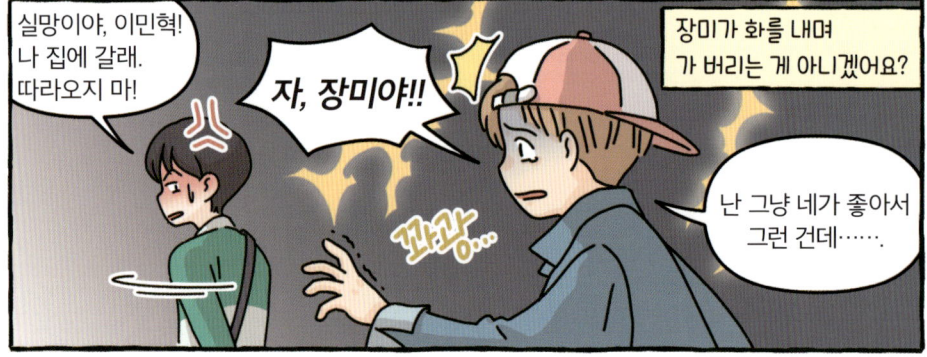

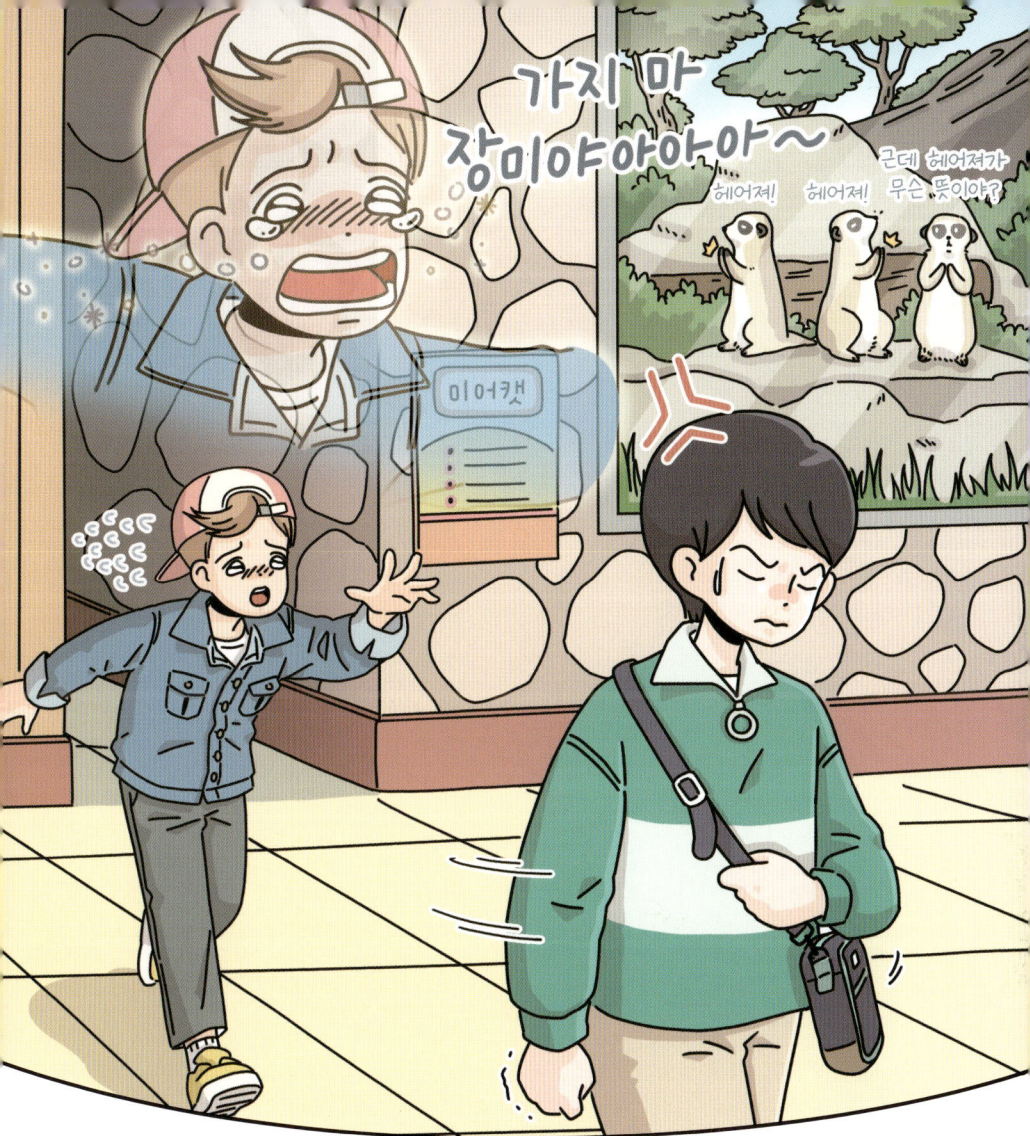

오늘 첫 데이트를 했는데요. 어른들이 하는 것처럼 여자 친구의 손을 잡았더니, 갑자기 여자 친구가 화를 내면서 집에 가 버렸어요. 저는 분명 여자 친구도 좋아할 거라고 생각했는데……. 좋아하는 사람에게 스킨십하는 게 잘못된 건가요?

초등학생도 서로 좋아하면 스킨십할 수 있나요?

스킨십에 적당한 나이는 없어요. 나이보다 중요한 것은 서로의 관계가 스킨십을 할 만큼 친한 사이인지, 서로가 스킨십의 결과를 책임질 수 있는지 등을 고민한 후 서로의 의사를 존중하면서 이루어져야 한다는 점이지요. 좋아하는 사람과 손을 잡거나, 몸을 쓰다듬는 등 스킨십을 하고 싶어지는 것은 자연스러운 일이에요. 단, 스킨십은 서로 간의 행복한 경험이 되어야 합니다. 그러니 한쪽의 호기심이나 충동, 강요에 의해 스킨십을 하는 것은 폭력이라고 할 수 있죠. 나와 같이 상대방도 성적 자기 결정권을 갖고 있으므로, 스킨십을 거절할 수 있습니다. 상대방의 동의 없이 함부로 스킨십을 해서는 안 되지요. 사귄다고 해서 반드시 스킨십을 해야 하는 것도 아닙니다. 일상에 대한 생각 나누기, 다정한 말이나 눈빛, 취미 공유하기, 좋아하는 간식을 먹으며 수다 떨기 등 서로의 감정을 교류하고 좋아하는 마음을 표현할 수 있는 방법은 많습니다. 사랑은 성적인 놀이나 행동이 아니라, 타인에게 진정한 관심과 감정을 보여 줄 수 있는 것이랍니다.

둘만 동의하면 공공장소에서 스킨십해도 되나요?

학교나 도서관, 대중교통 등 공공장소에서 스킨십을 하는 연인을 목격했을 때 여러분의 기분은 어떠한가요? 공공장소에서 허용 가능한 스킨십의 범위에 대해 정해진 것은 없지만, 공공장소는 유아와 어린이를 포함하여 주변 사람들과 더불어 사용하는 곳이므로, 공공장소에서는 서로 예절을 지켜야 합니다. 따라서 나와 상대방의 스킨십으로 인해 주변 사람들이 느끼게 될 불편함에 대해서 감수성을 갖는 것이 필요하지요.

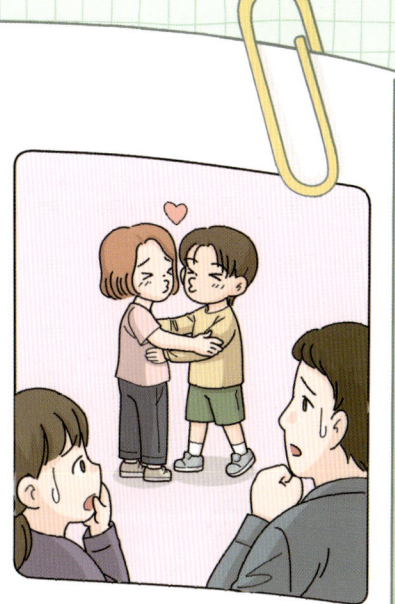

사귀는 사이에도 스킨십할 때 동의가 필요한가요?

사귀는 사이에도 동의가 필요해요. 스킨십에 대한 동의를 구할 때에는 나의 의사를 언어로 정확하게 표현한 다음, 상대방의 동의를 구해야 해요. 예를 들어 볼까요? 만약 상대방의 손을 잡고 싶다면 "나 너랑 손잡고 싶은데, 너는 어때?"라고 묻고, 상대방의 언어와 표정, 행동 등을 세심하게 살펴보는 것이 필요해요. 상대방이 명확하게 "응, 그래 좋아!"라고 대답하지 않고, 머뭇거리거나 가만히 있는다면 이는 거절의 의미이기 때문에 더 이상 스킨십을 강요해서는 안 돼요. 가까운 관계일수록 서로의 생각을 받아들이고, 존중해야 더욱 즐겁고 편안한 관계로 이어 나갈 수 있답니다.

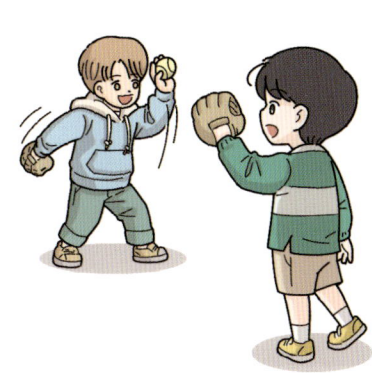

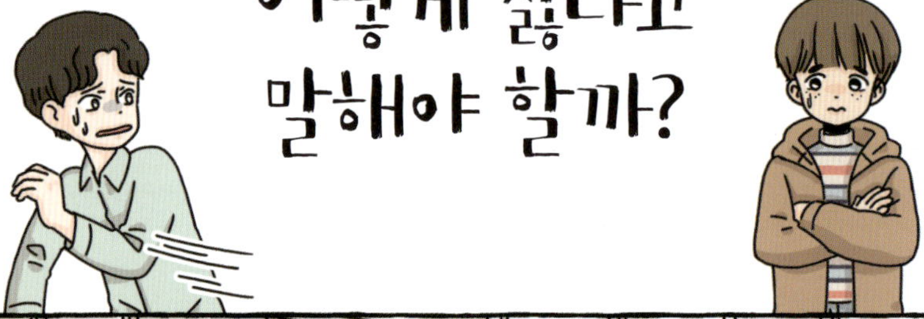

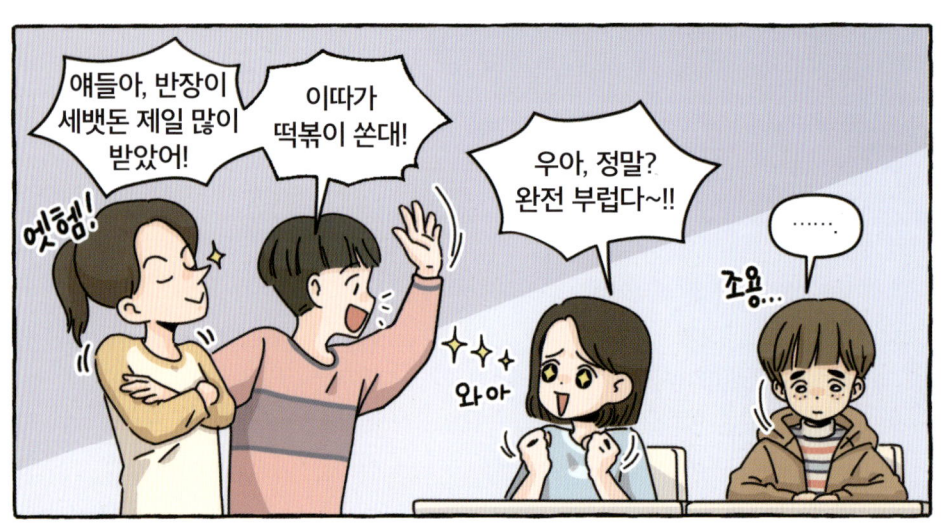

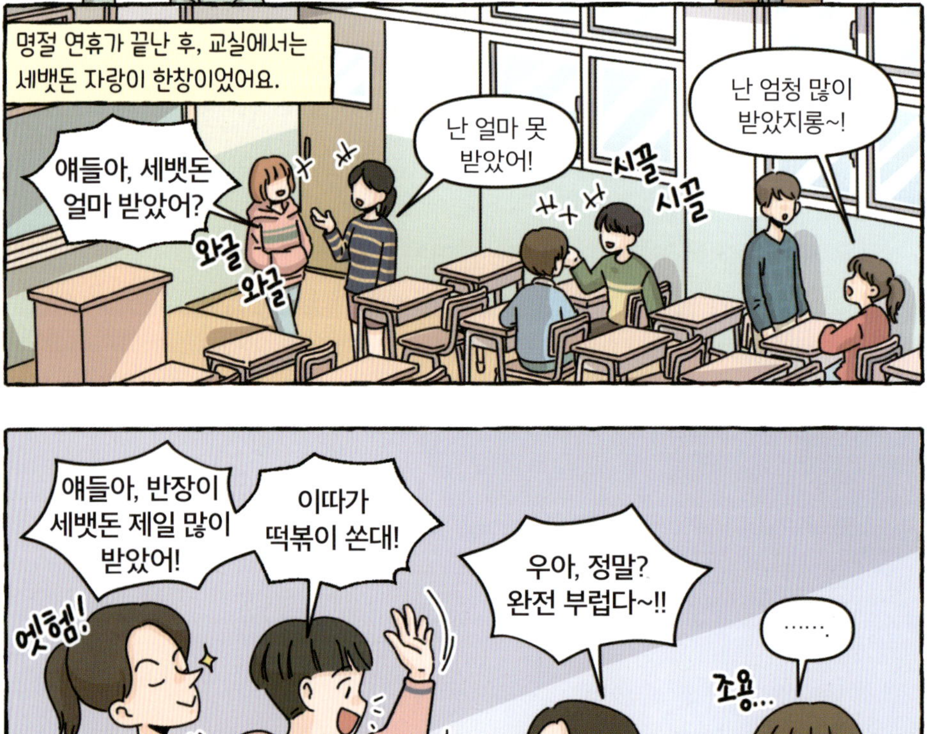

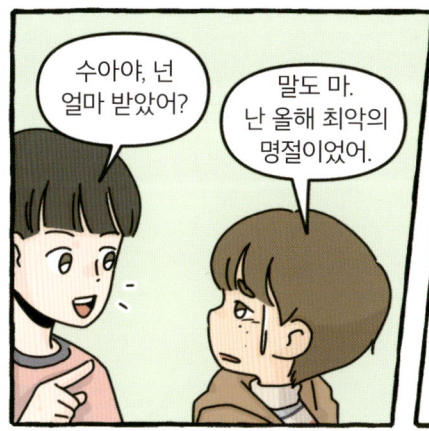
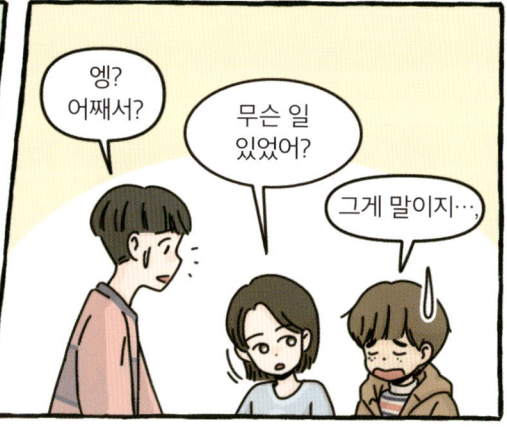
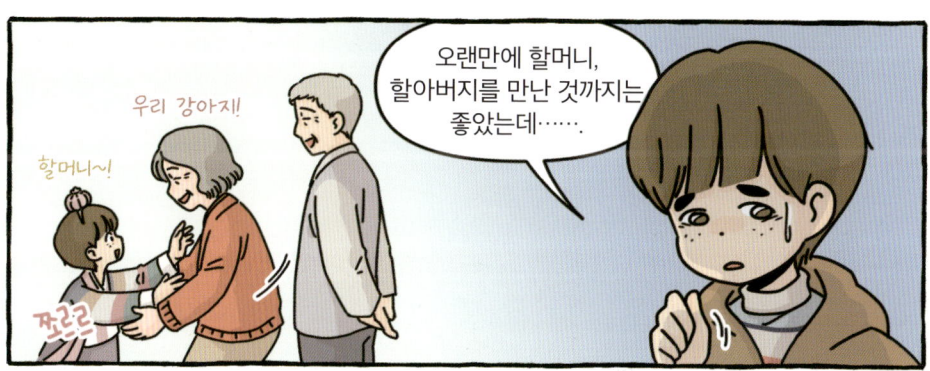
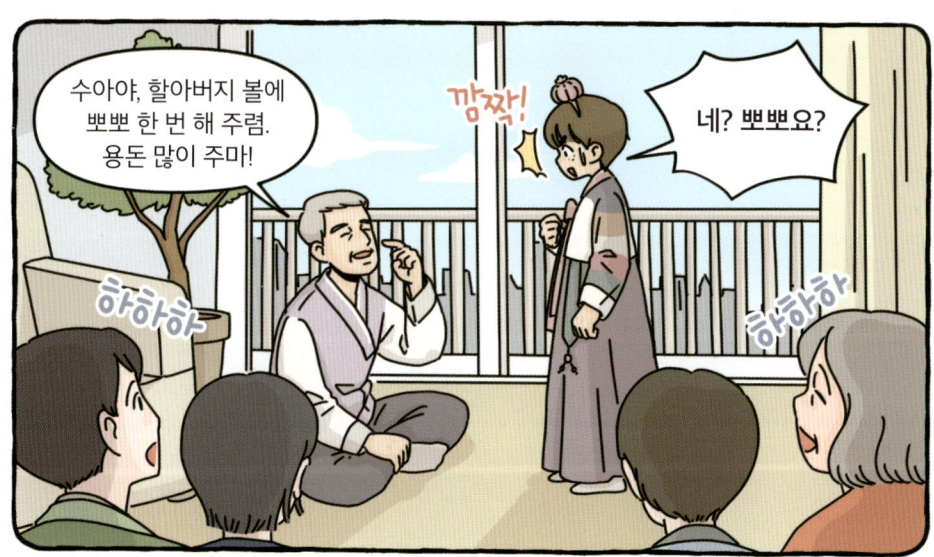

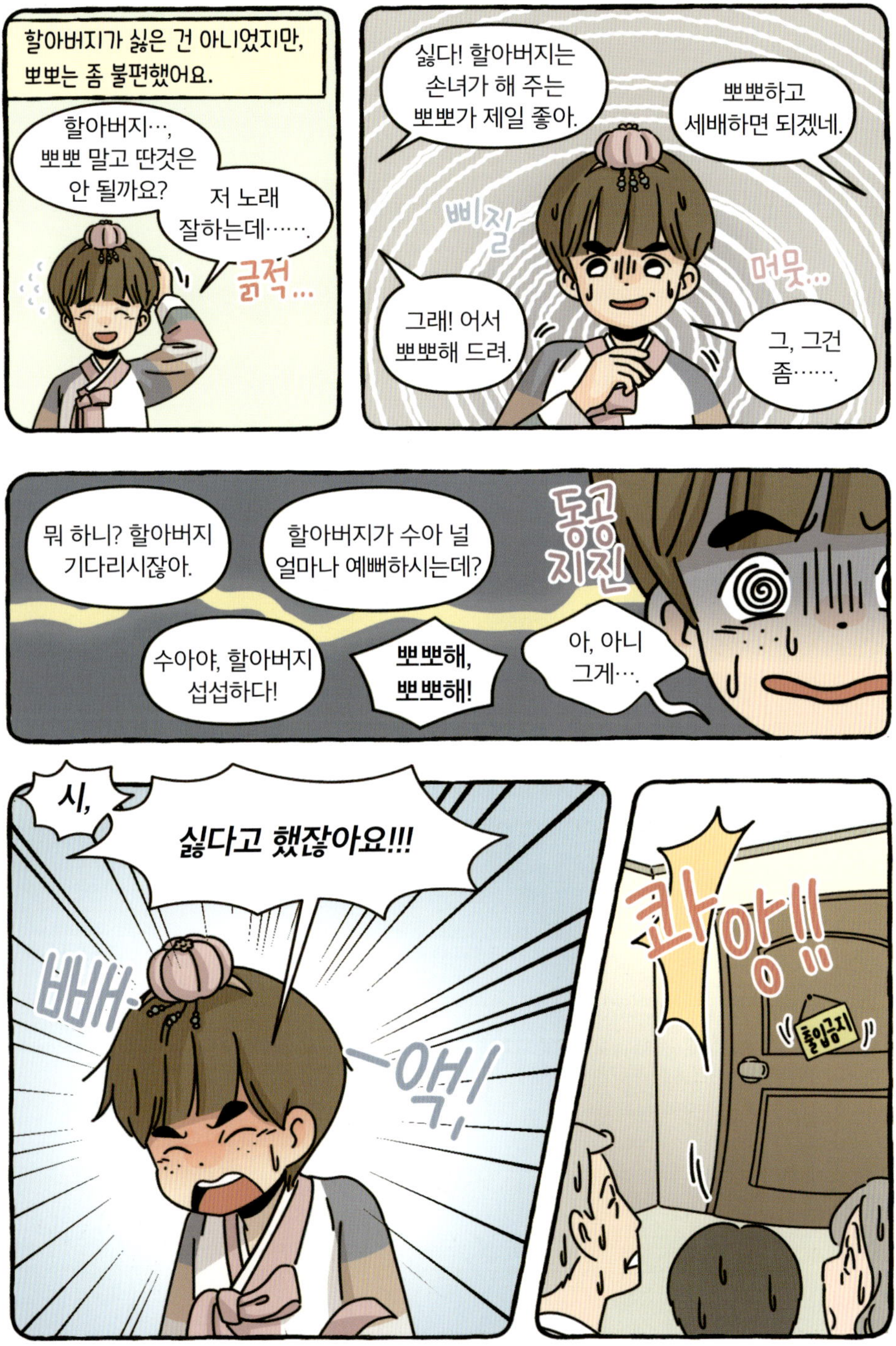

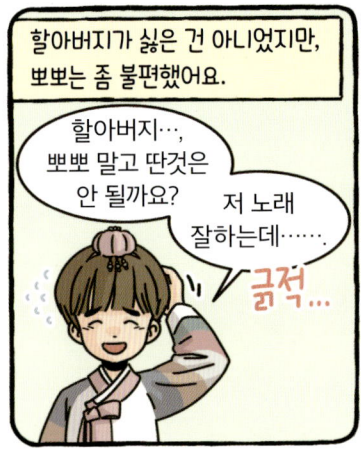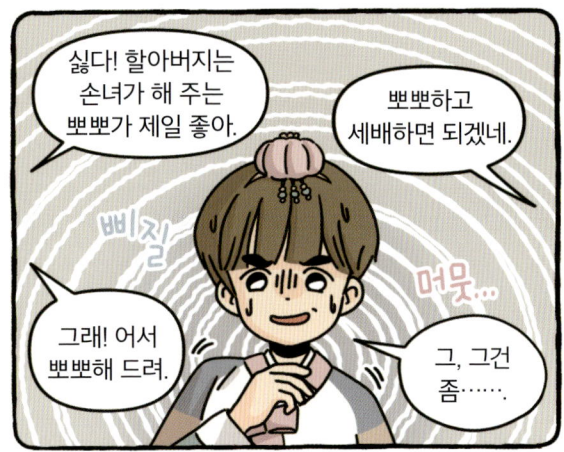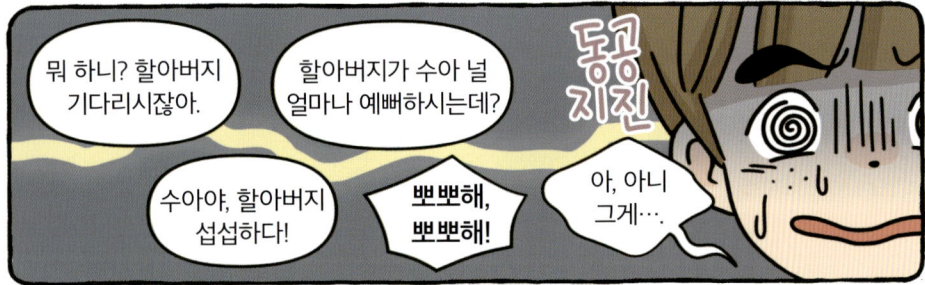

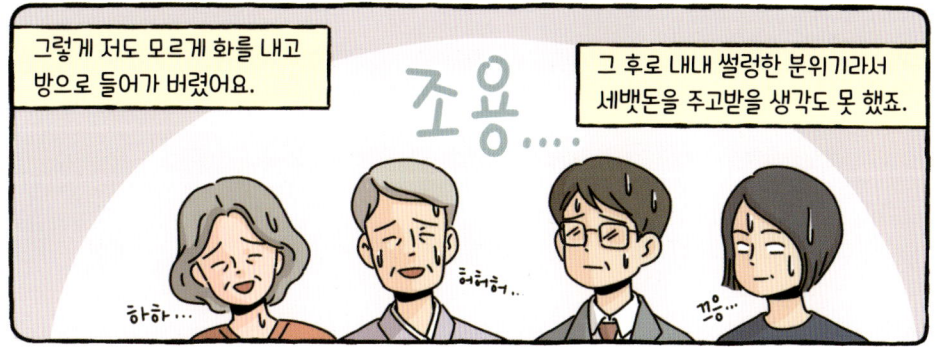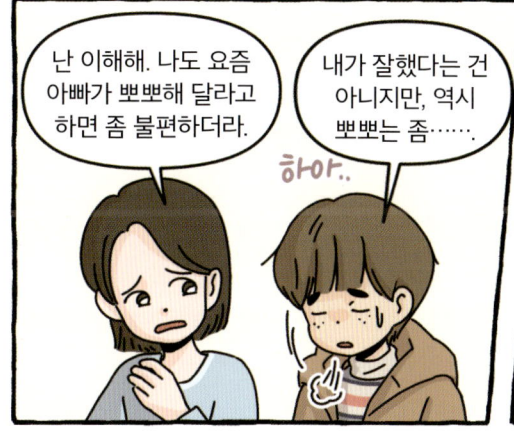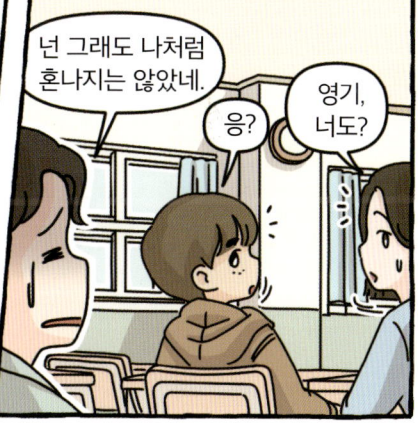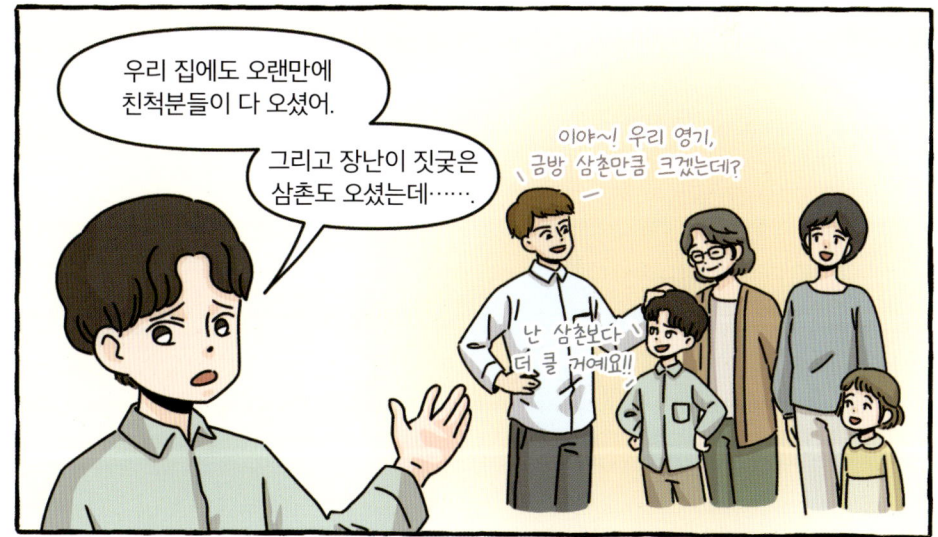

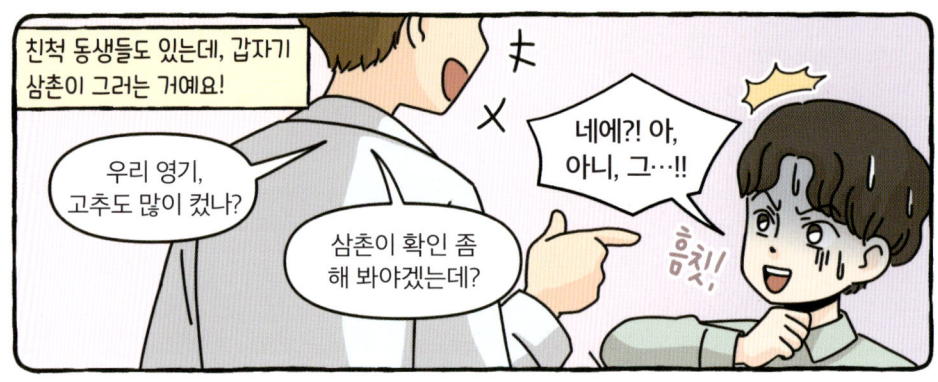
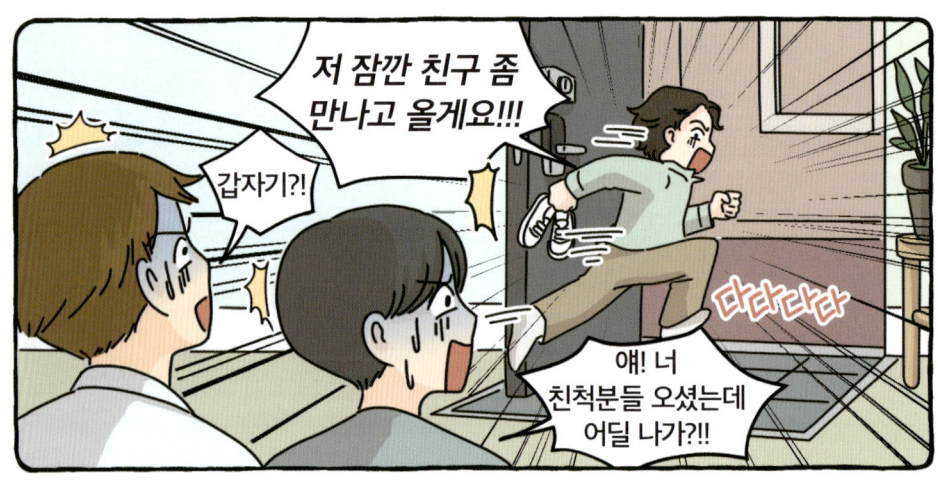
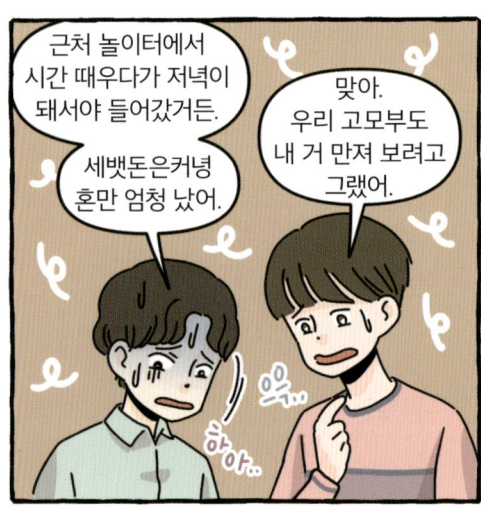
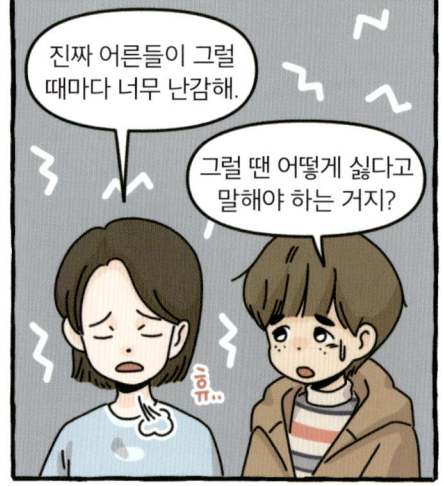

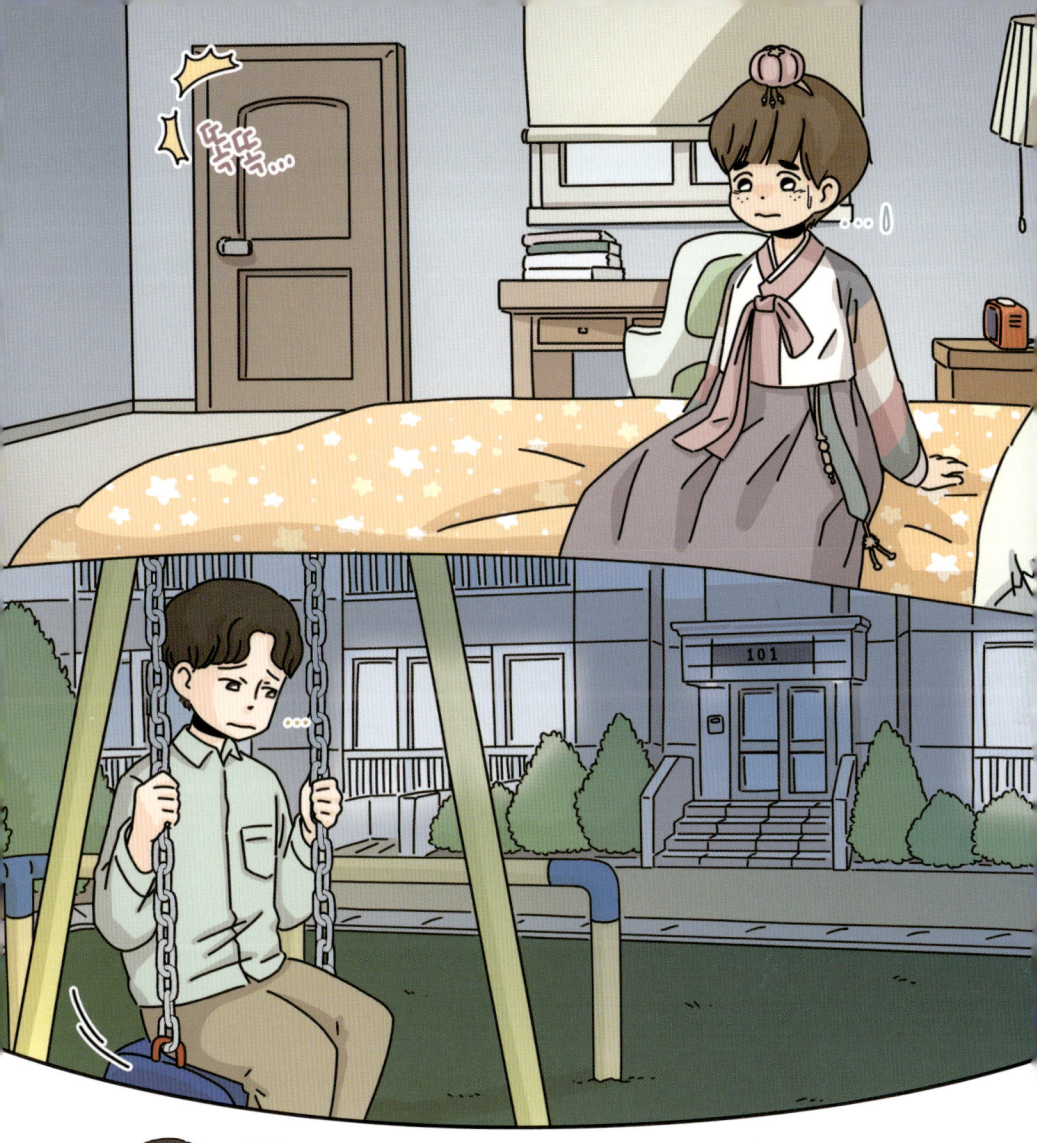

어릴 때는 안 그랬는데 요즘 들어 부모님이나 친척분들의 스킨십이 좀 불편해요. 그렇다고 단호하게 거절하자니 좀 난감한 상황이 생길 것도 같고요……. 어떻게 제 불편한 마음을 말씀드려야 하는지 잘 모르겠어요.

가족들의 스킨십이 불편해요

가족들의 스킨십이 불편해졌군요. 예전엔 아무렇지 않았던 부모님과 친척들의 뽀뽀나 장난 등이 어느 순간 불편해져서 고민이 많았을 것 같아요. 나를 예뻐하셔서 그러시는 것 같은데, 화를 내자니 좀 죄송하기도 하고, 그렇다고 가만있자니 기분이 너무 불편했을 거예요. 그러나 걱정하지 마세요. 이런 불편함은 전혀 이상한 것이 아니랍니다. 우리는 몸과 마음이 성장함에 따라, 몸에 대한 인식도 계속 변하고 있거든요. 아무렇지 않았던 스킨십이 어느 순간엔 얼마든지 불편해질 수 있어요.

가족들의 스킨십이 불편하다면 단호하게 그만해 달라고 이야기해도 괜찮아요. 의도와 상관없이 내가 불편한 감정을 느꼈다면 그건 분명히 잘못된 행동이거든요. 보통의 어른이라면 자신의 행동이 잘못되었음을 인지하고, 여러분의 의견을 존중해 줄 거예요. 그러나 만약 이야기를 했는데도 불편한 행동이 지속된다면 다른 믿을 만한 어른에게 도움을 요청하는 것도 방법이 될 수 있어요.

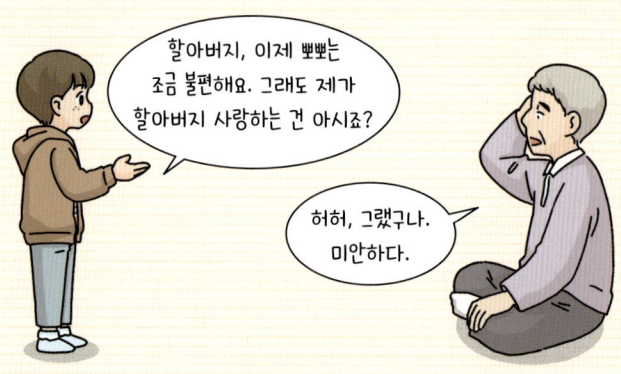

내 몸의 주인은 누구일까요?

이 질문에 대다수의 사람들은 '나'라고 이야기해요. 맞아요. 연령과 성별에 상관없이 내 몸의 주인은 바로 '나'예요. 하지만 나이가 어리거나 힘이 약하다는 이유로, 혹은 친밀하다는 이유로 누군가가 내 몸을 함부로 대하거나 불편하게 하는 일이 종종 발생해요. 이러한 행동은 명백한 폭력이며 나의 몸에 대한 권리를 침범하는 행동이에요. 그렇기 때문에 잘못된 행동임을 꼭 알리고 중단시켜야 하지요. 혹시나 '내가 너무 예민한 것은 아닐까?'라거나 '나의 행동이 오해를 사게 한 걸까?' 등의 걱정은 하지 않아도 돼요. 어떤 상황이든, 어떤 관계이든지 간에 여러분의 잘못은 없어요.

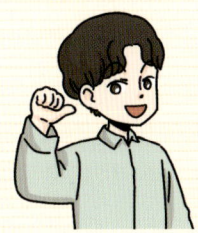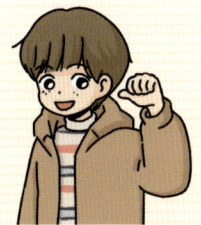

어떻게 해야 할까요?

아무리 가까운 사람일지라도 나의 몸을 함부로 만지거나 불편하게 한다면 하지 말라고 요구할 수 있고, 이 요구는 당연히 받아들여져야 해요. 하지만 요구하는 게 쉽지 않을 수 있어요. 나보다 어른인 사람, 특히 가까운 사람에게 자제를 요구하는 건 용기가 필요한 일이거든요. '상대방이 상처를 받거나, 분위기가 어색해지면 어떡하지?'란 걱정도 들 거예요. 이렇게 직접 말하는 것이 고민된다면 잠시 그 상황을 벗어나 나의 의견에 힘을 실어 주거나, 함께 고민해 줄 수 있는 어른에게 도움을 요청해 보세요. 보다 안전하게 문제를 해결해 나갈 수 있을 거예요.

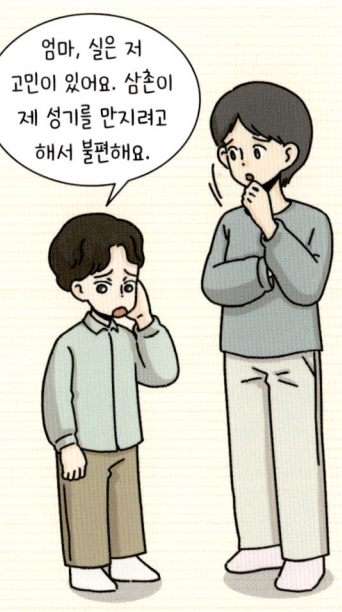

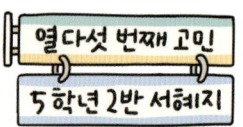

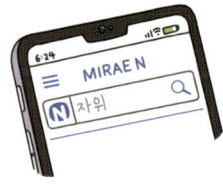

자위는 나쁜 걸까?

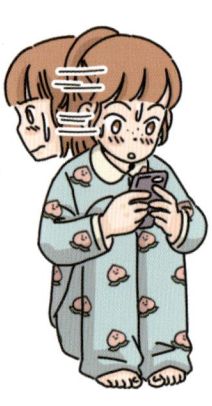

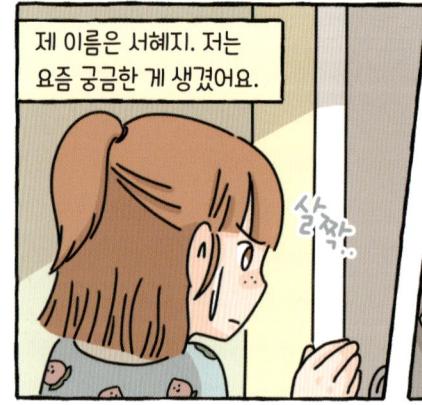

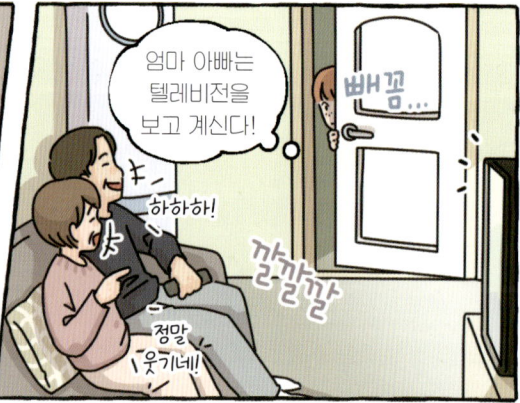

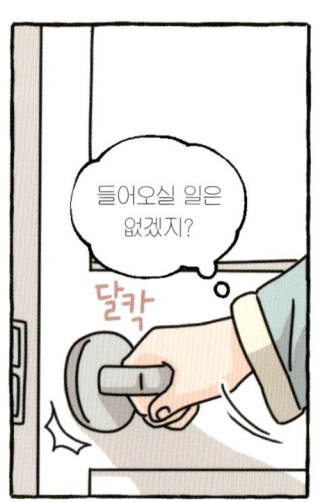

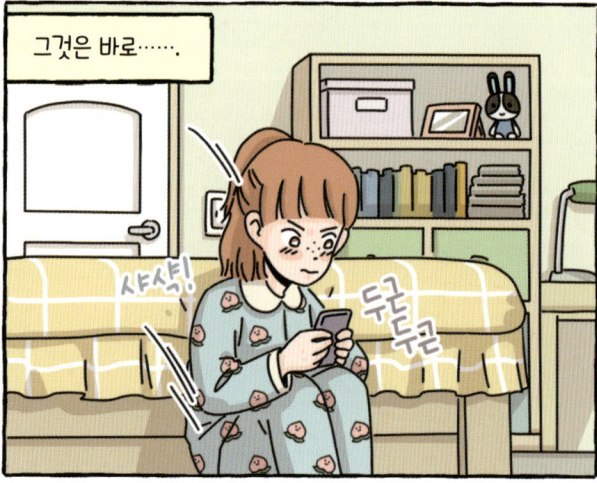

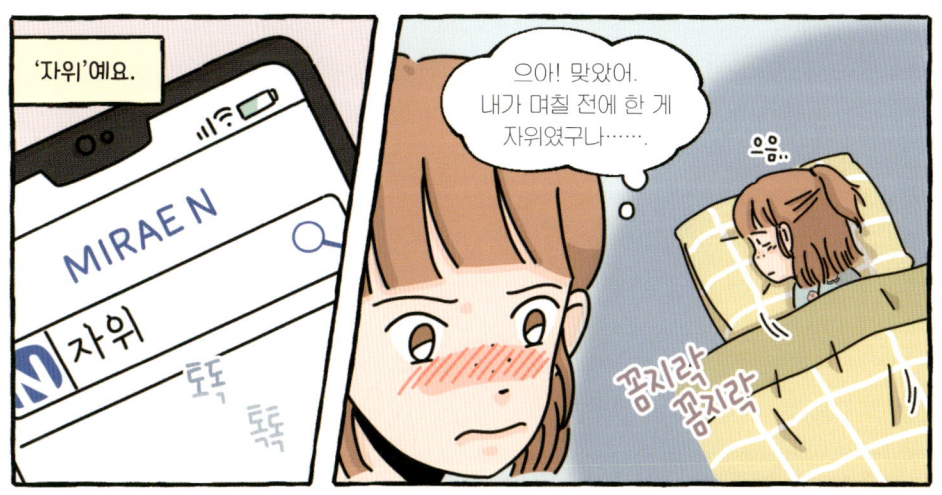
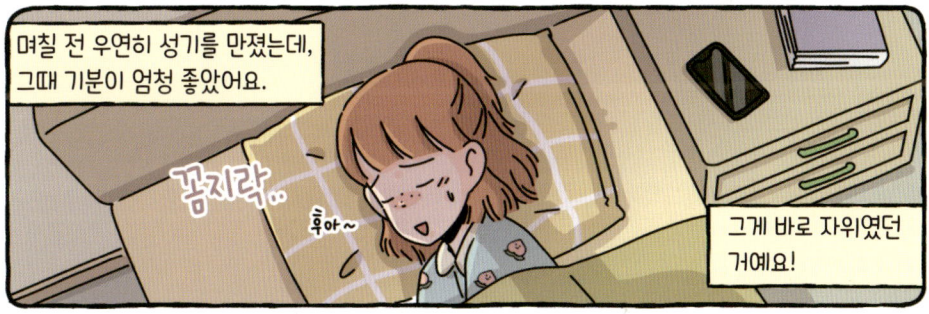
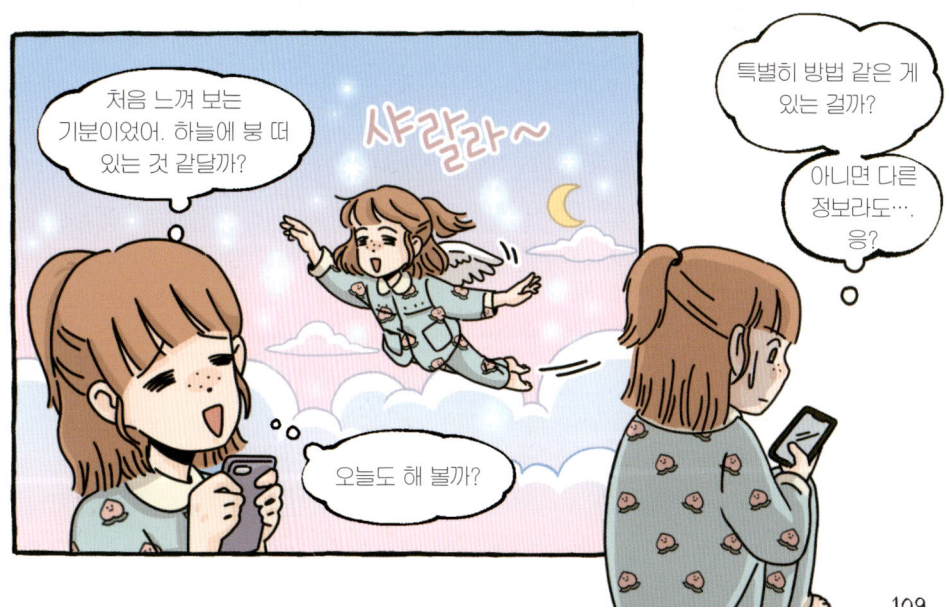

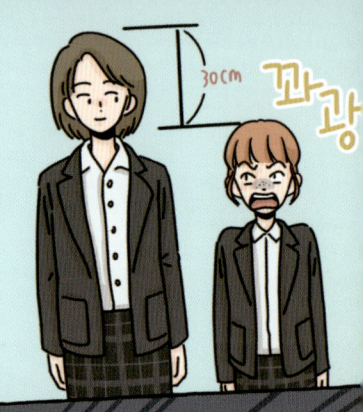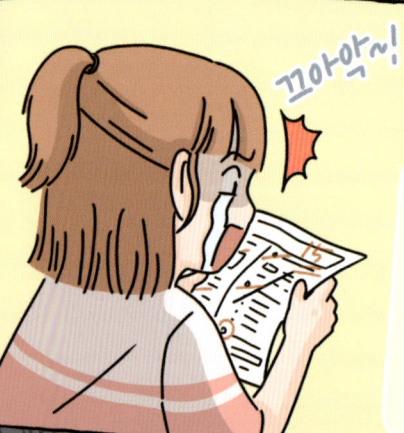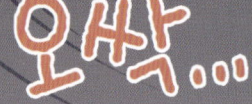

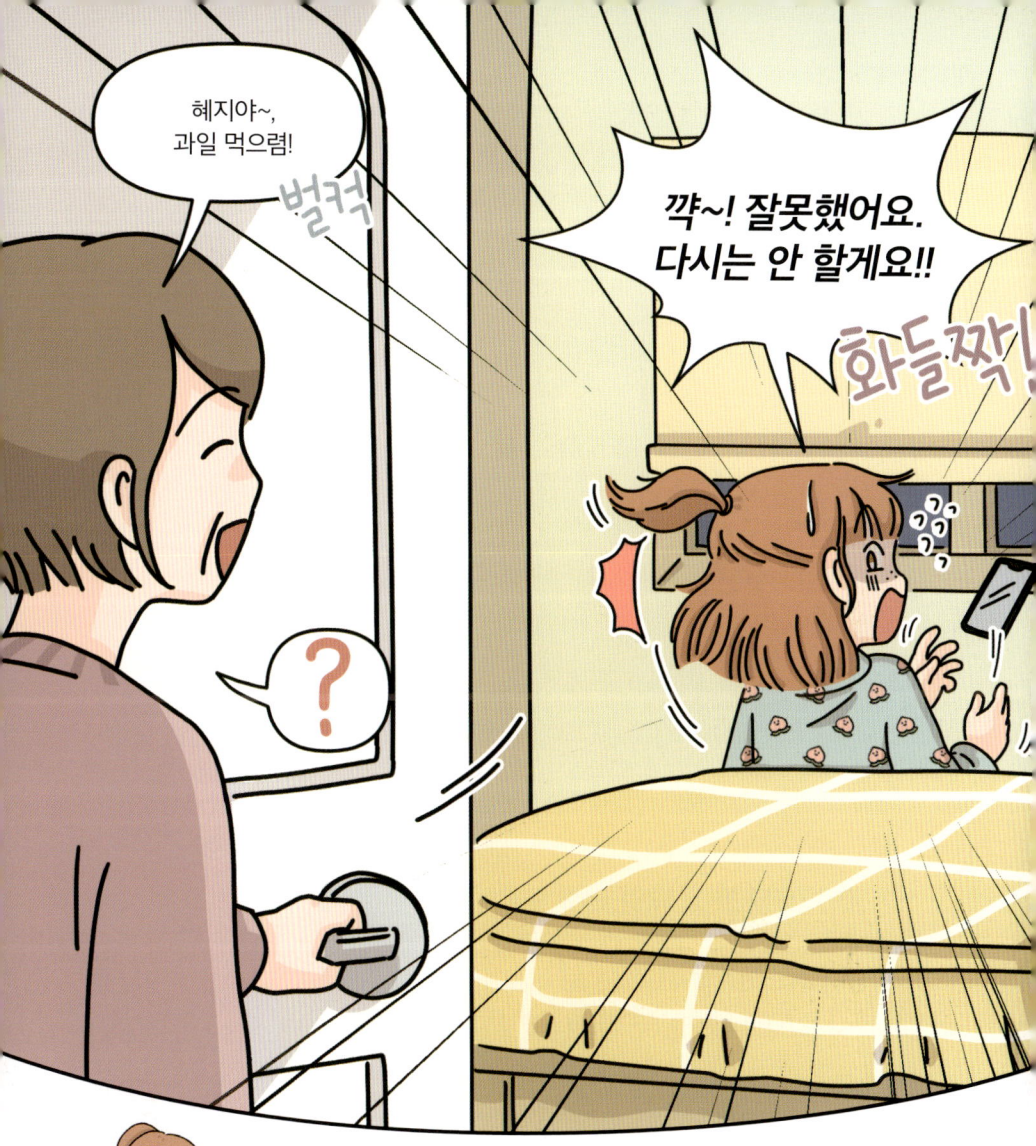

어느 날 우연히 손으로 성기를 만졌는데 기분이 너무 좋았어요. 알고 보니 이것이 자위라고 하더라고요. 그런데 인터넷에 검색해 보니 초등학생 때 자위를 하면 키도 안 크고, 머리도 나빠진대요. 자위는 정말 나쁜 건가요?

자위는 나쁜 행동인가요?

인터넷에 나와 있는 자위에 대한 잘못된 정보 때문에 혼란스러웠군요. 그런데 자위는 나쁜 행동이 아니에요. 자위란 나를 위해 스스로 성적인 느낌을 받게 하는 모든 행동이나 생각을 의미해요. 자위는 여러 가지 방법이 있어요. 나의 신체를 만지며 즐거움을 가질 수도 있고, 성적인 느낌을 주는 상상이나 생각을 할 수도 있어요. 자위는 내 몸과 더 친해지는 기회가 되기도 하고, 내가 가진 성적인 호기심과 욕구에 대해 생각해 볼 수 있는 기회가 되기도 합니다. 성적인 호기심과 욕구는 자연스러운 것이며, 자위를 통해 이를 해소하는 것을 나쁘다고 평가할 수 없어요. 즉, 자위를 할지 안 할지, 그리고 한다면 어떤 방법으로 할 것인지 등은 온전히 개인의 선택에 달려 있는 거예요.

자위에 대한 오해와 편견

Q. 자위는 남자만 한다?
A. 아니에요. 여자도 자위를 할 수 있어요. 성적인 욕구를 해소하는 것은 성별의 차이가 아닌 개인의 차이일 뿐이에요.

Q. 자위를 하면 키가 안 자라고 머리가 나빠진다?
A. 아니에요. 자위를 하는 것과 키와 지능은 관계가 없어요.

Q. 자위를 하면 성기의 모양과 색이 달라진다?
A. 아니에요. 자위는 성기의 모양과 색에 영향을 주지 않아요.

Q. 청소년은 자위를 하면 안 된다?
A. 할 수 있어요. 모든 사람은 태어나서 죽을 때까지 성적 존재이기에 자위를 하는 데 연령은 중요하지 않아요.

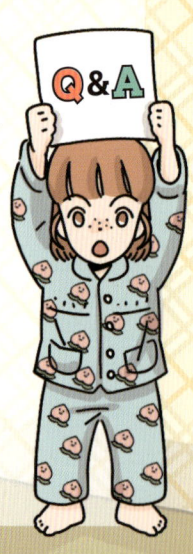

즐겁고 안전한 자위를 위해서는?

즐겁고 안전하게 자위를 할 수 있는 꿀팁 몇 가지를 소개할게요. 꿀팁 외에도, 만약 자위를 한 후 혼자 해결하기 어려운 고민이나 궁금증이 생기면 성 전문 기관의 도움을 받는 것도 좋아요.

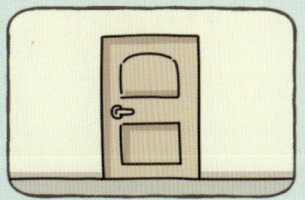

자위는 어디서?

자위는 혼자 있는 안전한 공간에서 해야 해요. 자위하는 모습이 타인에게 노출되는 것은 나뿐만 아니라 타인에게도 불편함을 줄 수 있어요.

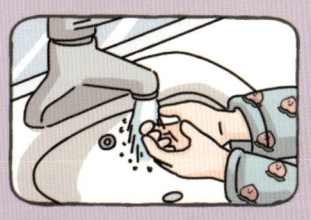

나의 몸을 만질 때는?

자위를 하기 전에는 손을 깨끗하게 씻고 손톱이 날카롭지 않은지 잘 살펴보세요. 그리고 자위할 때 나의 몸을 아플 정도로 자극하는 것은 피해야 해요.

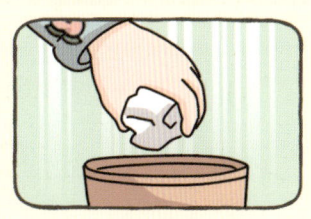

자위를 한 뒤에는?

자위를 하고 나면 남자는 정액이, 여자는 질 분비물이 나올 수 있어요. 이를 깔끔하게 치우고, 깨끗한 속옷으로 갈아입어야 해요.

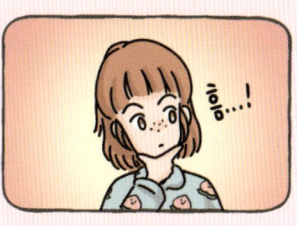

자위는 몇 번 정도?

자위의 적절한 횟수는 정해져 있지 않아요. 내 몸의 컨디션과 상황에 따라 적절히 조절하는 것이 필요해요.

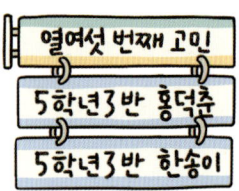

야동을 봤더니 내 몸이 이상해!

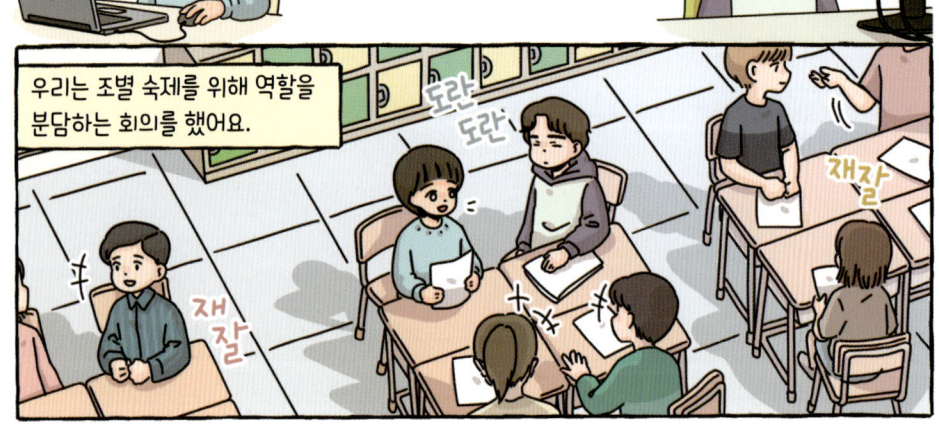

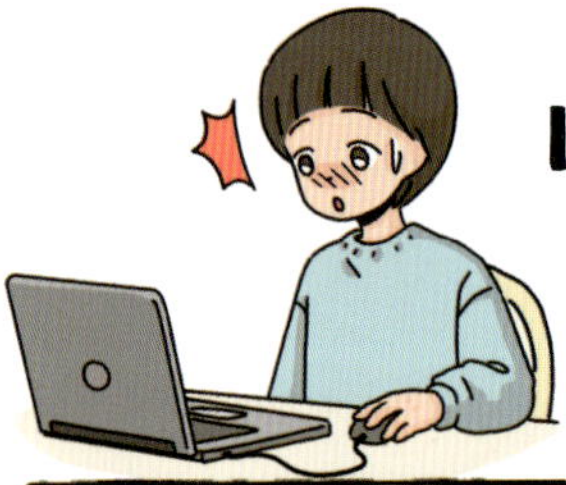

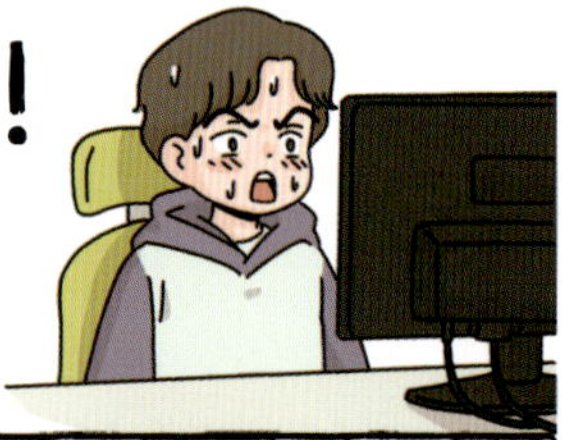

우리는 조별 숙제를 위해 역할을 분담하는 회의를 했어요.

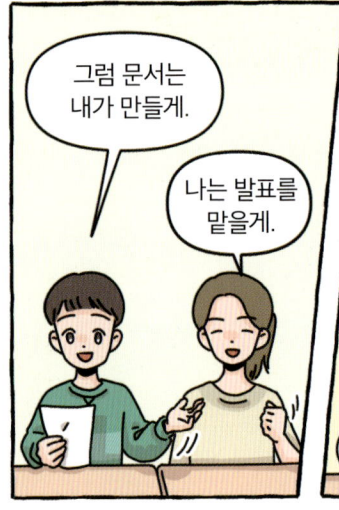

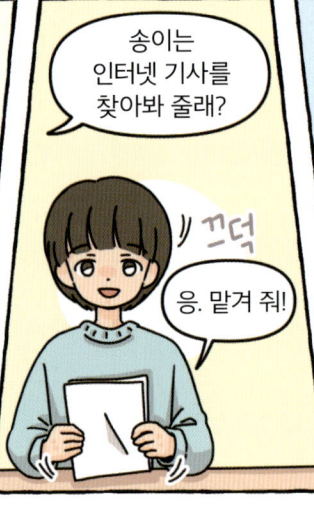

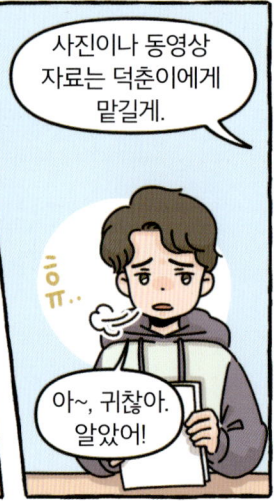

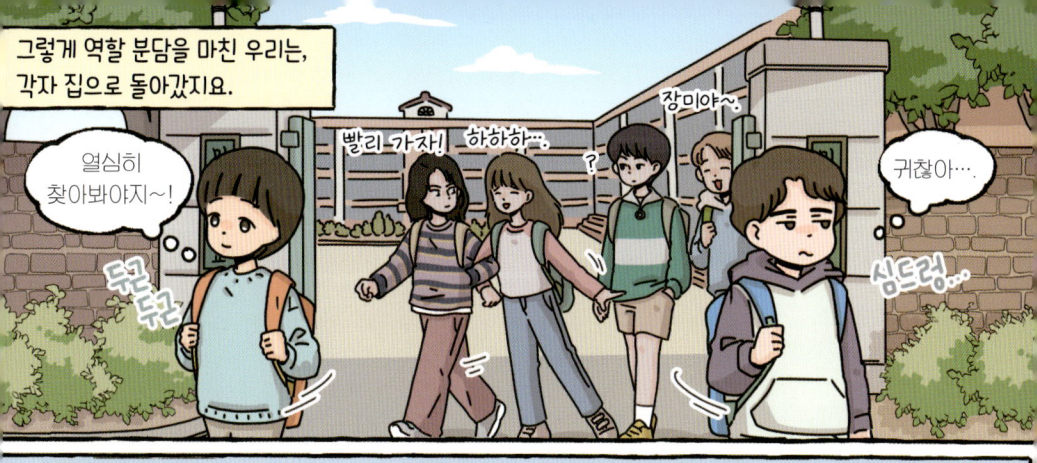
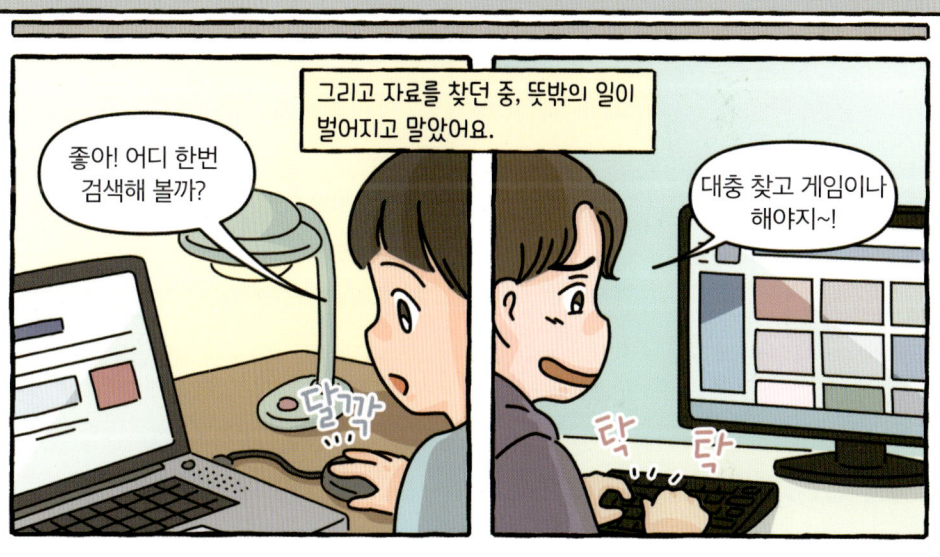
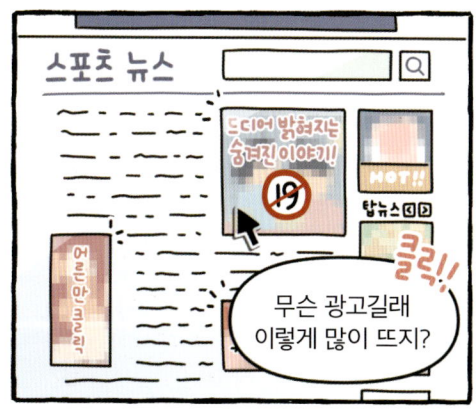
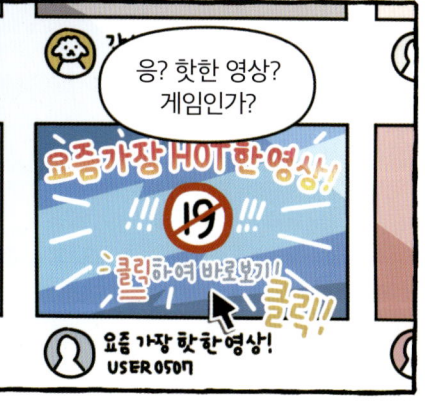

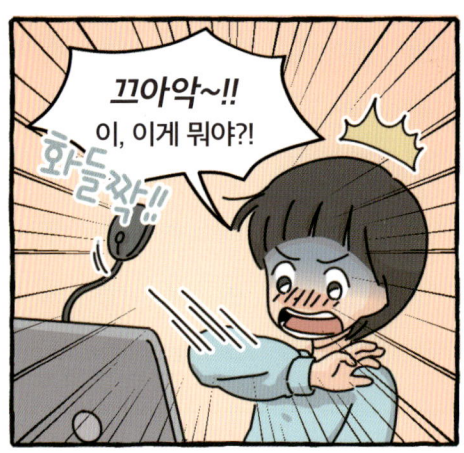
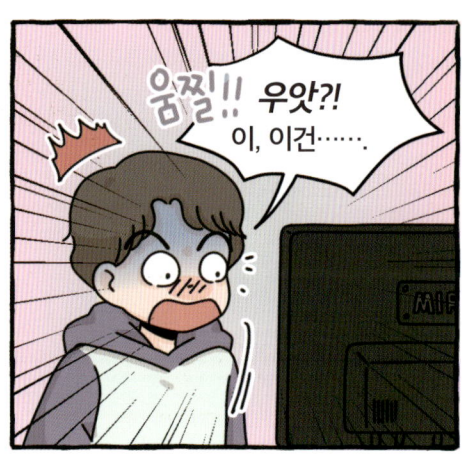
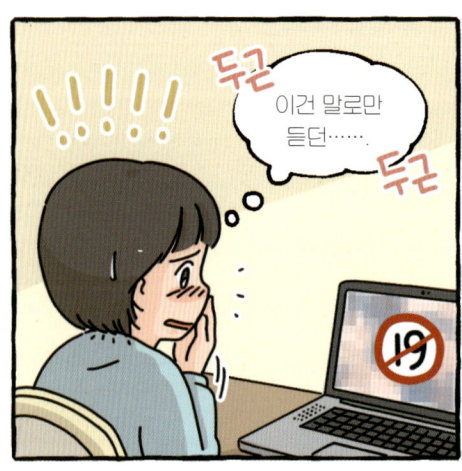
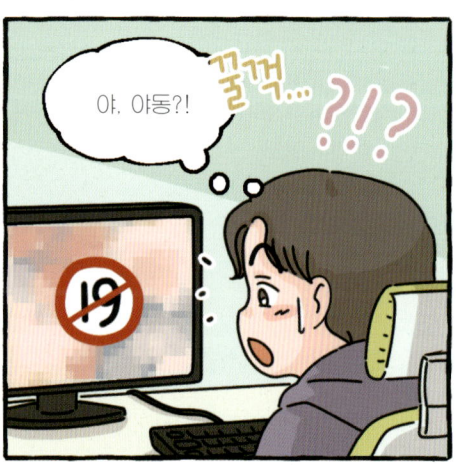
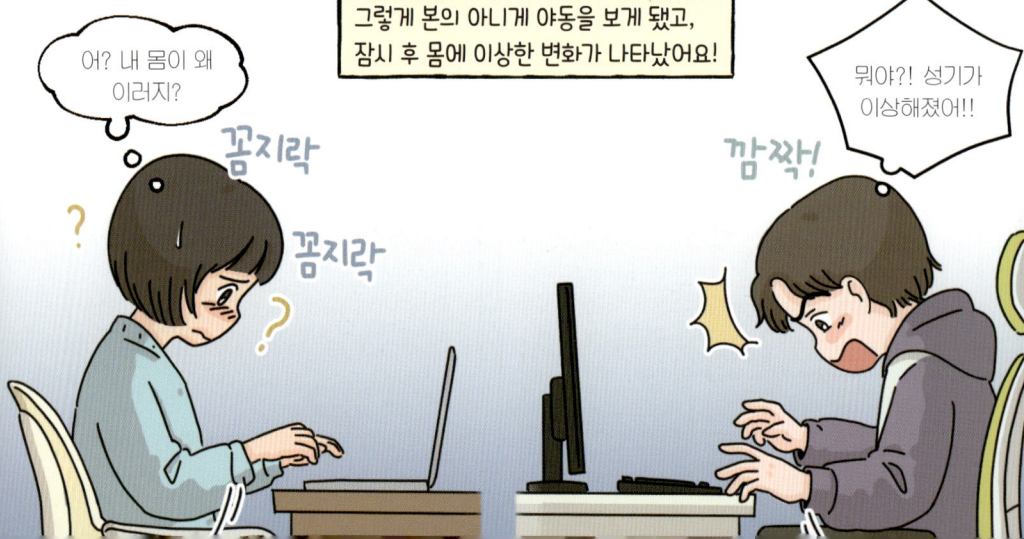

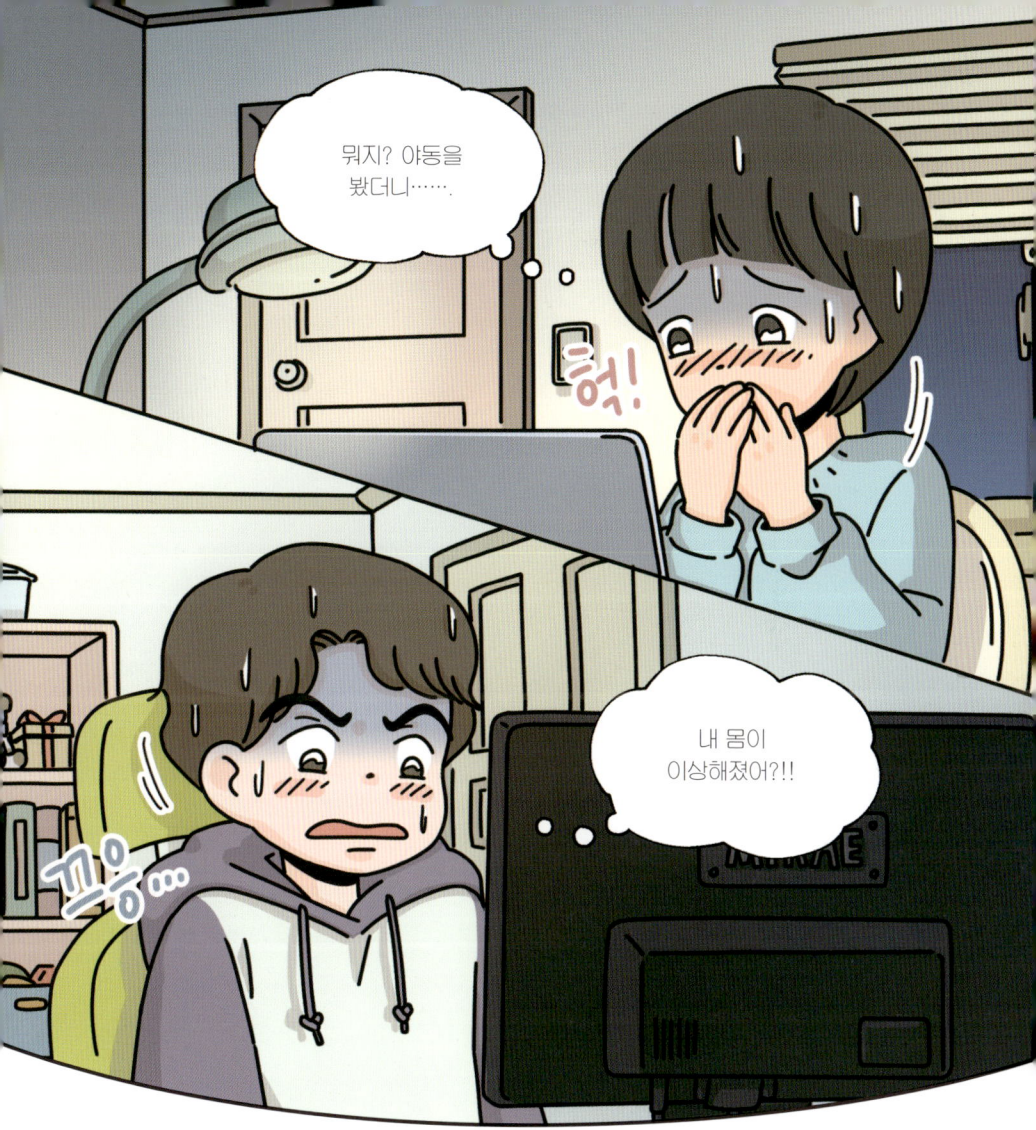

인터넷을 하다가 우연히 야한 동영상을 보게 됐어요. 그런데 야한 동영상을 본 후, 팬티가 축축해지기도 하고 성기가 찌릿하기도 했어요. 대체 왜 몸에 이런 변화가 생긴 거죠?

야동을 봤더니 몸의 변화가 생겼어요

　야한 동영상을 보고 몸의 변화가 생겨 당황스러웠군요. 추울 때 몸이 떨리고, 더울 때 땀이 나는 것처럼 우리의 몸은 외부 자극에 의해 다양한 반응들이 나타나요. 성적 자극을 받을 때도 마찬가지예요. 얼굴이 빨개지거나 심장이 두근거리고, 발기를 경험하는 등 우리 몸에 여러 가지 변화가 나타나지요. 발기는 성기에 피가 몰리는 현상을 말해요. 발기가 되면 남자는 음경에서 쿠퍼액이나 정액이, 여자는 질에서 액체가 나올 수 있어요. 이러한 성적 변화가 낯설거나 당황스러울 수 있어요. 하지만 이런 변화와 마주하는 건 자연스러운 일이랍니다. 성적 변화에 대한 궁금증과 고민이 생긴다면 정확한 성 지식을 탐구해 보는 건 어떨까요? 성 지식을 탐구하는 것은 성적인 호기심을 건강하고, 긍정적인 방법으로 해소하는 좋은 방법이 될 수 있습니다.

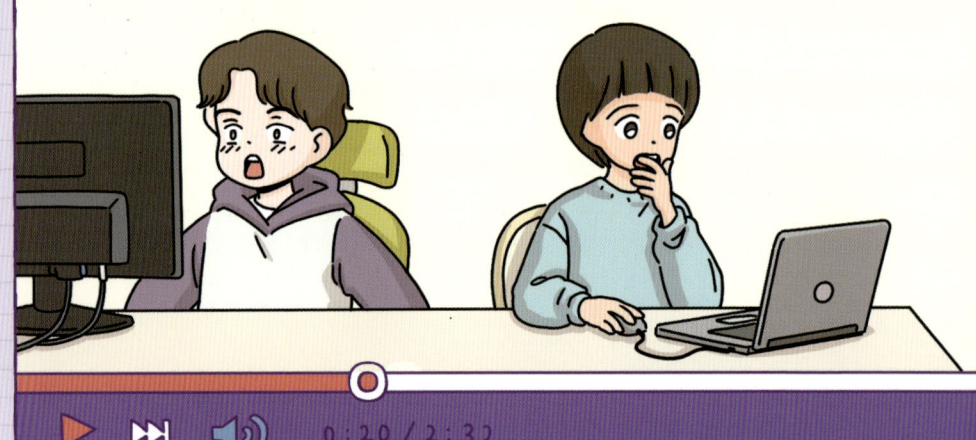

여자도 발기를 하나요?

여자도 발기를 해요. 성기에 피가 몰려 발기가 되면 남자는 음경이 커지고 단단해지는 현상을 경험하고, 여자는 음핵이 부풀어 오르는 현상을 경험합니다. 그러나 그동안 여성의 발기는 잘 알려지거나 언급되지 않았어요. 이는 남성 중심의 성 문화로 인해 여성의 성적 욕망이 금기시됐기 때문이지요. 우리는 모두 성적 존재로서, 성별과 관계없이 성적 반응이 나타난답니다.

성에 대해 궁금하다면?

아마 야한 동영상을 접하게 된 뒤로, 성에 대한 호기심과 고민이 부쩍 더 생겼을지도 몰라요. 흔히 텔레비전이나 인터넷, SNS 등을 통해 성에 대한 호기심과 고민을 해결하려는 경우가 많은데, 여기에는 각별한 주의가 필요합니다. 텔레비전이나 인터넷, SNS 등에서는 시청률이나 조회 수를 높이기 위해 자극적이고 잘못된 정보를 다루고 있는 경우가 많기 때문이지요. 성에 대해 궁금증이 생겼다면 성교육 책을 읽거나, 믿을 만한 어른이나 선생님에게 물어보세요. 책이나 대화를 통해서도 해결되지 않는 궁금증이나 누구에게도 말 못 할 고민이 있다면 전문 상담 기관에서 도움을 받을 수 있답니다.

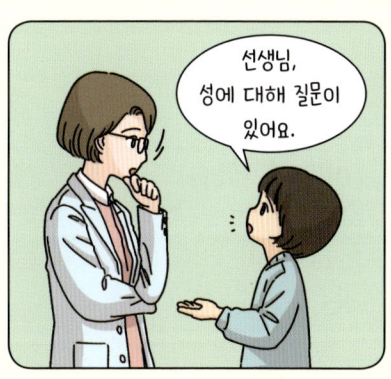
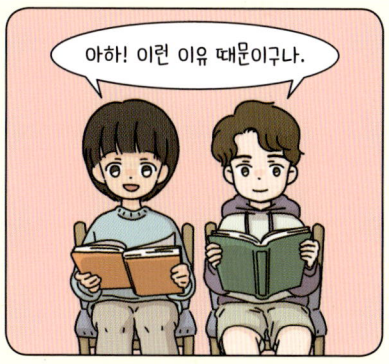

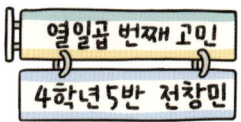

열일곱 번째 고민
4학년 5반 전창민

나는 이 장난이 싫다고~!

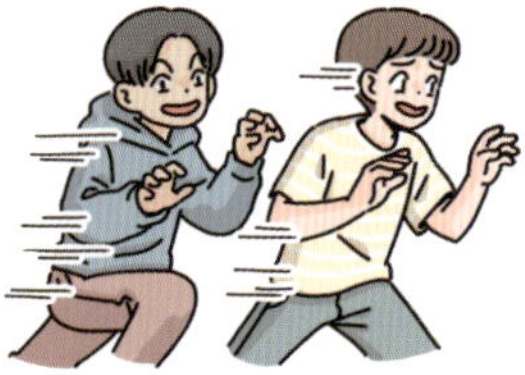

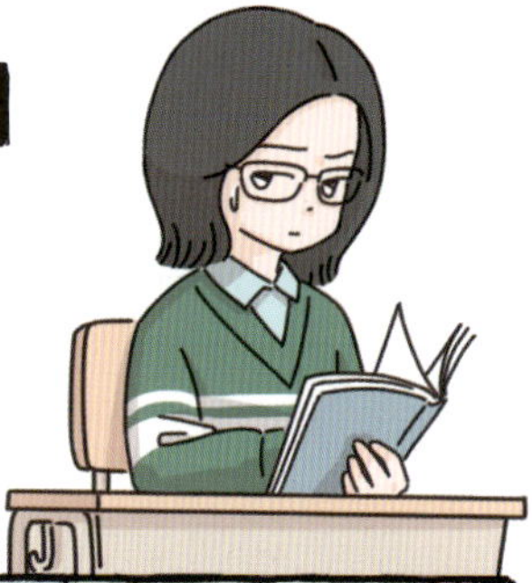

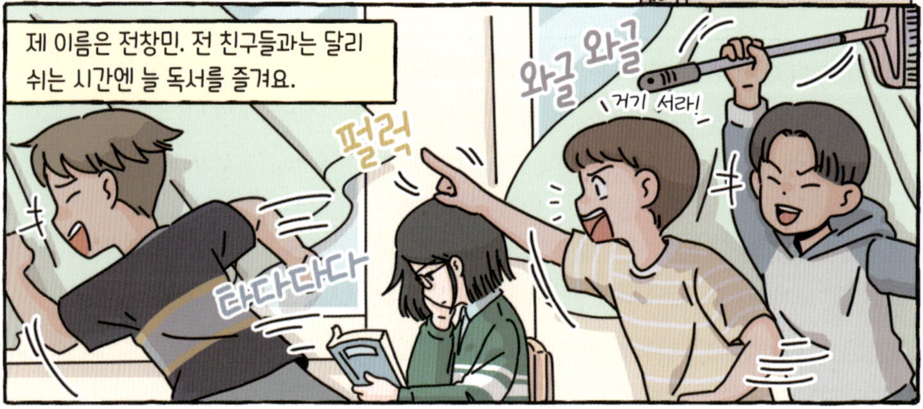

제 이름은 전창민. 전 친구들과는 달리 쉬는 시간엔 늘 독서를 즐겨요.

와글 와글
거기 서라!
펄럭
타다다다

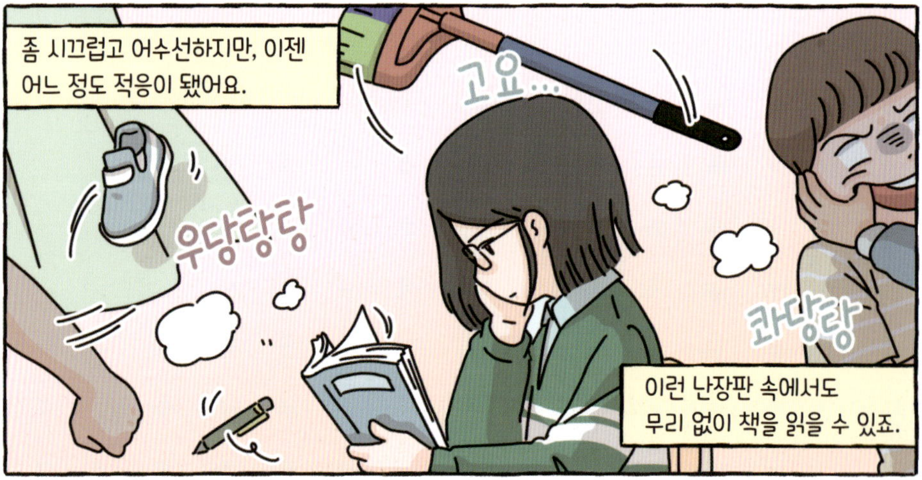

좀 시끄럽고 어수선하지만, 이젠 어느 정도 적응이 됐어요.

고요...
우당탕탕
콰당탕

이런 난장판 속에서도 무리 없이 책을 읽을 수 있죠.

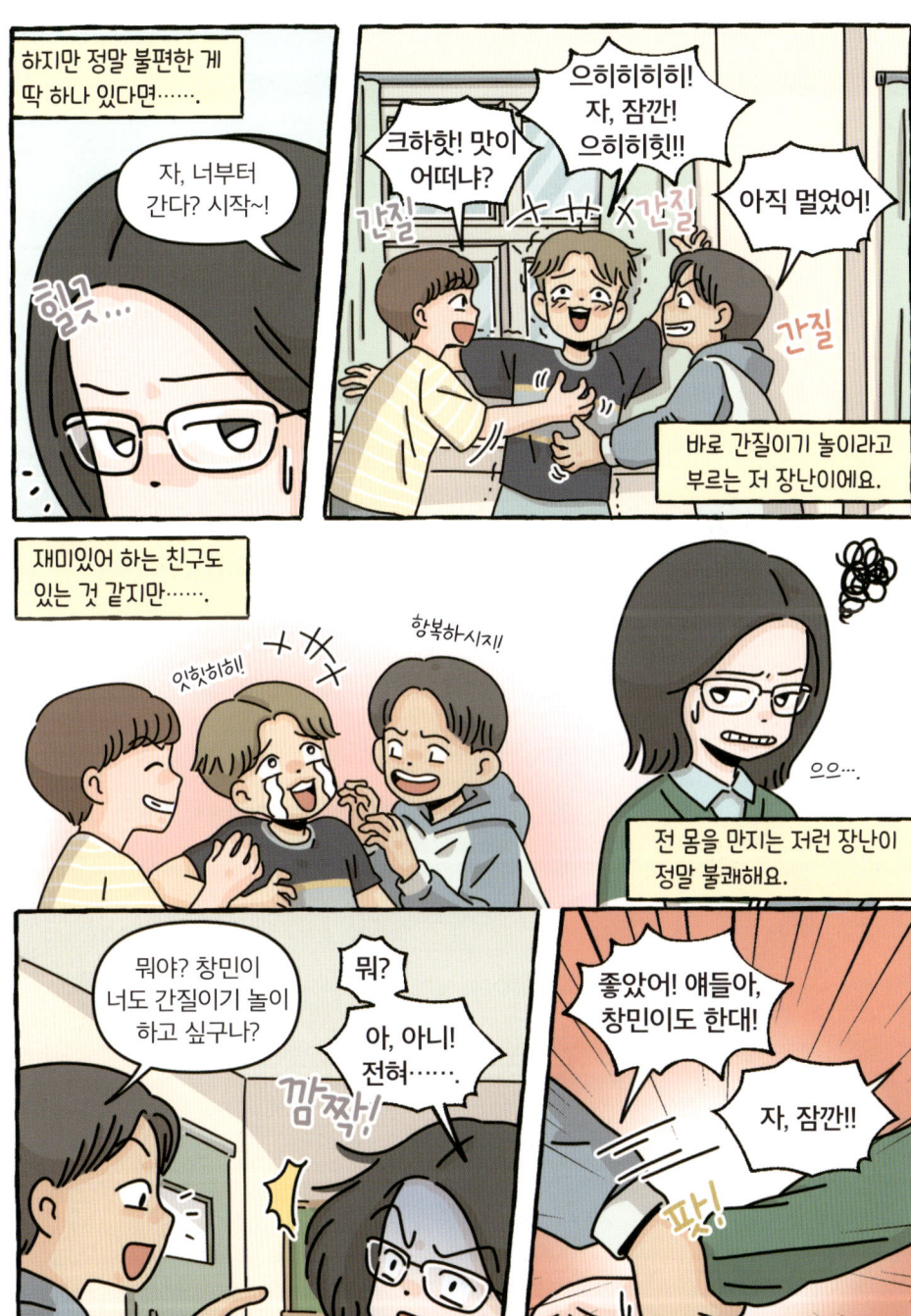

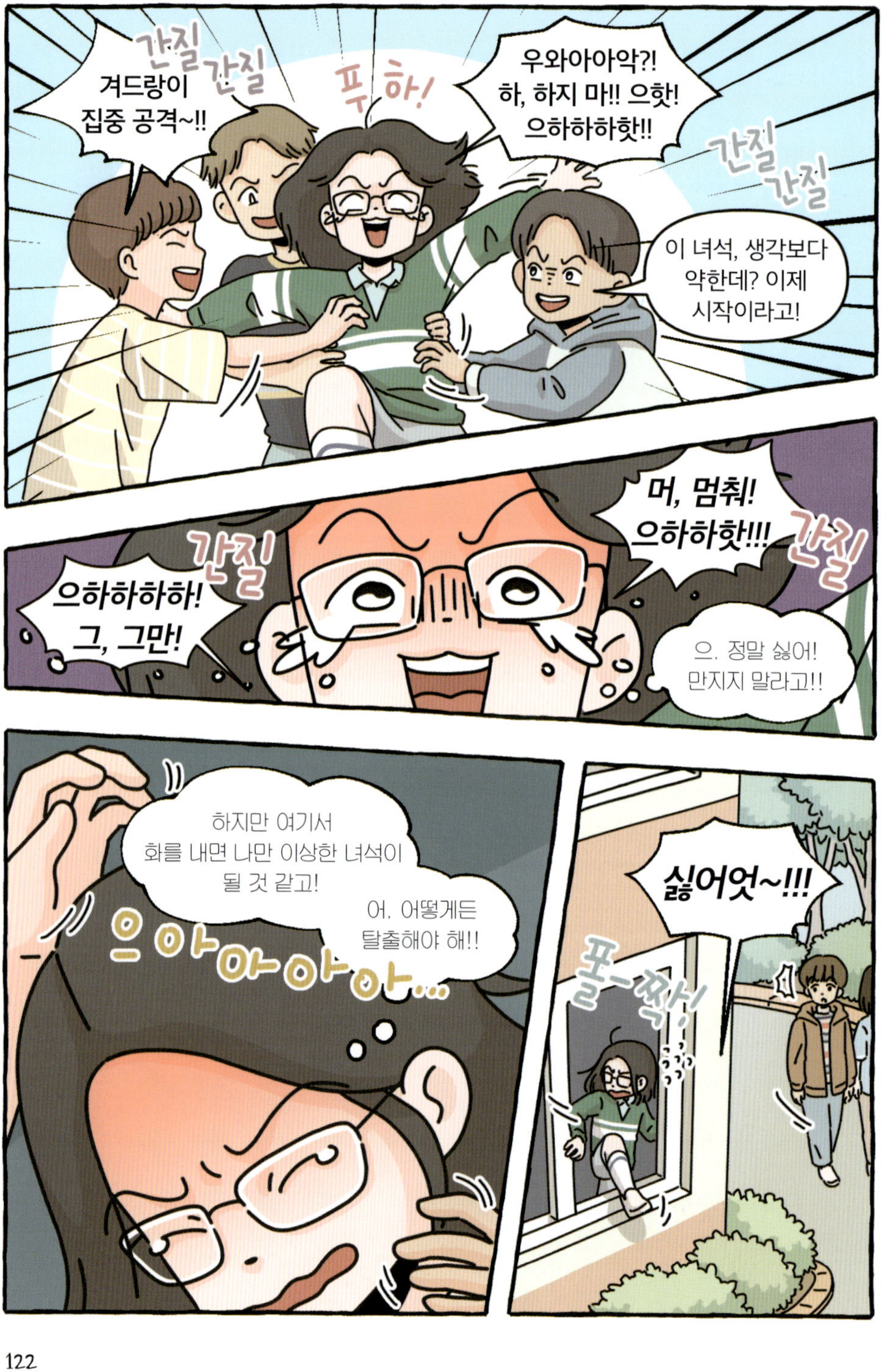
간질
간질
겨드랑이 집중 공격~!!
푸하!
우와아아악?! 하, 하지 마!! 으핫! 으하하하핫!!
간질
간질
이 녀석, 생각보다 약한데? 이제 시작이라고!
머, 멈춰! 으하하핫!!!
간질
간질
으하하하하! 그, 그만!
으. 정말 싫어! 만지지 말라고!!
하지만 여기서 화를 내면 나만 이상한 녀석이 될 것 같고!
어. 어떻게든 탈출해야 해!!
으아아아아...
싫어엇~!!!
폴짝!

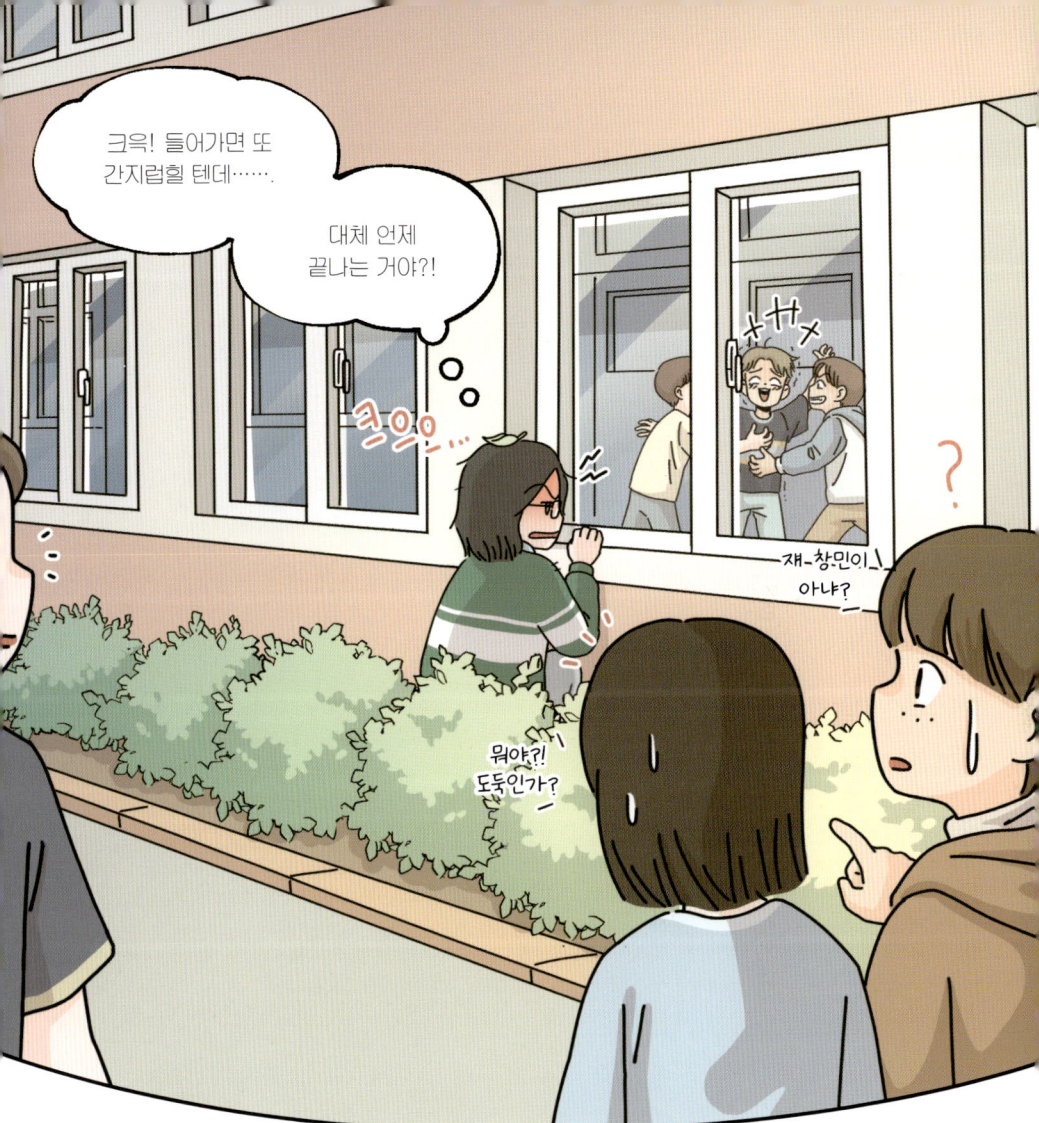

친구들끼리 간질이기 놀이를 하는데, 전 그 놀이가 너무 불쾌해요. 다른 사람이 제 몸을 만지는 게 정말 싫거든요. 하지만 친구들에게 이런 이야기를 하면 저만 이상한 아이가 될 것 같아 고민이에요. 대체 어떻게 하면 좋을까요?

친구들의 장난이 불편해요

몸을 간질이거나 부딪치는 등 몸을 접촉하는 친구들의 장난이 불편하게 느껴졌군요. 이러한 장난은 주변 친구들 사이에서 쉽게 볼 수 있어요. 특히 친밀한 사이에서 많이 나타나지요. 그러다 보니 장난이 불편하다고 말하기가 더욱 힘들 거예요. 장난이 불편하다고 말하면 즐거웠던 분위기가 어색해질 것 같기도 하고, 친구들과의 사이가 멀어질 수도 있을 것 같기 때문이죠. 장난치는 친구는 그저 장난일 뿐인데 왜 유난을 떠냐고 말할지도 모를 일이고요. 그러나 아무리 친한 친구 사이의 장난이라고 해도, 누군가가 그 장난에 불편함을 느끼거나 상처를 받았다면 이는 괴롭힘이고, 폭력이에요. 따라서 이러한 장난을 멈추기 위해서는 단호하게 그 행동이 잘못된 행동임을 전달할 필요가 있어요. 상대방에게 직접 말하기 어렵다면 믿을 수 있는 어른에게 도움을 요청하는 것도 좋은 방법이에요. 용기 있는 말 한마디로 친구들 사이의 불편했던 행동이 중단되고, 서로의 몸과 마음의 경계를 존중하는 놀이 문화가 만들어질 거예요.

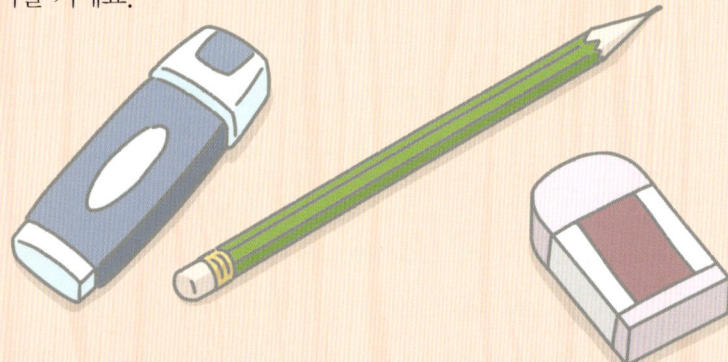

도움되는 목격자가 되어요!

불편한 상황에서 자기 의사를 표현하는 것은 생각보다 쉽지 않아요. 하지만 주변의 누군가가 함께 나서 준다면 불편한 상황은 훨씬 빠르게 해결될 거예요. 도움이 되는 목격자가 되는 방법은 아래와 같아요.

- 불편한 장난과 놀이에 동조하지 않는다.
- 불편함을 드러낸 친구를 챙기고, 같이 어울린다.
- 불편함을 드러낸 친구에게 지지와 위로를 전한다.
- 괴로워하는 친구가 그 자리에서 벗어날 수 있도록 돕는다.
- 주변의 다른 친구들에게 괴로워하는 친구를 함께 돕자고 말한다.

어려움에 처했다면?

친구들 사이에서 괴롭힘이나 폭력을 경험하고 있다면, 꼭 기억해야 할 것들이 있어요. 첫 번째는 내가 괴롭힘을 당하는 건 절대 나의 잘못이 아니라는 것이에요. 두 번째는 괴롭힘을 당한 상황을 정확하게 기록해 놓는 것이에요. 장소와 시간, 관련 인물 등을 기록해 놓는다면 추후 상황을 설명할 때 도움이 될 거예요. 세 번째는 양육자와 선생님 등 주변에 믿을 만한 어른들에게, 괴롭힘 상황을 최대한 빠르고 정확하게 알리는 것이에요. 학교라면 학교 전담 경찰관(SPO)에게도 도움을 요청할 수 있어요. 목격자가 되어 줄 친구가 있다면, 그 친구에게 증언을 부탁하는 것도 좋아요.

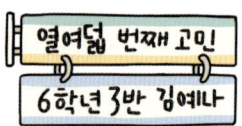

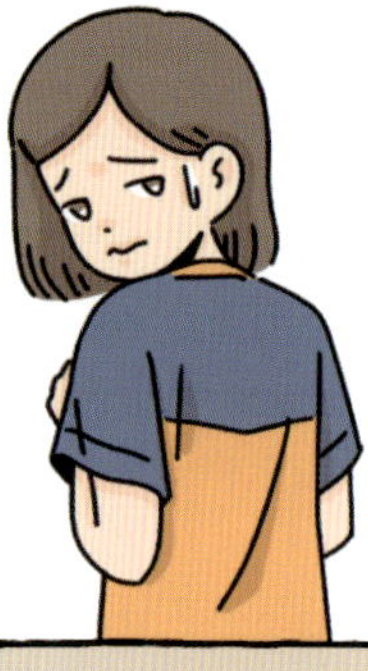

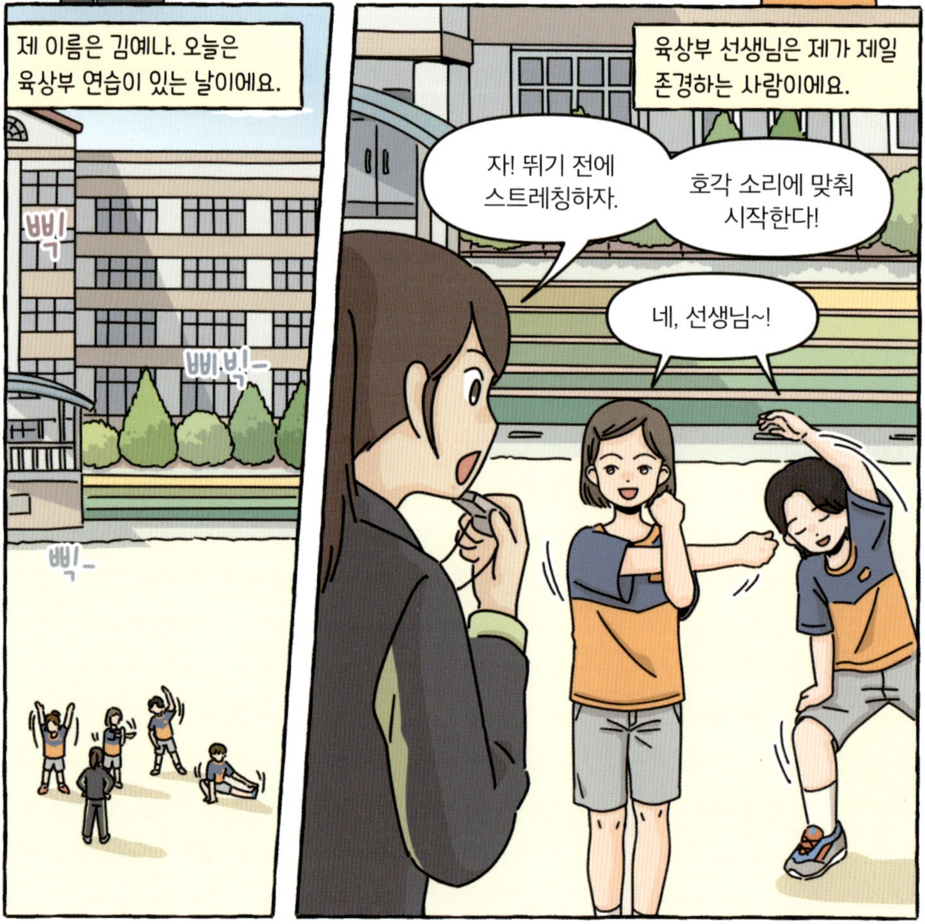

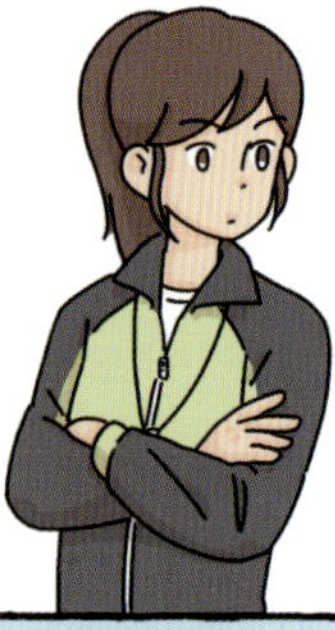

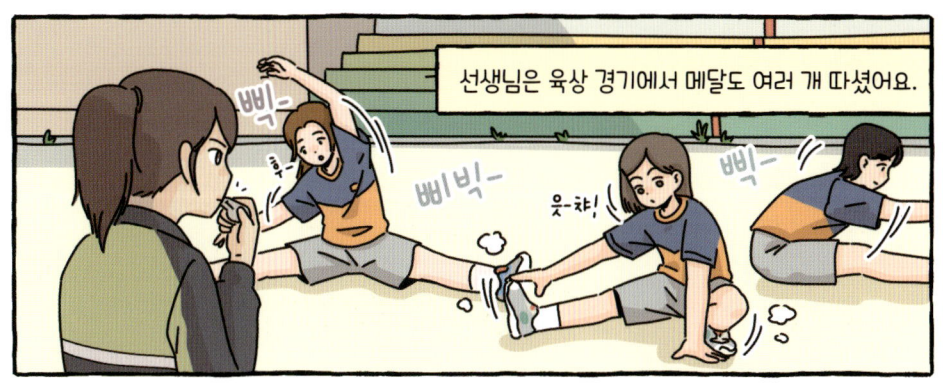
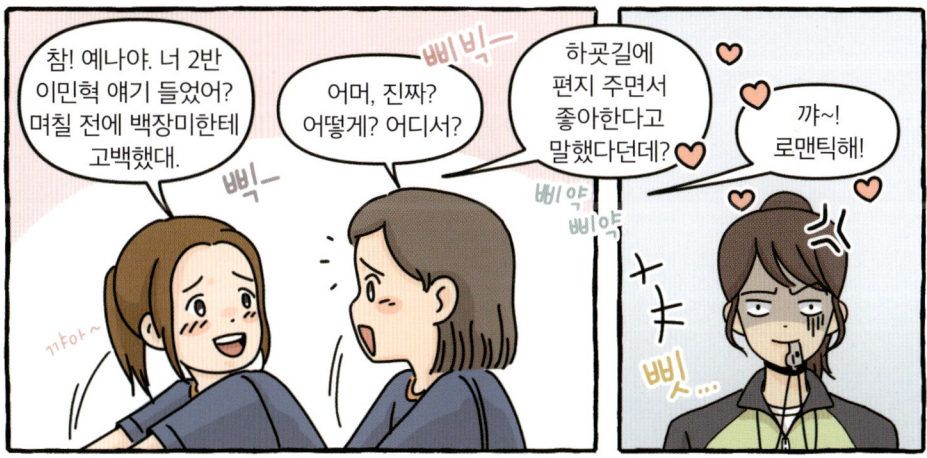
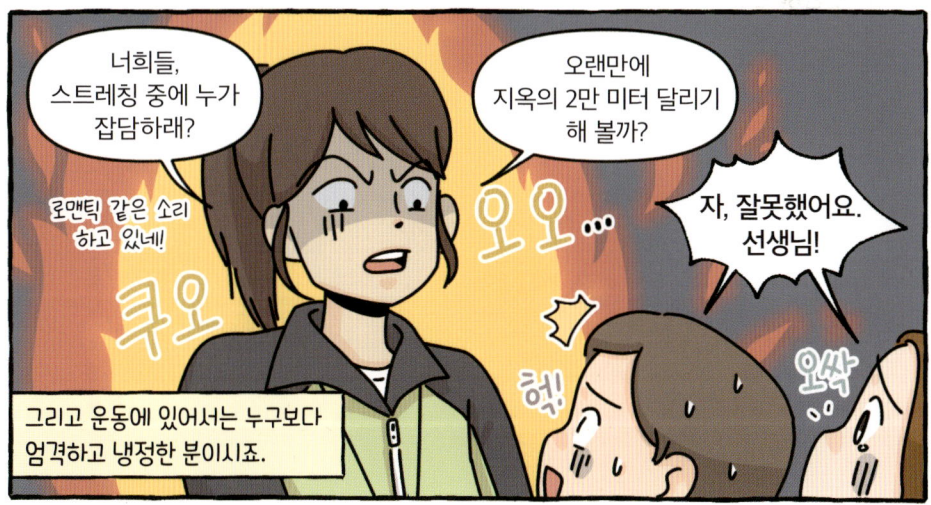

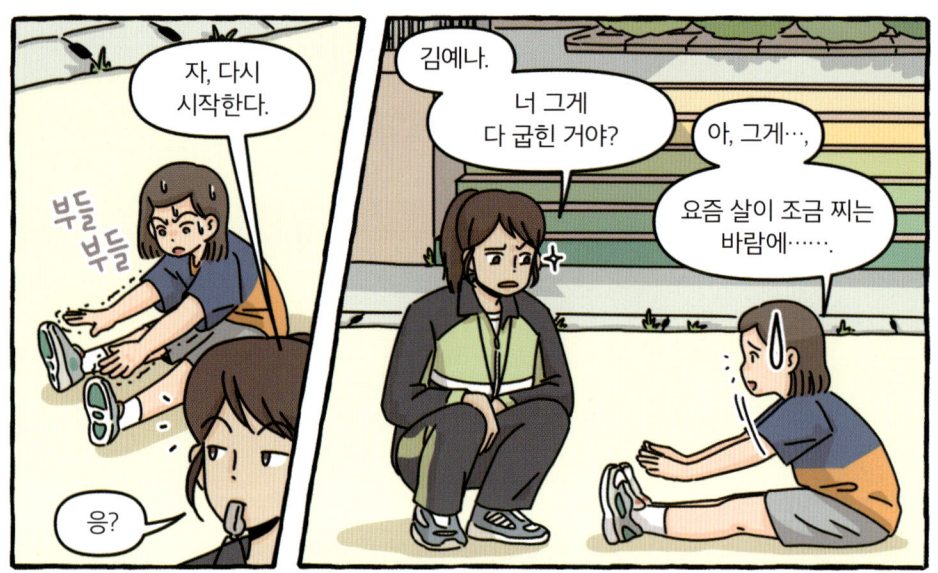
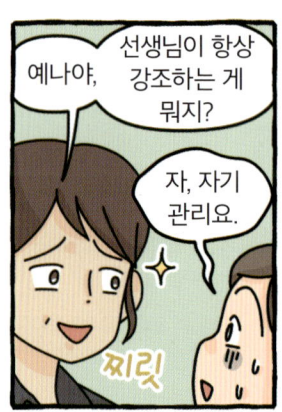
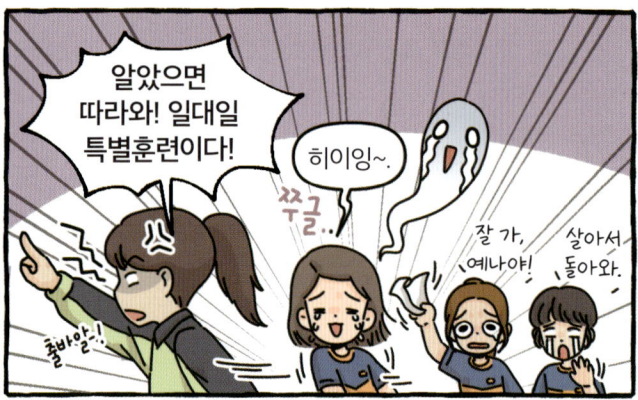
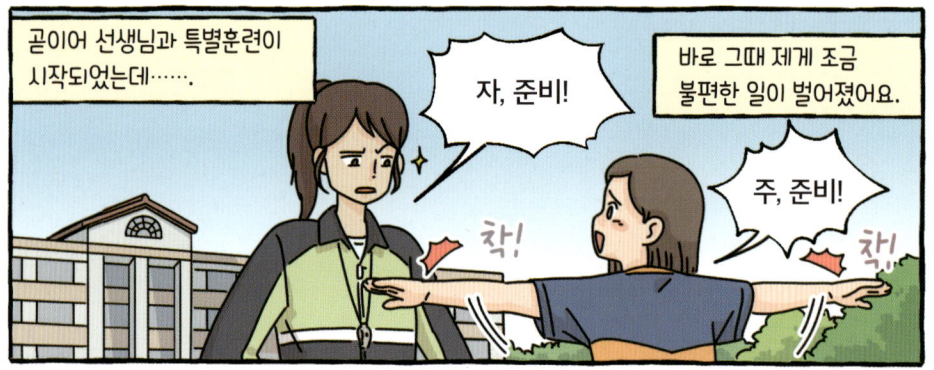

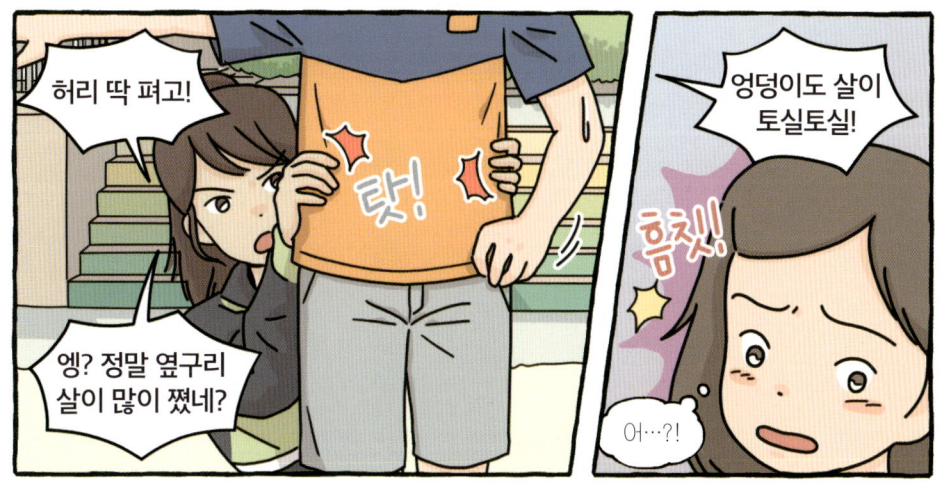
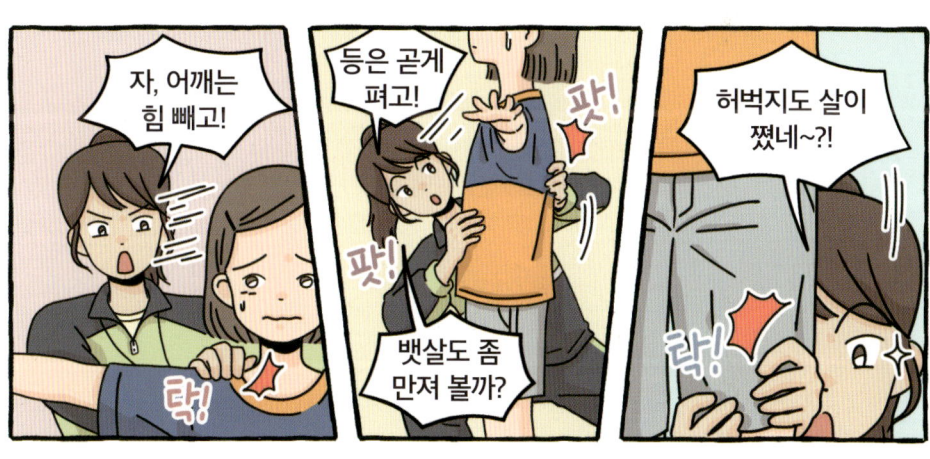
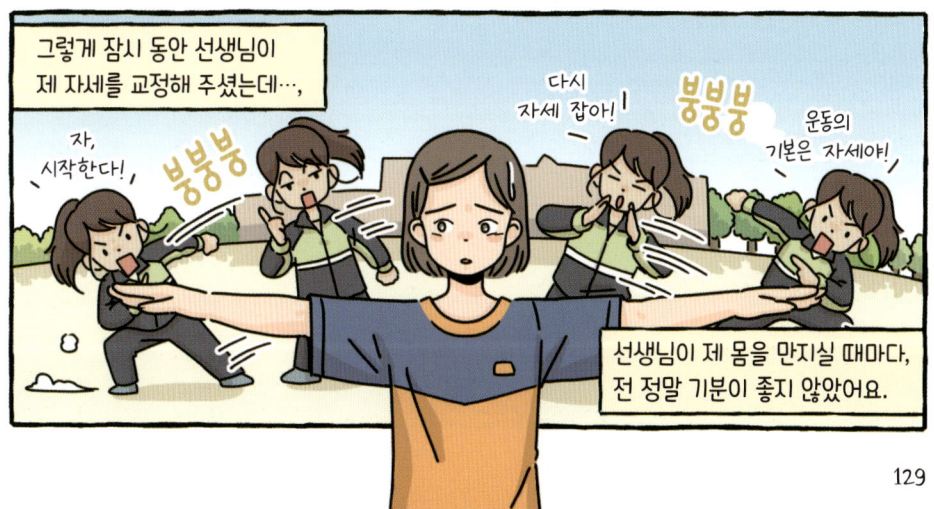

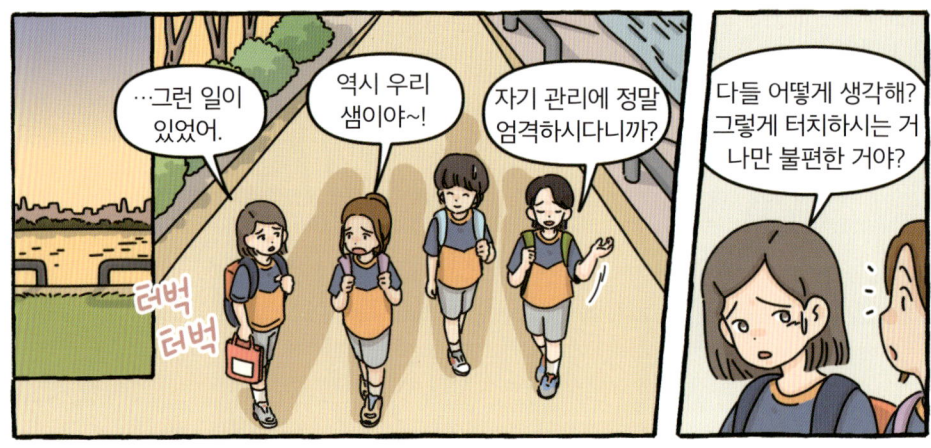

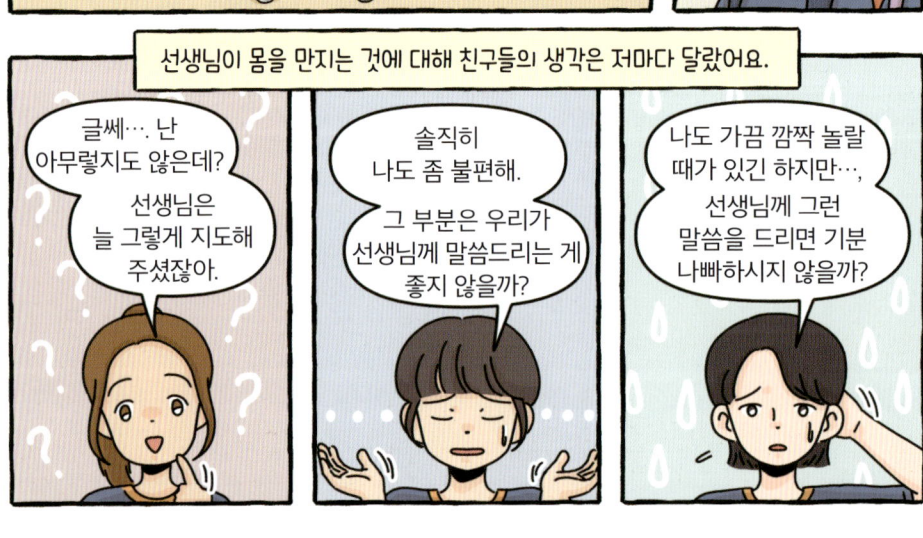

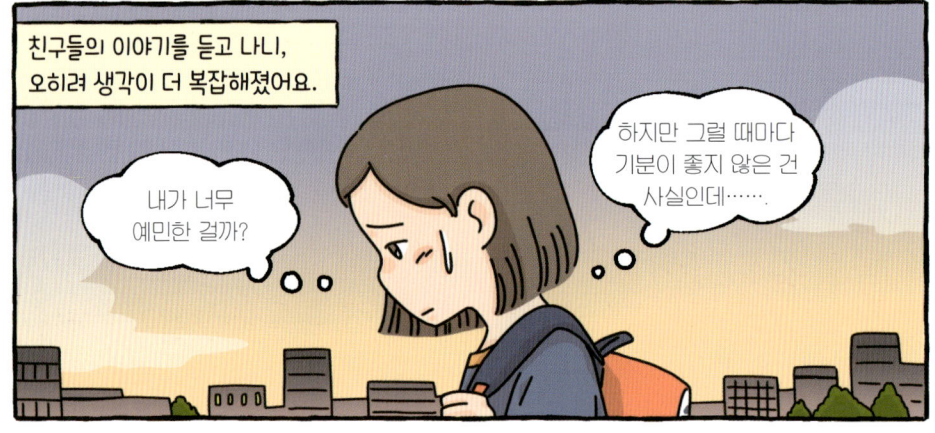

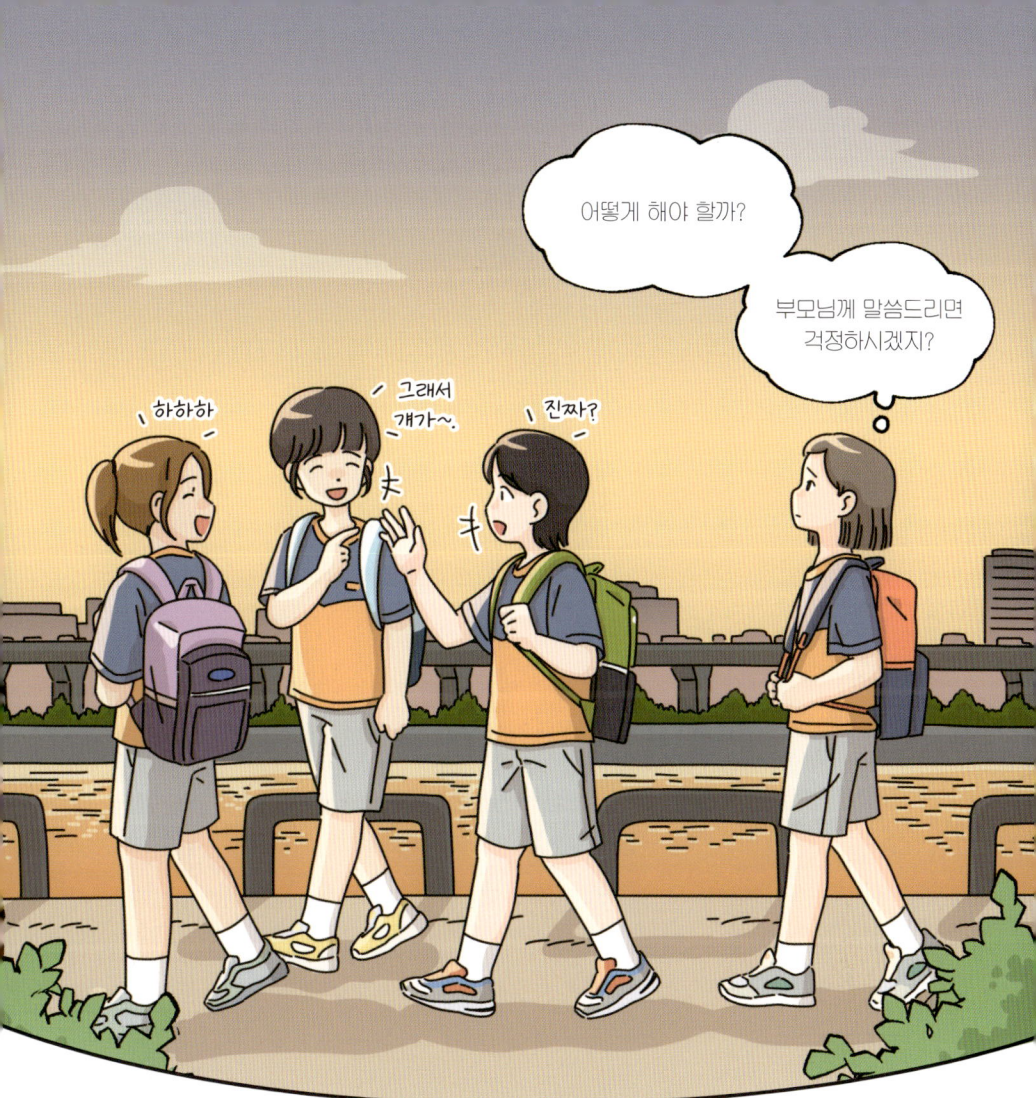

제가 존경하는 육상부 선생님이 있어요. 그런데 수업 중에 선생님의 손이 제 몸에 닿을 때가 있는데, 그럴 때마다 많이 불편하고 당황스러워요. 하지만 선생님께 이 말씀을 드리면 기분 나빠하실 것 같은데…… 저의 이런 마음을 누구에게 말해야 할까요?

선생님의 신체 접촉이 불쾌해요

　선생님의 신체 접촉이 불쾌하게 느껴졌군요. 선생님께 불쾌하다고 말했다가 선생님 기분을 상하게 할까 봐 걱정도 될 것 같아요. 부모님께 말하는 것도 괜한 걱정을 안겨 드리는 것 같아 고민이 될 수 있고요. 하지만 제일 중요한 건 선생님도, 부모님도 아니에요. 바로 내가 불편함을 느끼고 있다는 것이지요. 때로는 신체 접촉이 꼭 필요한 상황들도 있어요. 예를 들어 선생님께 체육 지도를 받는다거나 병원에서 의사 선생님께 진료를 받을 때 등과 같은 상황이지요. 신체 접촉이 필요한 상황일 경우 사전에 신체 접촉에 대한 안내를 구하고 서로 간의 동의를 구하는 것이 필요해요. 또한 불필요한 접촉이나 신체에 대한 개인적인 평가는 삼가야 하지요. 선의의 표현이라 할지라도 도움을 받는 사람의 의견에 귀를 기울여 주는 것이 꼭 필요하답니다. 누군가가 나의 몸을 만져 불쾌하고 불편한 감정을 느꼈다면, 이는 성적 괴롭힘에 포함돼요. 처음 마주하는 상황일수록 혼란스럽고 당황스러운 나머지 어떻게 대처할지 판단하기 어려울 수 있어요. 이럴 땐 우선 그 상황을 피하는 것이 좋아요. 그리고 불편한 마음을 혼자 담아 두지 말고, 양육자나 담임 선생님, 상담 선생님 등 나의 말에 귀 기울여 주는 어른과 함께 해결 방법을 찾아본다면 보다 안전하게 상황을 해결할 수 있을 거예요.

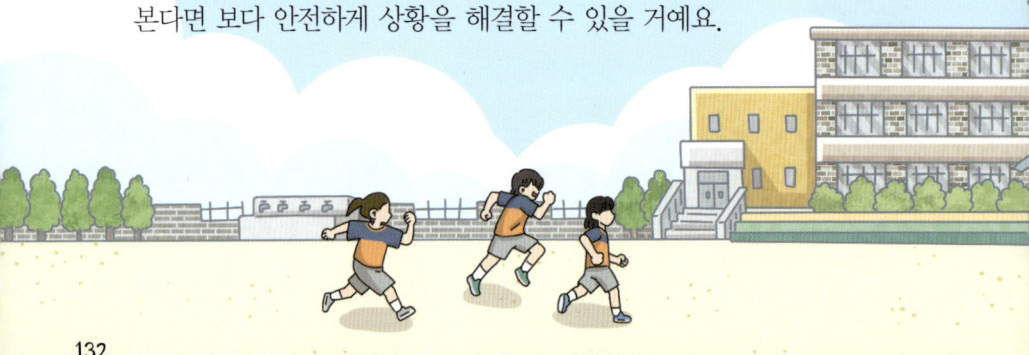

성적 괴롭힘을 하는 사람은 어떤 사람일까요?

통계를 살펴보면 성적 괴롭힘을 하는 사람은 가족이나 친척, 선생님, 이웃 등 정서적으로 가까운 관계에 있는 사람이 높은 비율을 차지하고 있어요. 대체로 피해자보다 힘이 세고, 나이가 많은 경우가 많지요. 이럴 경우 내가 불편함을 말하면 혹시나 보복을 당할까 봐 더 말하기가 어렵고 힘들 수 있어요. 그러나 중요한 것은 그 사람과 내가 어떤 관계이냐가 아니에요. 모든 성적 괴롭힘은 그 행동을 행한 사람의 잘못과 책임이라는 것이지요.

성적 괴롭힘 상황에서 안전하게 도움 요청하기

말이나 행동으로 성적 괴롭힘을 당한 경우
우선 불쾌한 말이나 행동, 상황 등을 세세하게 기록해 놓는 것이 좋아요. 그리고 그 상황에 함께 있었던 사람들에게 증언을 요청해도 좋지요. 그런 다음 믿을 만한 어른이나 전문 기관에 도움을 요청하세요.

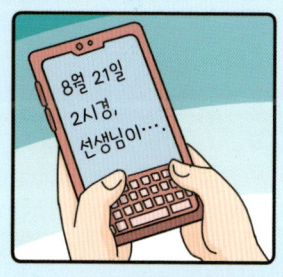

직접적인 성적 접촉에 의한 폭력을 당한 경우
옷을 갈아입거나 몸을 씻지 말고 최대한 빨리 경찰이나 관련 상담소에 연락하세요. 불쾌한 경험이기에 빨리 몸을 씻어 내고, 옷을 갈아입고 싶을 거예요. 하지만 내 몸과 옷들이 중요한 증거 자료가 되기 때문에, 바로 신고 기관에 연락하여 조치를 취하는 것이 좋아요.

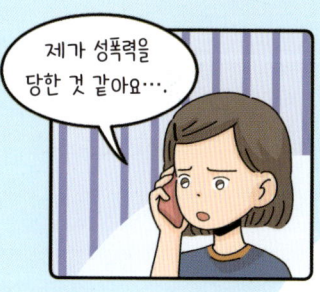

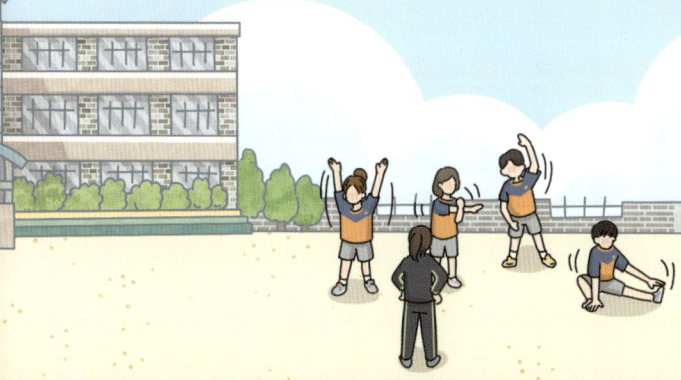

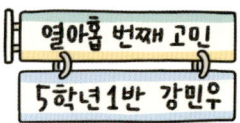

열아홉 번째 고민
5학년 1반 강민우

남자는 울면 안 되는 걸까?

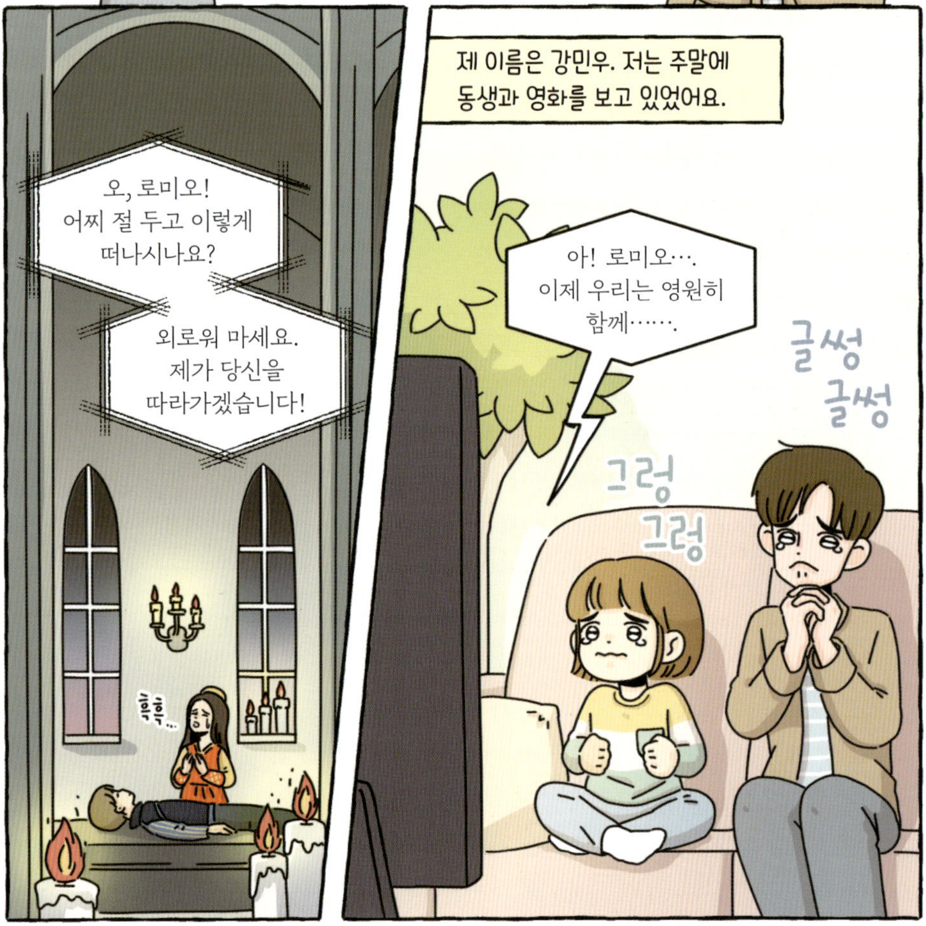

제 이름은 강민우. 저는 주말에 동생과 영화를 보고 있었어요.

오, 로미오! 어찌 절 두고 이렇게 떠나시나요?

외로워 마세요. 제가 당신을 따라가겠습니다!

아! 로미오…. 이제 우리는 영원히 함께…….

글썽 글썽

그렁 그렁

흑흑…

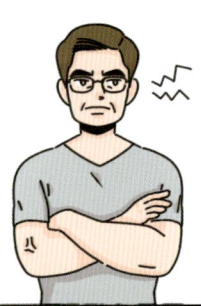
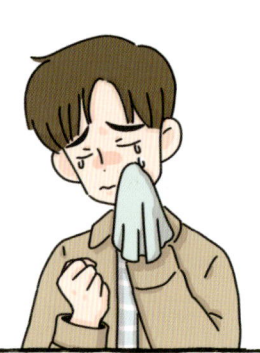

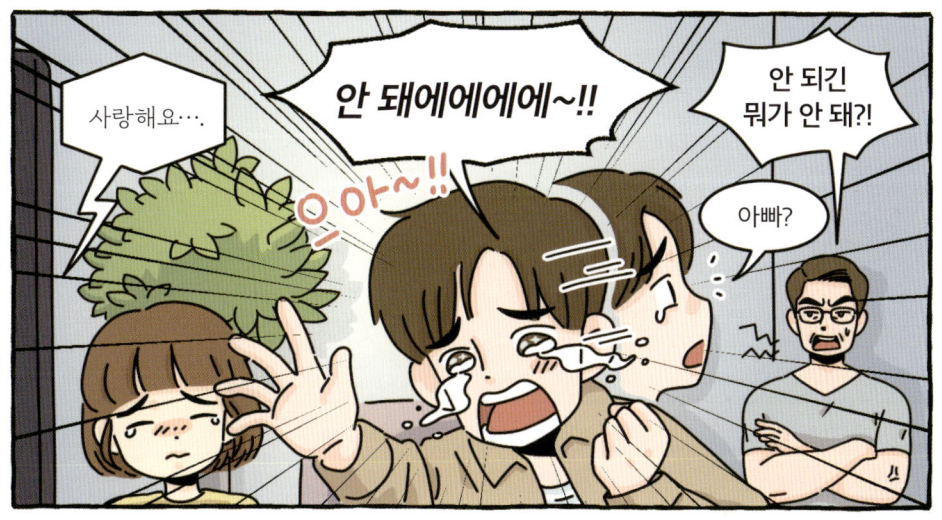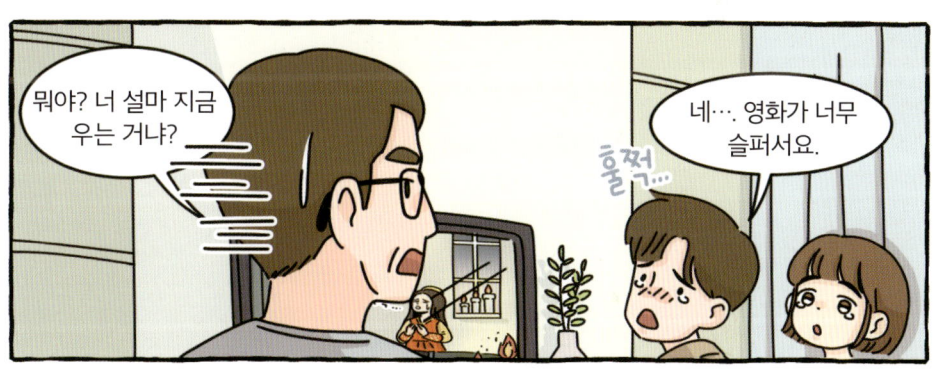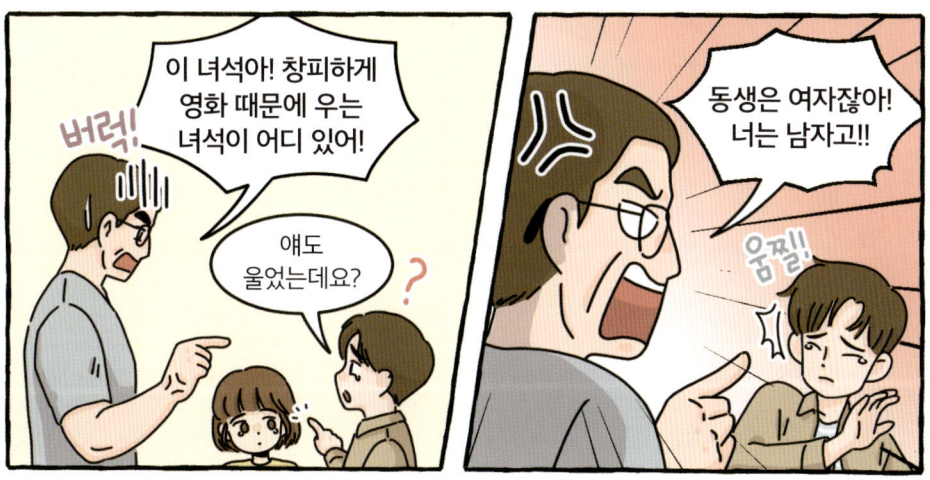

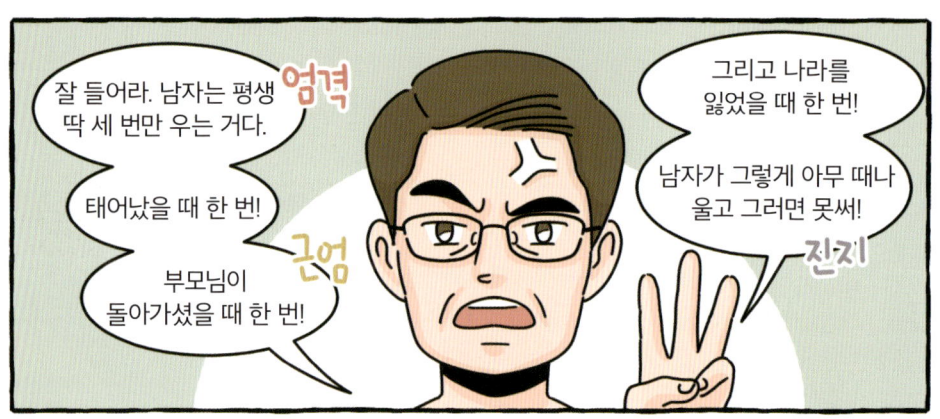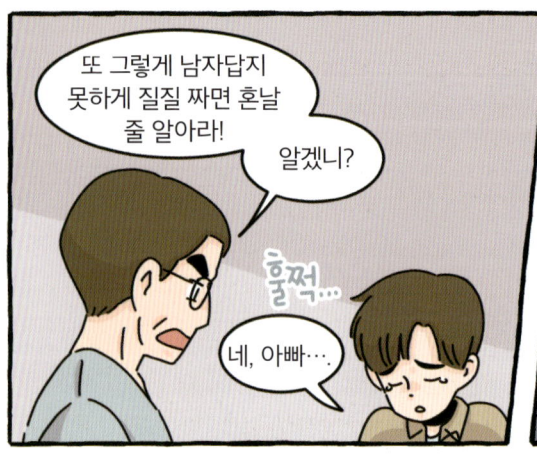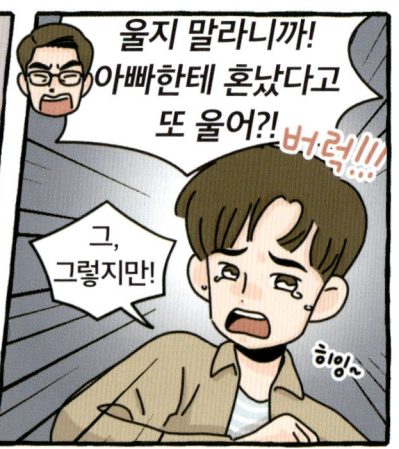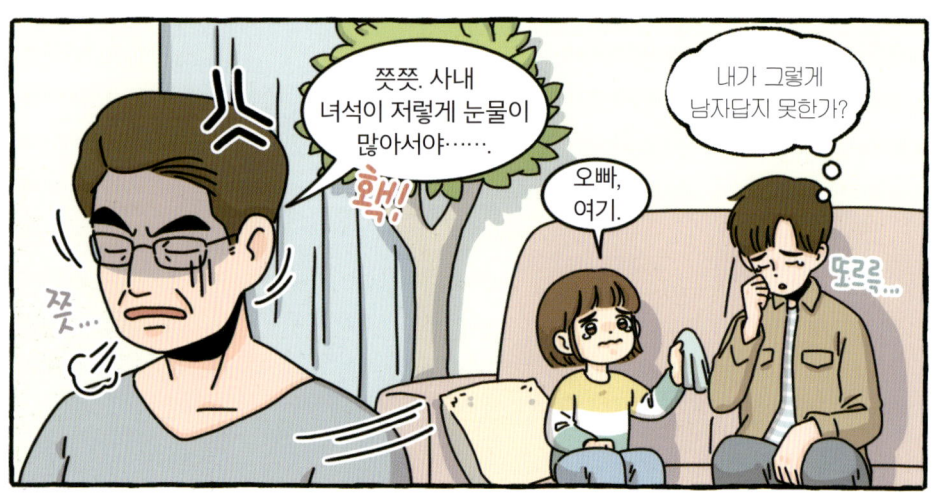

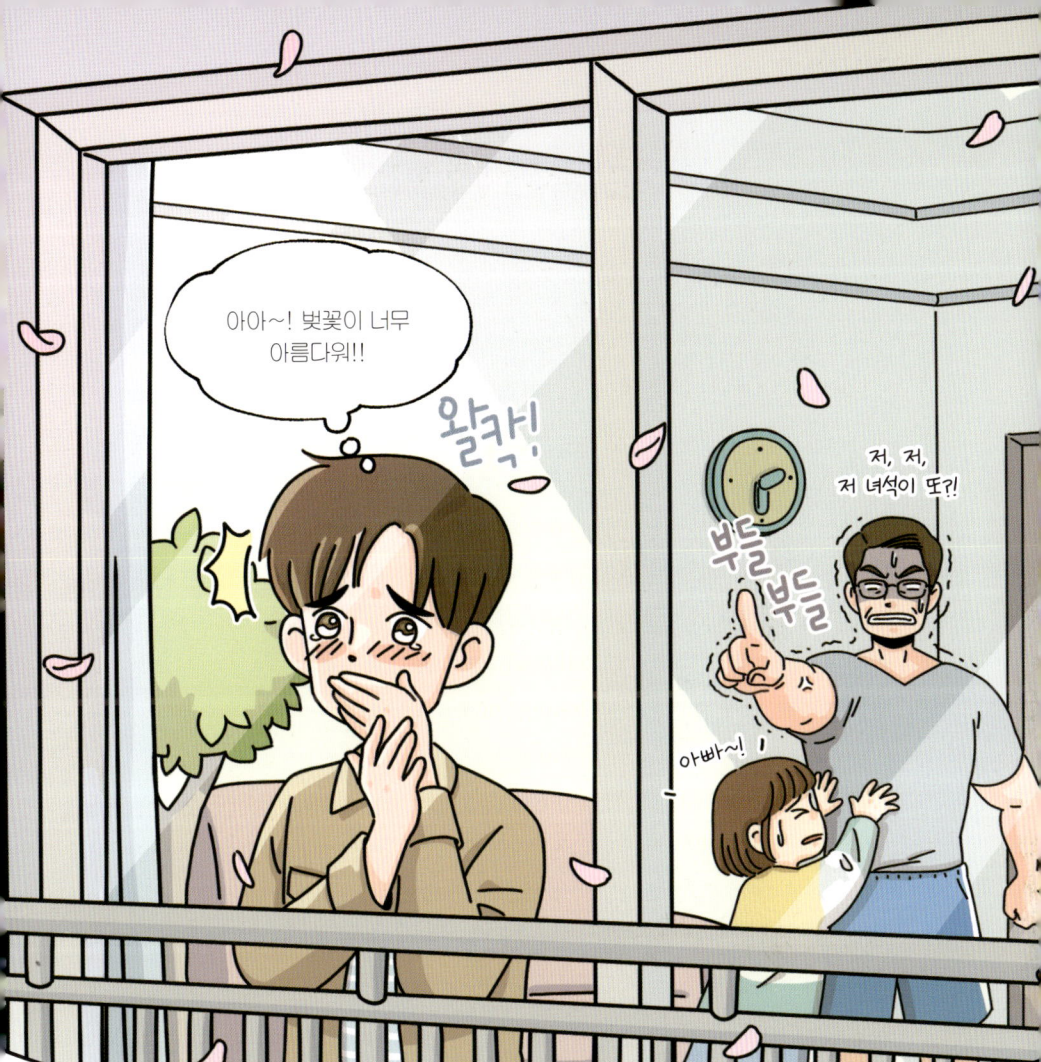

슬픈 영화를 보고 울었다가 아빠에게 크게 혼났어요. 저는 눈물이 많은 편이라 평소에도 자주 울거든요. 아빠는 그런 제가 남자답지 못하다고 화를 냈어요. 남자는 울면 안 되는 건가요? 아빠가 말하는 남자다움이란 대체 뭔가요?

남자는 울면 안 되나요?

자기 감정에 따라 눈물을 흘렸을 뿐인데, 남자라는 이유로 혼이 났군요. 남자는 태어나서 딱 세 번 울어야 한다는 말은 어디에서 유래된 것일까요? 이것 말고도 옛날부터 내려오는 성별과 관련된 말들이 참 많죠. 하지만 이런 말들은 잘못된 편견이 담긴 경우가 많아요. 오랫동안 우리 사회는 성별에 따라 구분된 역할을 부여해 왔어요. 이로 인해 남자라는 이유로, 혹은 여자라는 이유로 스스로의 행동에 제한을 두거나 통제를 하게 되어 나답게 행동할 수 있는 기회를 놓치기도 합니다. 그러나 성별에 따라 절대적으로 구분되거나 고정된 역할은 없어요. 따라서 성별 고정 관념에 나를 가둘 필요도 없지요. 개개인의 다양한 성향들은 성별과 상관없이 인정받고 존중받아야 해요.

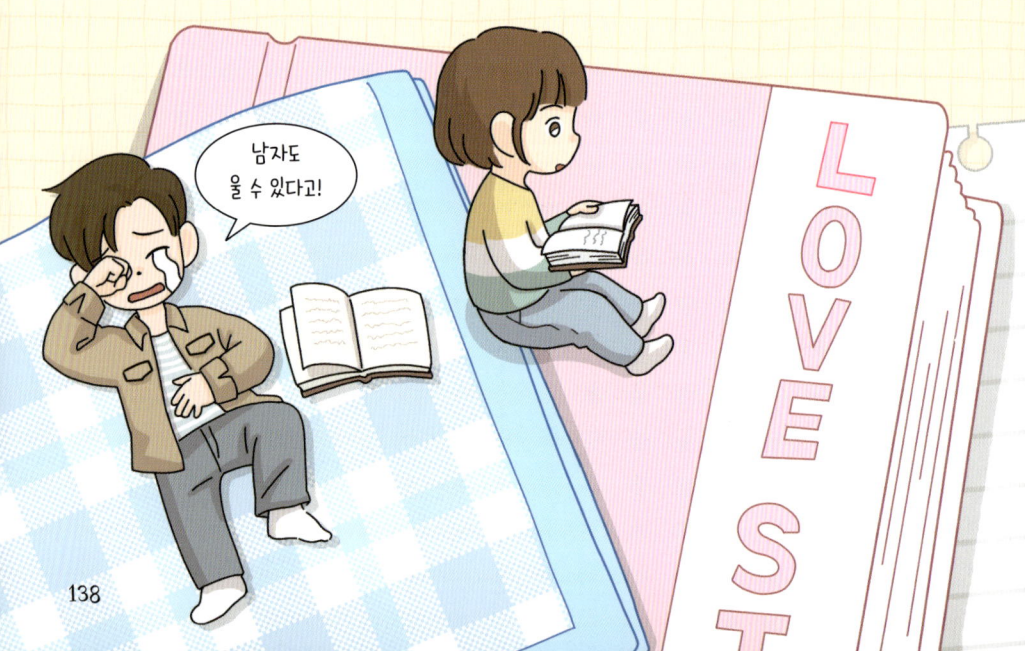

남자다움이 도대체 뭐예요?

여러분이 생각하는 남자다움은 무엇인가요? 남자다움 하면 어떤 단어가 떠오르나요? 일반적으로 우리 사회는 남성에게 강인하고 대범한 태도와 씩씩함, 넓은 어깨와 큰 키 등을 지니기를 기대해요. 그리고 이러한 것들을 '남자다움'이라고 이야기하지요. 하지만 사람의 성격이나 모습 등은 성별에 따라 구분될 수 없어요. 저마다 고유의 성격과 모습을 지니고 있죠. 우리 사회에 자리 잡은 남자다움, 여자다움과 같은 성별 고정 관념은 내가 나답게 살고, 행동하는 것을 어렵게 해요. 우리 개개인은 남자다움, 여자다움으로만 표현되기에는 너무나 다양한 매력을 가지고 있는 존재랍니다. 특히 사춘기에는 진정한 나다운 게 무엇인지 사색하는 시기이기도 하죠. 오늘부터 성별 고정 관념에서 벗어나 나만의 색깔을 찾아보는 건 어떨까요?

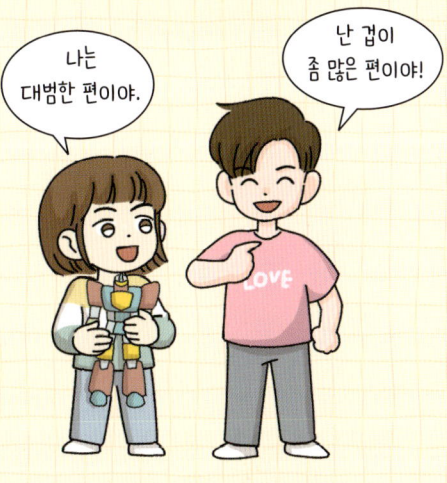

나는 대범한 편이야.

난 겁이 좀 많은 편이야!

성별 고정 관념을 깨는 작은 실천

- "원래 여자는~." 또는 "원래 남자는~."이라고 말하지 않기
- 성별 고정 관념에 따른 차별을 이야기할 때 "뭘 저렇게까지 예민하게 굴어."라는 식으로 말하지 않기
- 사람들의 외모에 대해 평가하지 않기
- '○○남', '○○녀' 등 성별을 지칭하거나 구별하는 신조어 사용하지 않기

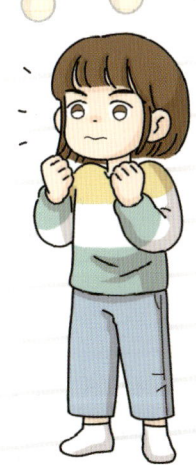

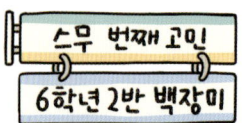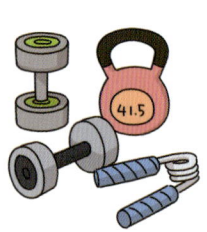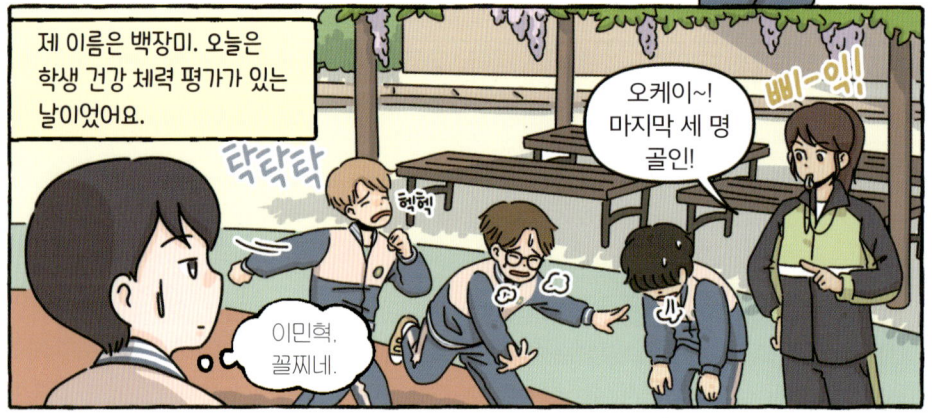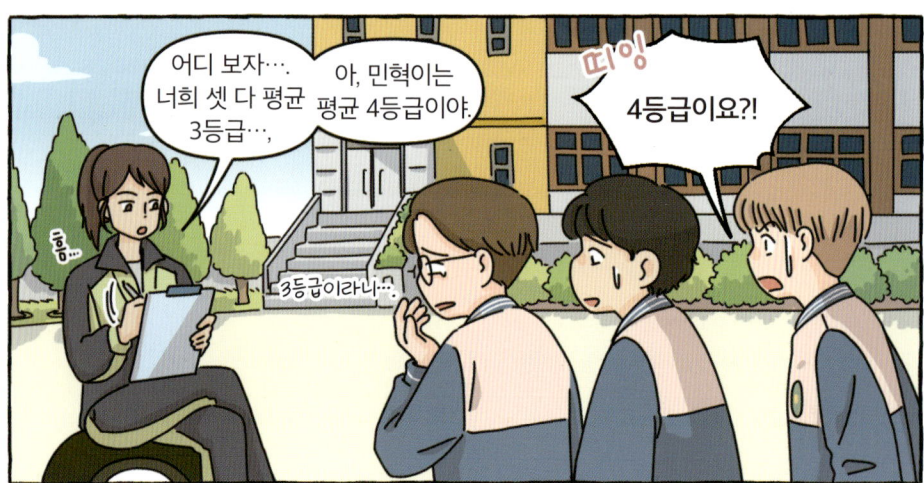

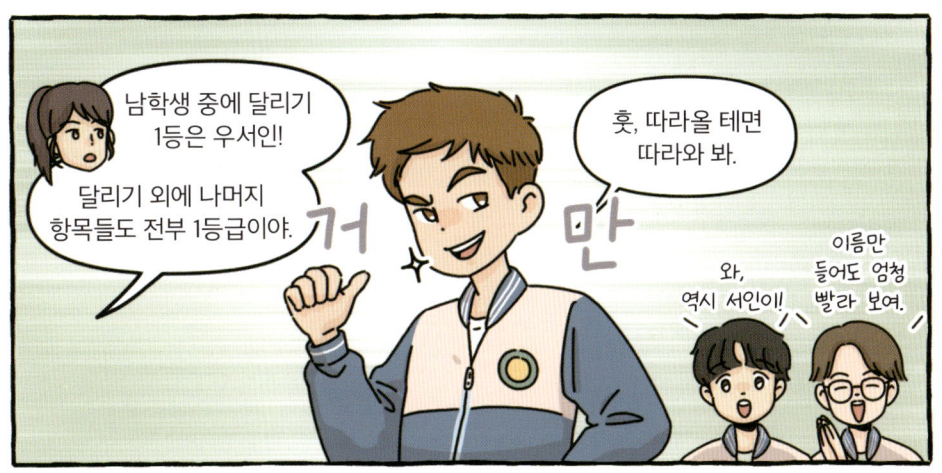
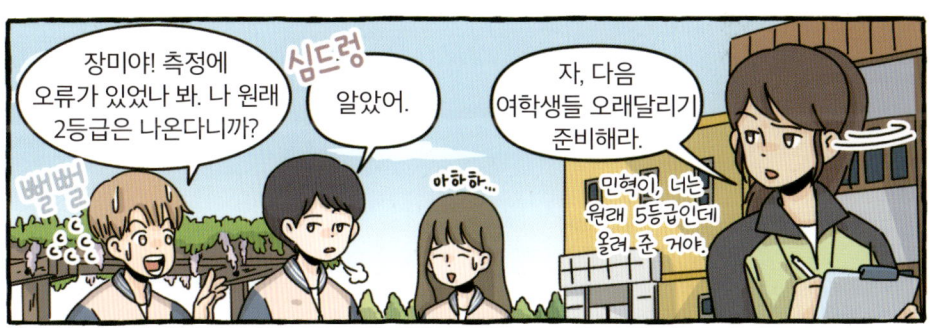
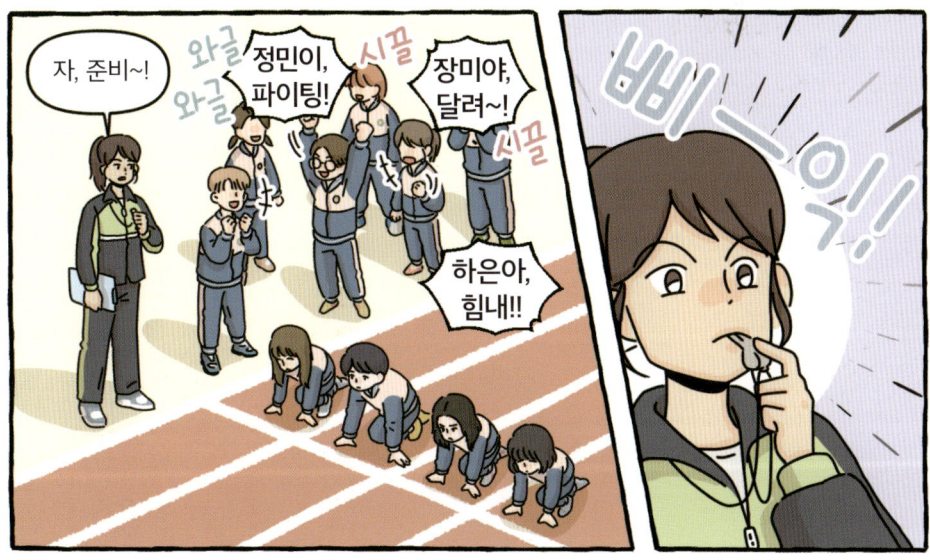

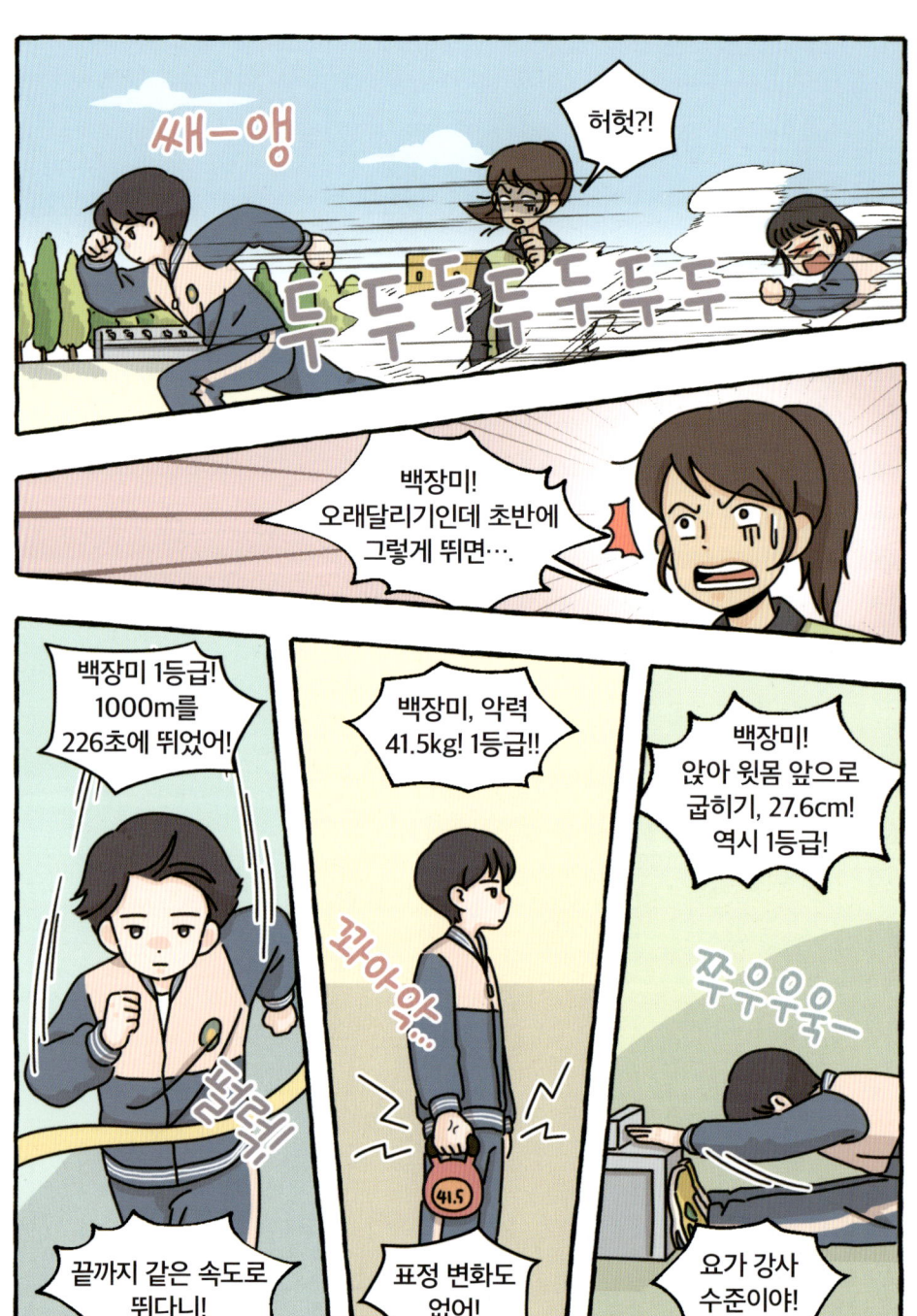

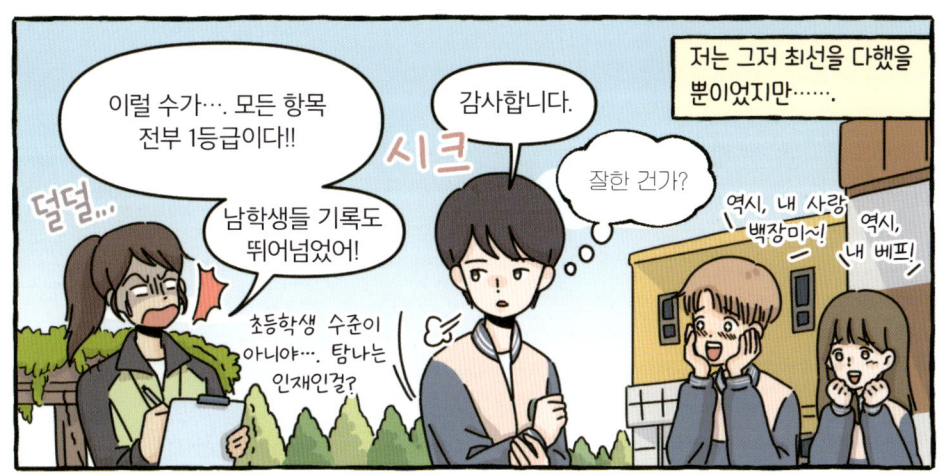
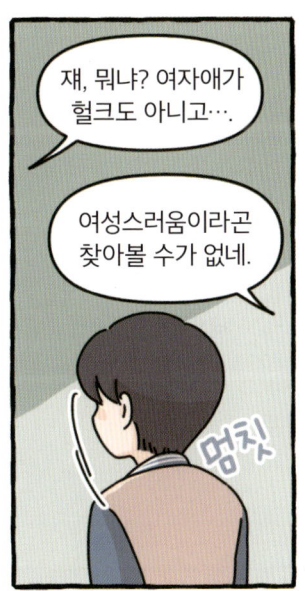
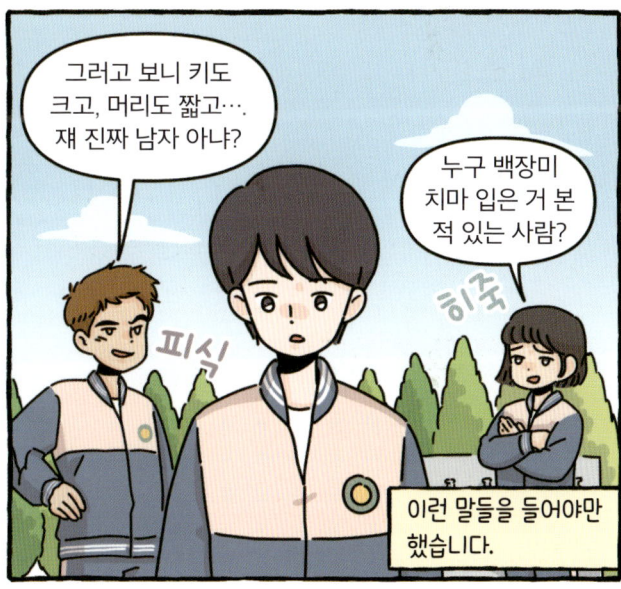
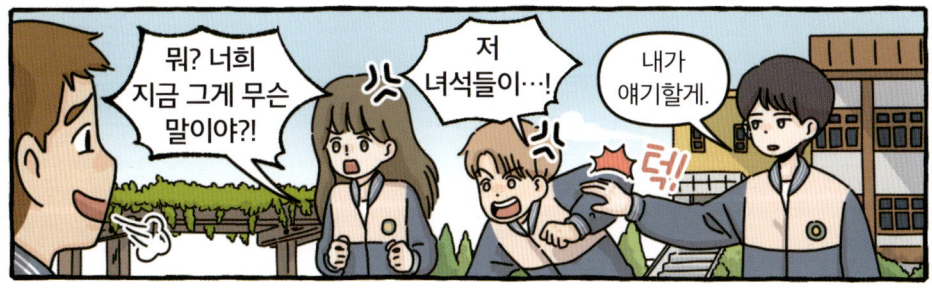

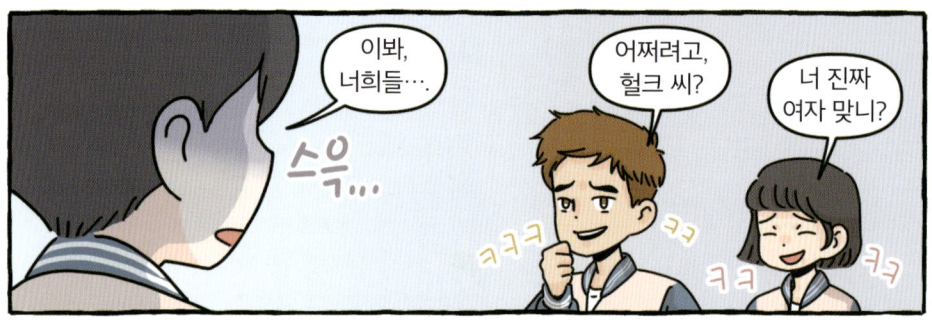
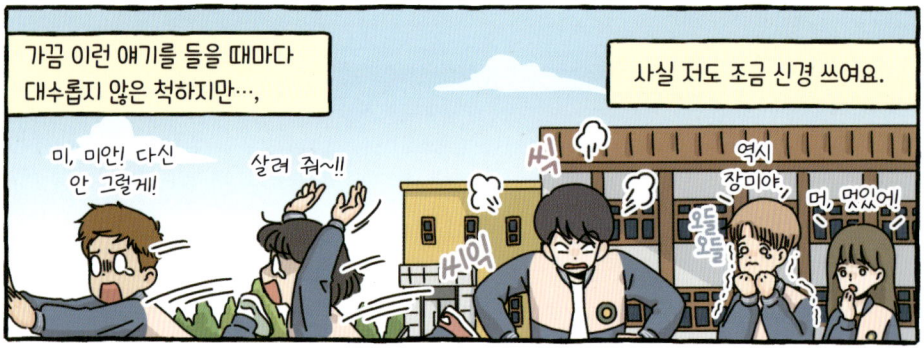

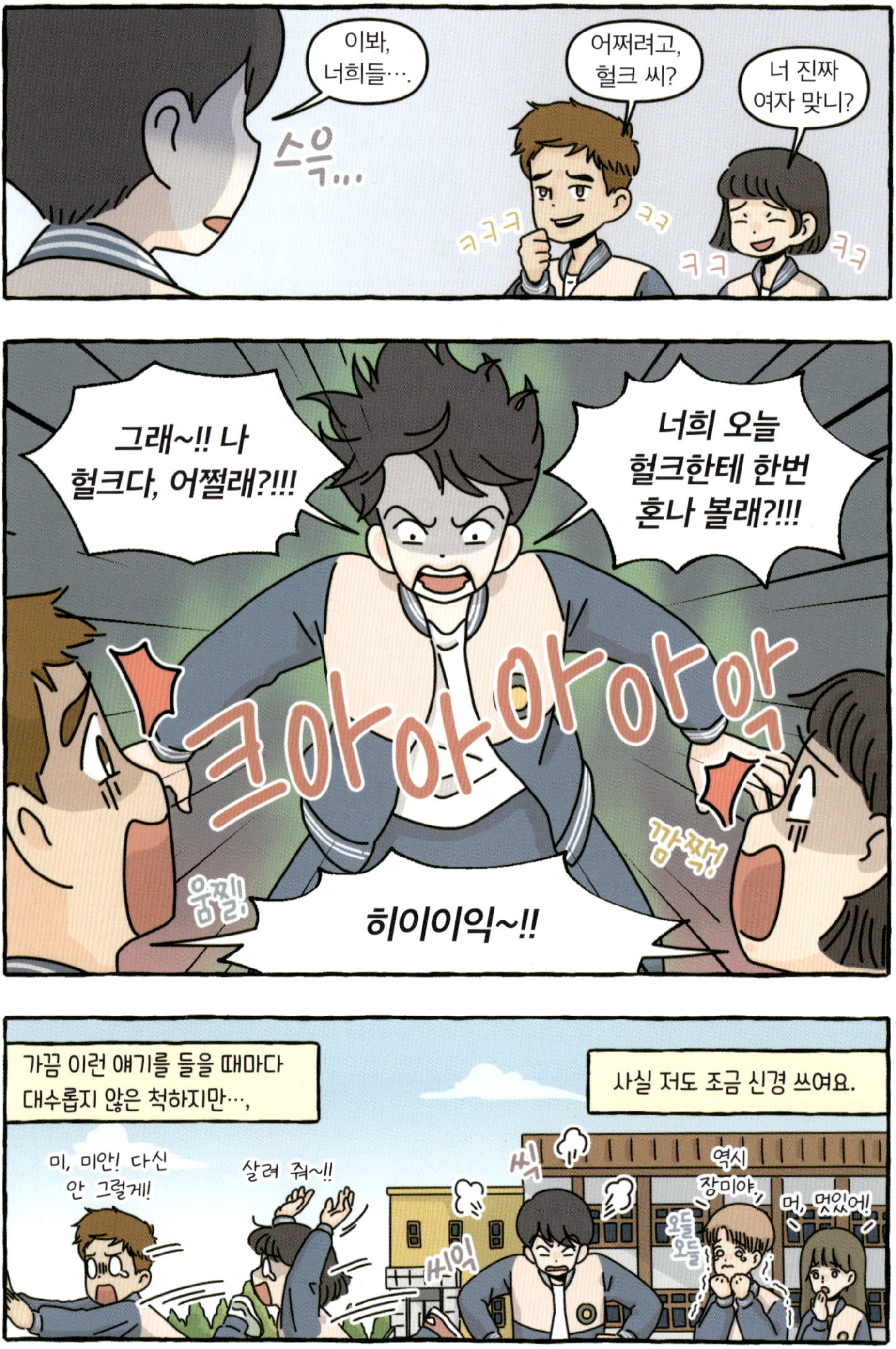

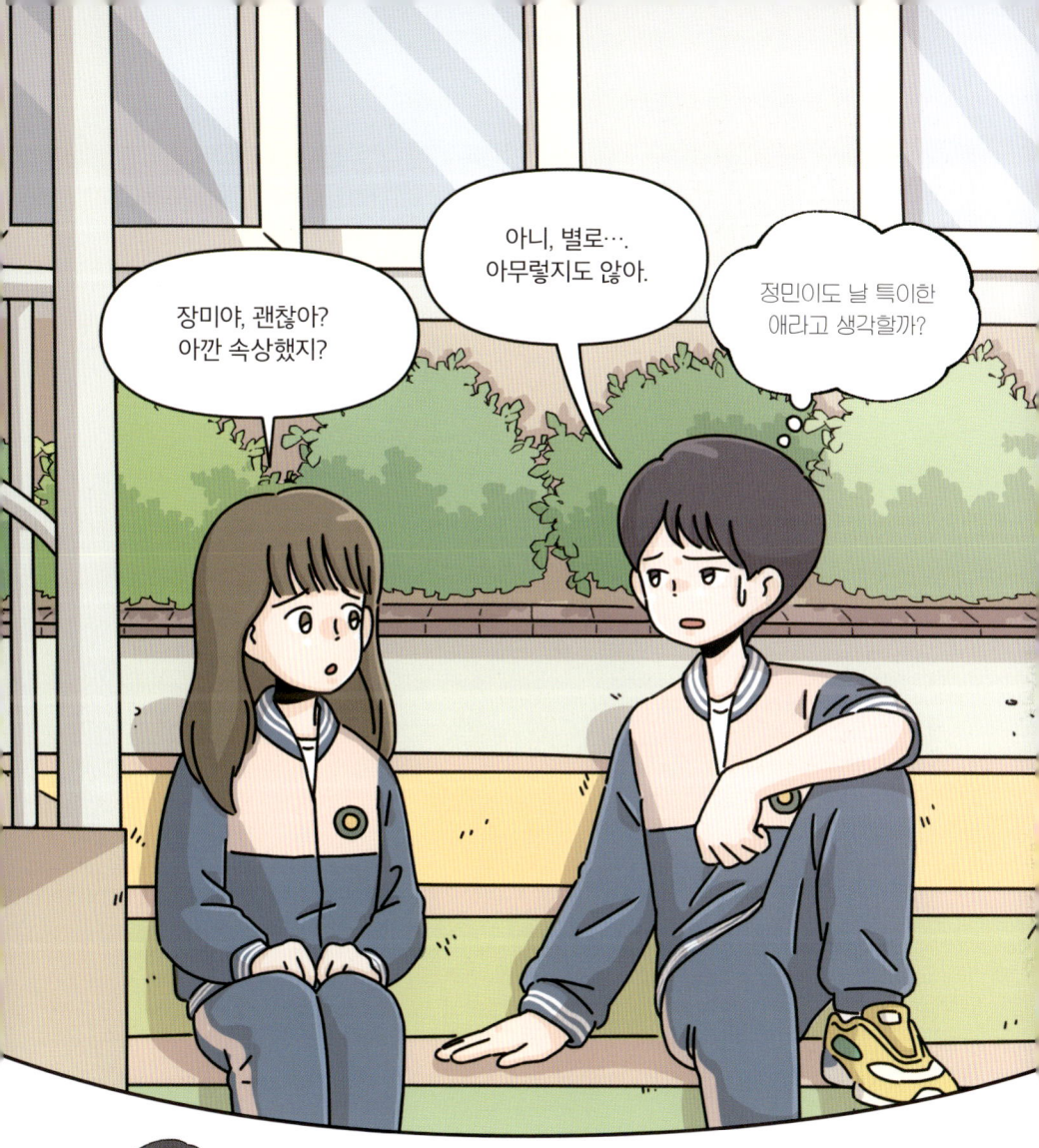

저는 긴 머리보다 짧은 머리가 편하고, 치마보다 바지가 좋아요. 또 남자애들보다 키도 크고 운동도 잘하다 보니 친구들에게 종종 헐크 같다고 놀림을 받아요. 여자는 꼭 여자다워야 하는 걸까요?

여자가 운동을 잘한다고 친구들이 놀려요

여자인데 운동을 잘한다는 이유로 친구들에게 헐크라고 놀림을 받았군요. 무척 속상했겠어요. 그런데 친구들은 왜 여자가 운동을 잘하는 게 놀림거리라고 생각했을까요? 이는 우리 사회 전반에 퍼져 있는 '남자니까', '여자니까' 등과 같은 성별 고정 관념에서 비롯된 행동이라고 할 수 있습니다. 성별 고정 관념에 의하면 여자는 약하고 수동적이고 보호받아야 하는 의존적인 존재입니다. 따라서 여자가 남자보다 힘이 세거나 운동을 잘하면 여자답지 못한 것으로 간주되지요. 하지만 여자도 남자보다 힘이 세거나 운동을 잘할 수 있습니다. 반대로 남자도 여자보다 힘이 약하거나 운동을 못할 수 있지요. 여자는 이래야 하고, 남자는 저래야 한다는 성별 고정 관념이 계속 이어진다면, 결국 우리는 자신의 진짜 모습을 감추고 정해진 성 역할 속에서 살아가게 될지도 모릅니다. 성별에 따른 고정 관념이 아닌, 그 사람을 있는 그대로의 고유의 존재로 받아들이는 노력이 필요한 때입니다.

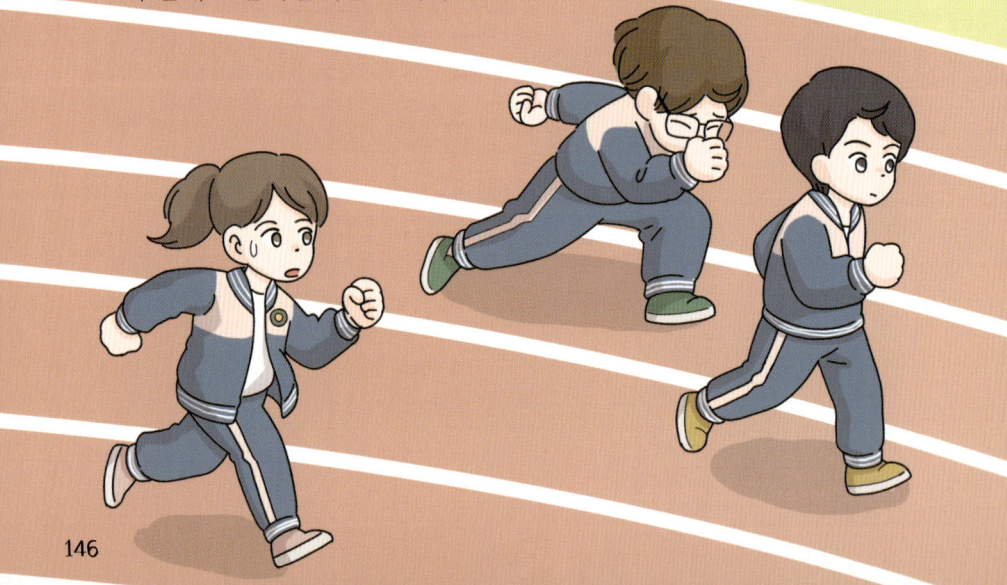

친구가 성별 고정 관념으로 인해 놀림을 받는다면?

성별 고정 관념으로 인해 놀림을 당하거나 무시당하는 장면을 목격했을 때는 어떻게 해야 할까요? 여자답지 못하다고 혹은 남자답지 못하다고 놀리는 것은 상대를 인격적으로 존중하지 않는 행동입니다. 이러한 상황을 목격한다면, 차별을 당하는 친구의 입장에서 대변해 주고, 놀리지 말라고 중재를 해야겠지요. 내가 불편함을 겪을 때 나를 도와주는 사람이 있다는 신뢰감은 내가 있는 공간을 편안하고 안전하게 만든답니다.

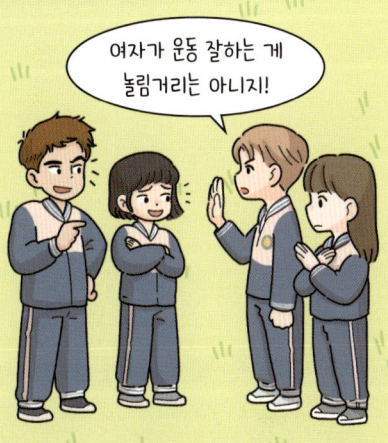

성별 고정 관념에는 어떤 것들이 있나요?

여자다움, 남자다움 등 사회에 널리 퍼져 있는 성별 고정 관념에는 아래와 같은 것들이 있어요. 이러한 성별 고정 관념은 각자의 존재가 지닌 능력과 가치에 한계를 만들 수 있으니 차츰 줄여 나가야 합니다.

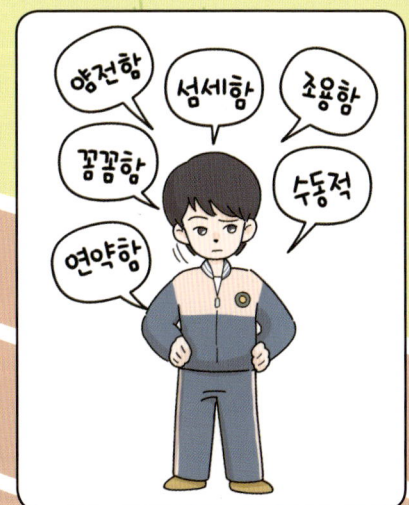

여자에 대한 고정 관념

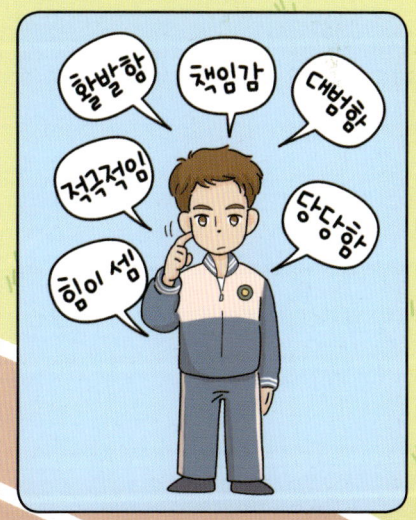

남자에 대한 고정 관념

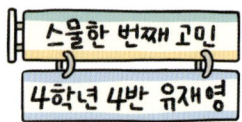

스물한 번째 고민
4학년 4반 유재영

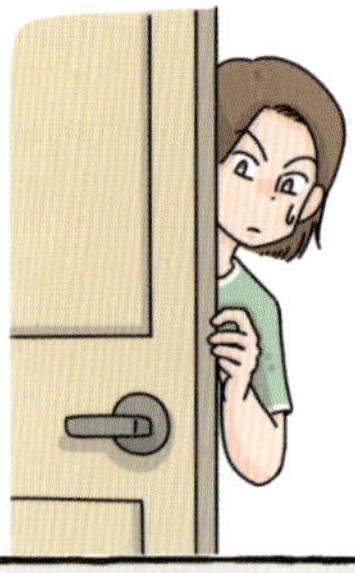

자꾸 호기심이 생겨!

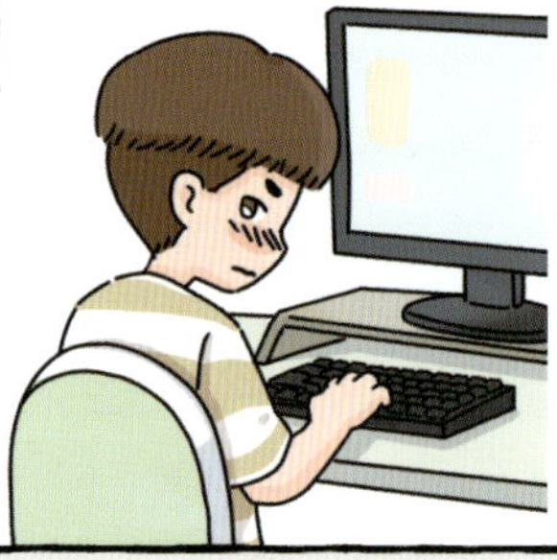

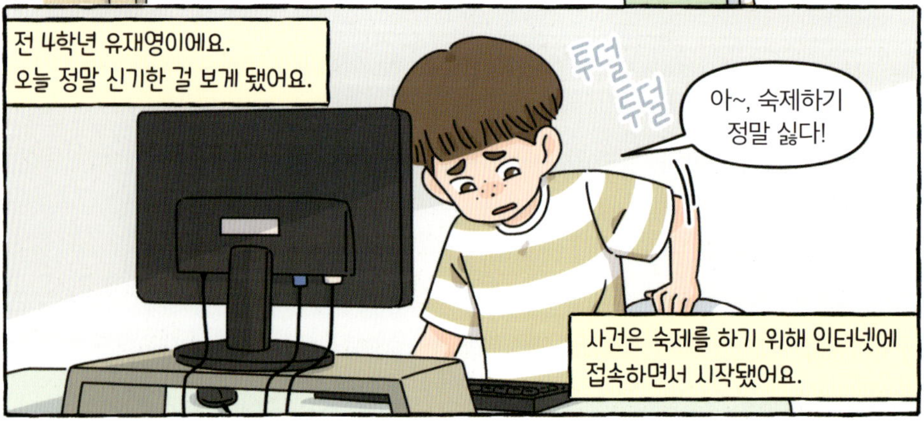

전 4학년 유재영이에요.
오늘 정말 신기한 걸 보게 됐어요.

아~, 숙제하기 정말 싫다!

투덜투덜

사건은 숙제를 하기 위해 인터넷에 접속하면서 시작됐어요.

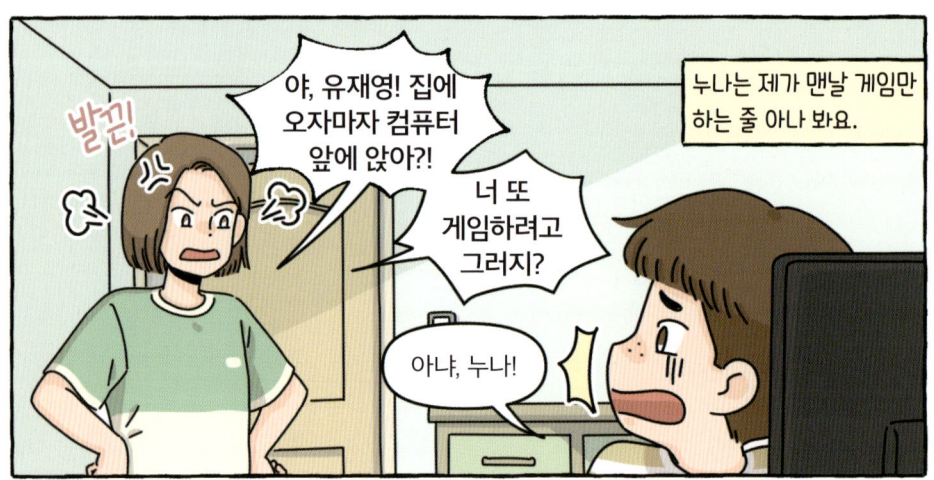

야, 유재영! 집에 오자마자 컴퓨터 앞에 앉아?!

너 또 게임하려고 그러지?

누나는 제가 맨날 게임만 하는 줄 아나 봐요.

아냐, 누나!

발끈!

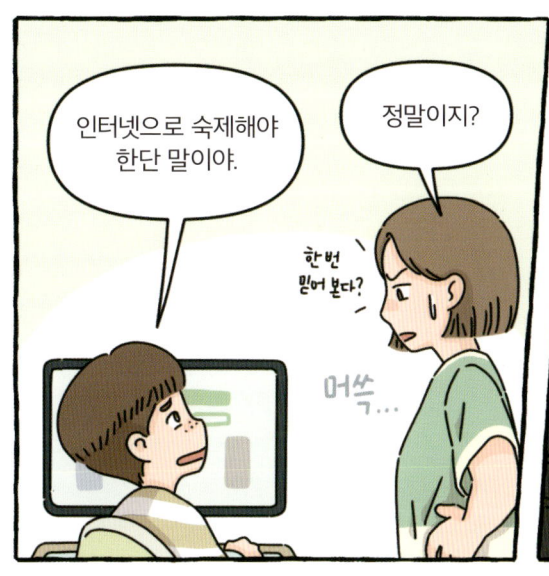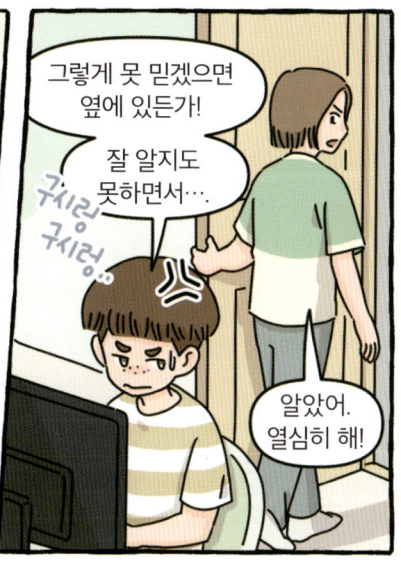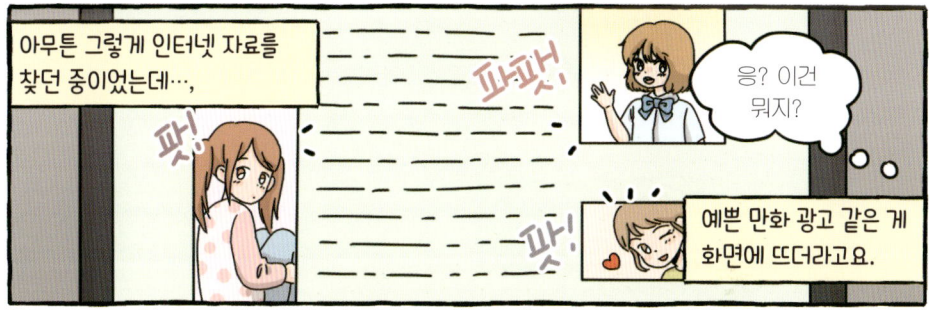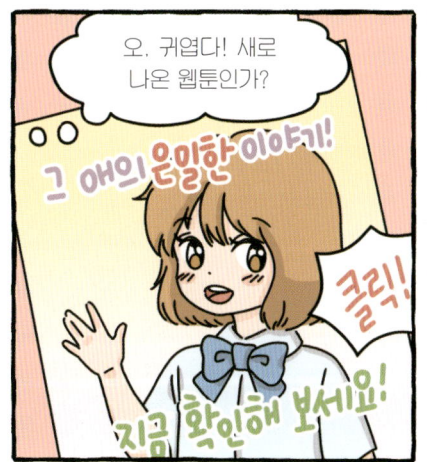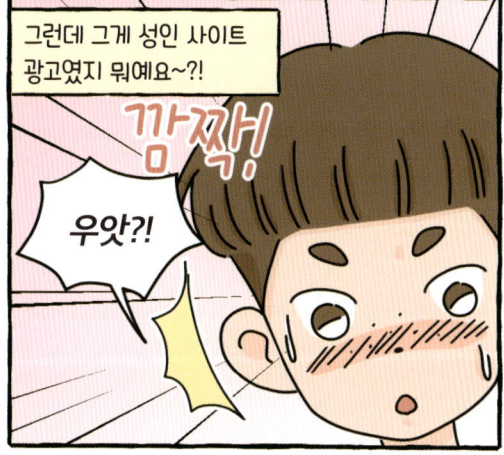

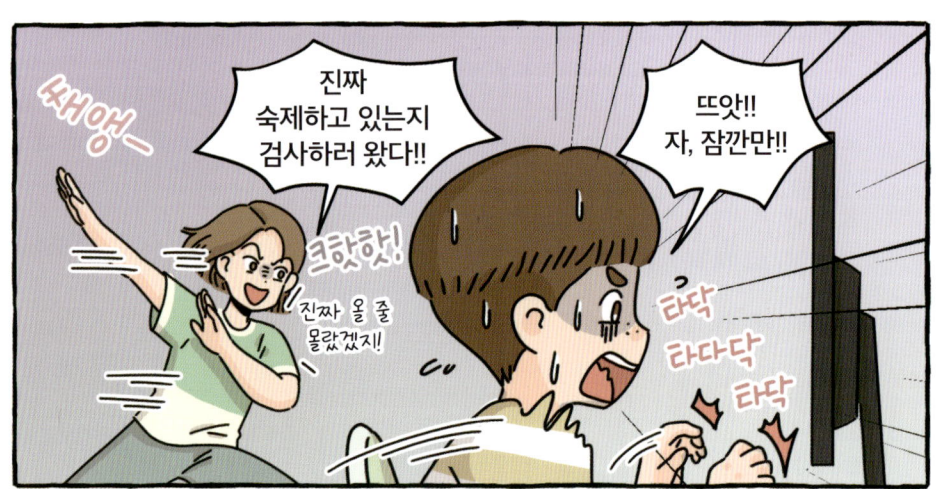

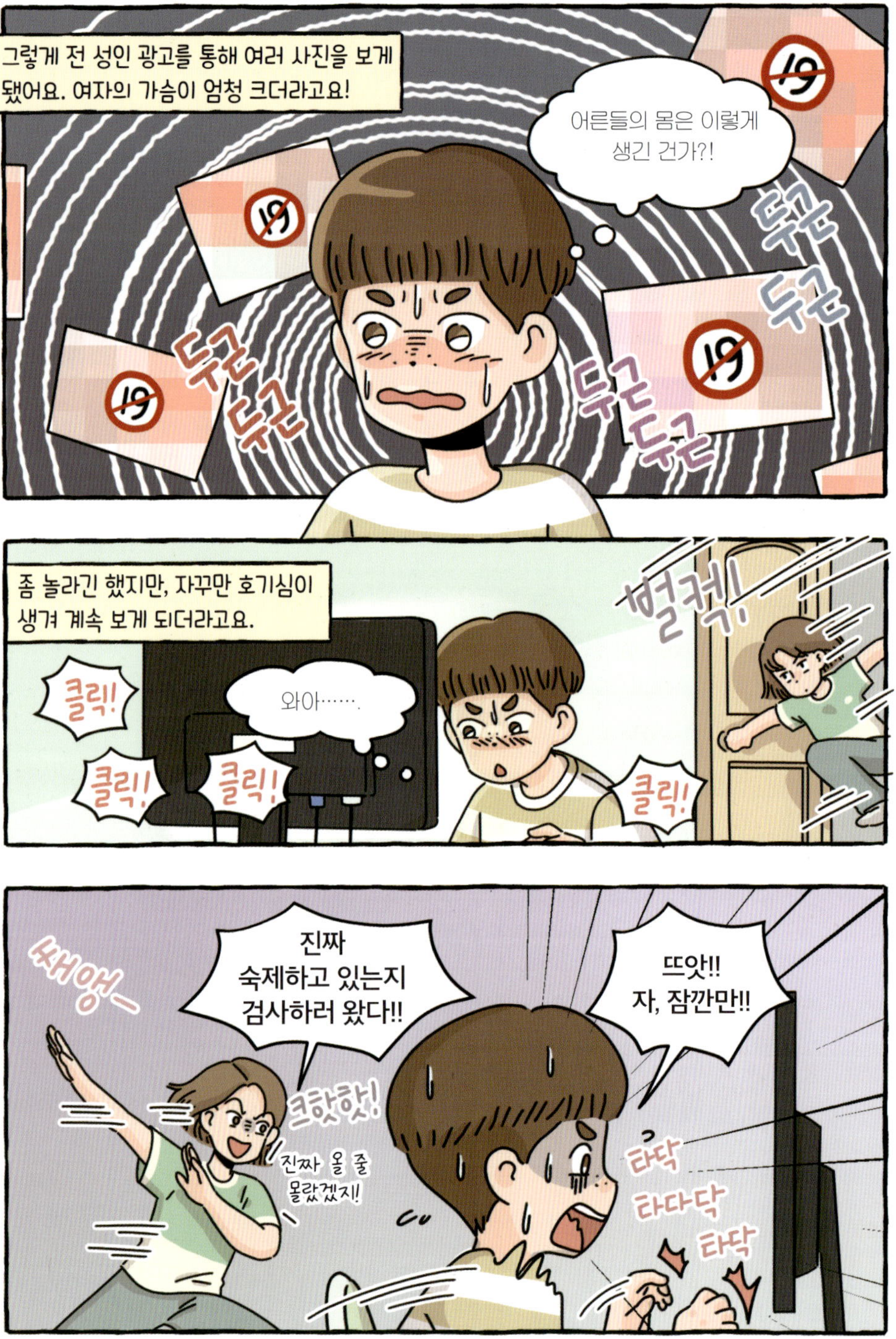

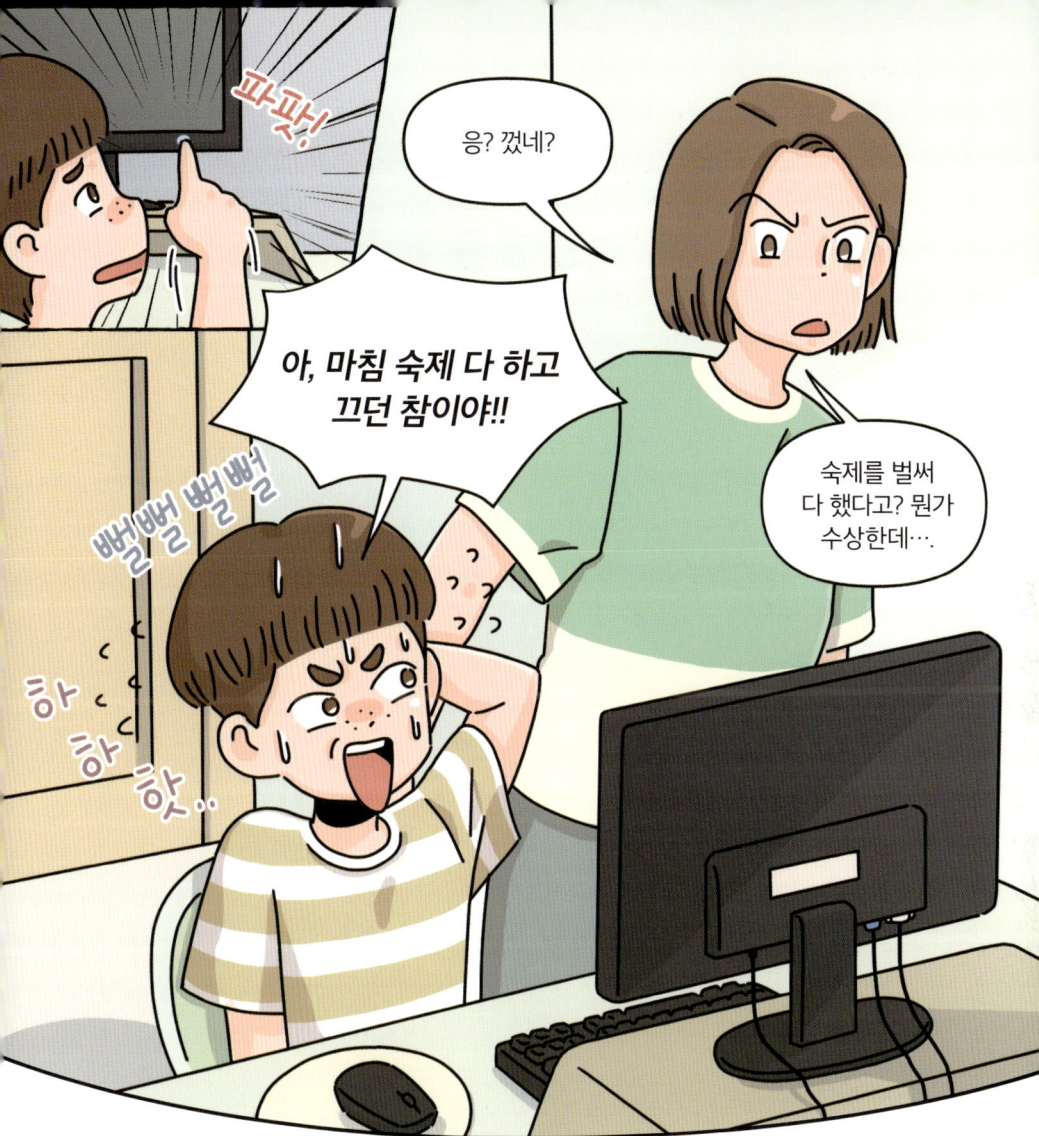

우연히 인터넷 광고를 눌렀는데, 그게 성인 사이트와 연결되어 있지 뭐예요? 그 사이트에는 엄청 야한 만화와 사진들이 많더라고요. 자꾸 호기심이 생기는데……, 계속 봐도 괜찮을까요?

성인 광고에 호기심이 생기는데 계속 봐도 될까요?

인터넷으로 숙제를 하다가 성인 광고를 보게 되었군요? 성을 소재로 한 글이나 영상, 사진, 광고물, 예술 작품 등을 '성 표현물'이라고 해요. 최근엔 인터넷 사이트나 애플리케이션 등 다양한 매체를 통해 성 표현물을 접하기 쉽지요. 성 표현물은 성을 다양한 각도로 생각해 볼 수 있는 기회를 제공하거나, 성적인 호기심을 해결하는 데 도움을 줄 수 있어요. 우리는 모두 성적인 것에 관심을 가질 수 있고, 성적인 욕구를 표현할 수 있는 존재예요. 그렇기 때문에 성 표현물에 관심이나 호기심을 가지는 것은 잘못된 것이 아니랍니다. 하지만 성 표현물에는 성에 대한 잘못된 인식을 심어 주거나 불편함을 느끼게 하는 콘텐츠도 많아요. 특히 여성의 가슴이나 엉덩이 등과 같은 신체 부위를 과장되게 표현하여 몸에 대한 잘못된 인식을 심어 주거나, 여성을 물건처럼 성적 대상화하는 경우도 많지요. 따라서 성 표현물을 볼 때는 보여지는 것들을 무조건 받아들이기보다는 잘못된 정보는 없는지, 과장된 상황은 아닌지, 또 누군가의 인권을 침해하는 요소들은 없는지 등 비판적으로 생각하는 자세가 필요하답니다.

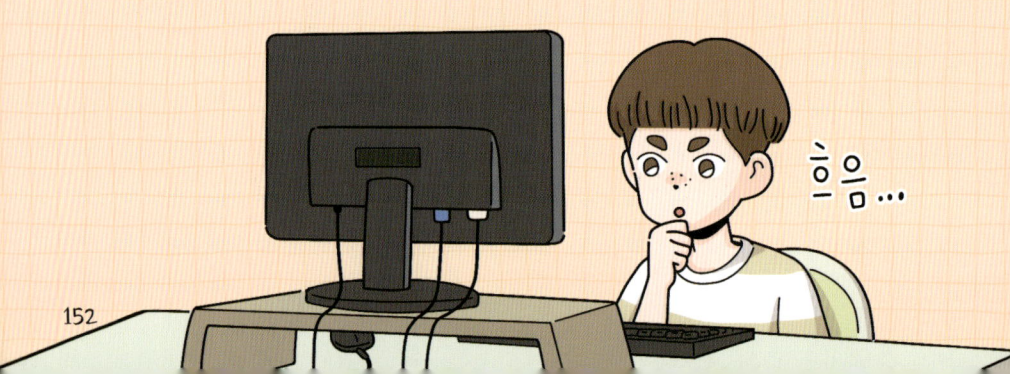

성 표현물은 왜 만드나요?

앞서 말했듯이 성 표현물이 모두 나쁜 것은 아니에요. 하지만 여성의 신체를 집중하여 촬영하거나 특정 신체 부위를 과장되게 표현한 성 표현물은, 여성의 몸을 상품화의 도구로 이용하여 경제적·상업적 이익을 얻기 위해 만들어져요. 특히 최근에는 어린이와 청소년이 등장하는 성 표현물이나, 당사자의 동의 없이 촬영한 불법 촬영물을 유료 사이트에 올리는 등 다른 사람의 인권을 침해하는 불법적인 성 표현물을 통해 경제적인 이득을 얻으려는 사람들이 늘어나고 있어요. 만약 지속적으로 이렇게 제작된 성 표현물을 이용한다면, 누군가의 인권은 지속적으로 침해될 거예요.

성적 대상화가 뭐예요?

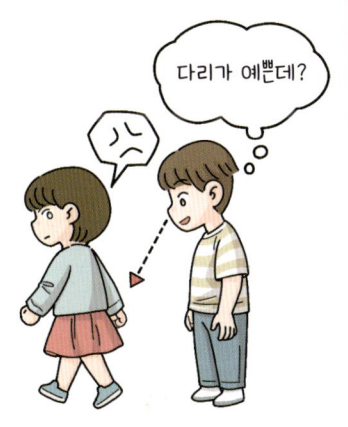

누군가를 그들의 인격이나 감정을 존중하지 않은 채, 개인의 성적 욕구를 충족하기 위한 도구로만 생각하는 것을 '성적 대상화'라고 해요. 성적 대상화가 되는 사람들은 주로 여성이나 아동, 청소년, 장애인 등처럼 신체적인 힘이 약하거나 권력이 약한 사람들이에요. 성적 대상화를 하는 방식은 아주 다양해요. 누군가의 신체를 뚫어지게 쳐다보거나 훑어보는 행위, 다른 사람의 외모를 희롱하고 평가하는 행위, 드라마나 게임, 광고 등에서 여성의 신체 부위를 노출하거나 과장하여 표현하는 것 등이 있지요. 성적 대상화는 나의 몸을 있는 그대로 인정하기보다 다른 사람들에게 보여지는 모습을 더욱 신경 쓰게 해요. 옷차림과 행동, 헤어스타일, 다이어트 등 일상의 많은 부분에 영향을 주지요. 예를 들면 누군가가 나의 다리를 훑어보거나 야하다고 생각할까 봐 짧은 치마를 입을 때 주저하게 되는 것처럼 말이에요. 이처럼 성적 대상화는 다른 사람의 인권을 존중하지 않는 행동이며 누군가의 삶에 큰 영향을 끼칠 수 있다는 것을 알아야 해요. 혹시라도 우리 사회에 누군가를 성적 대상화하는 영상이나 노래, 광고물 등이 있다면 이것들이 잘못된 일임을 알리는 것도 필요하답니다.

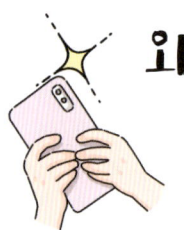

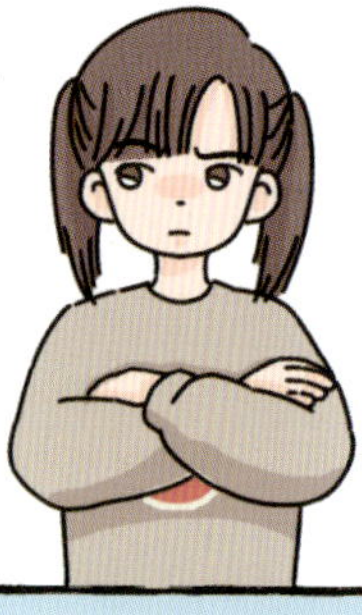

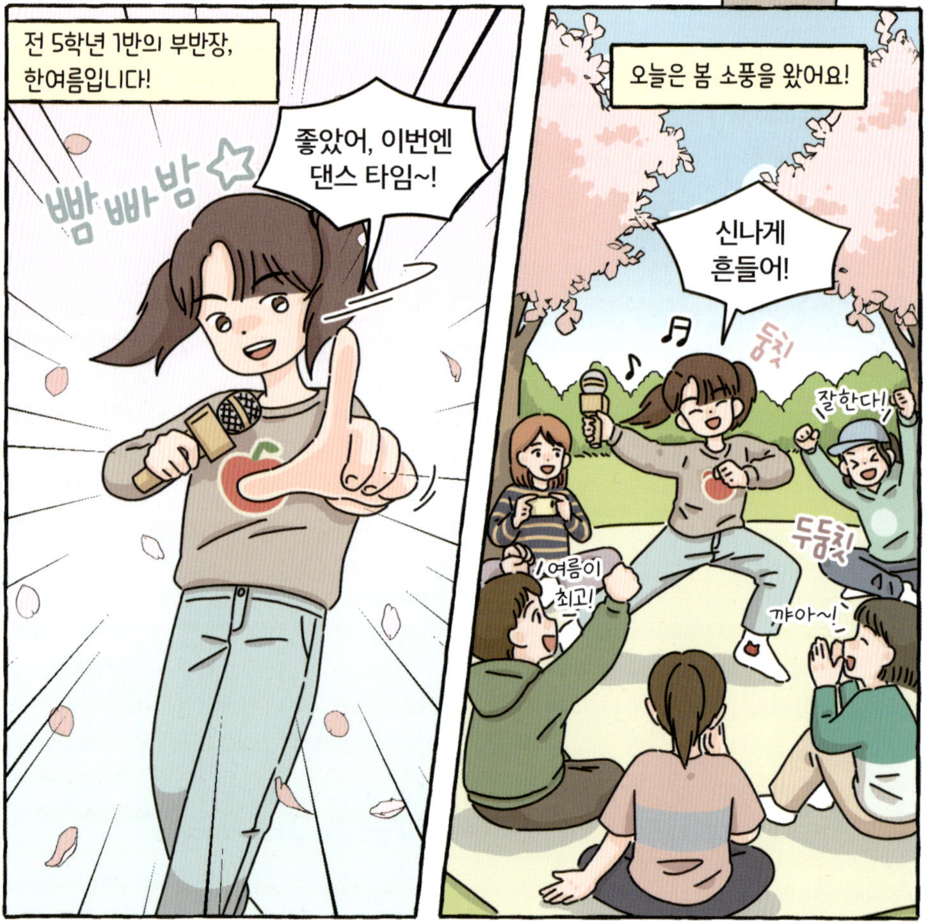

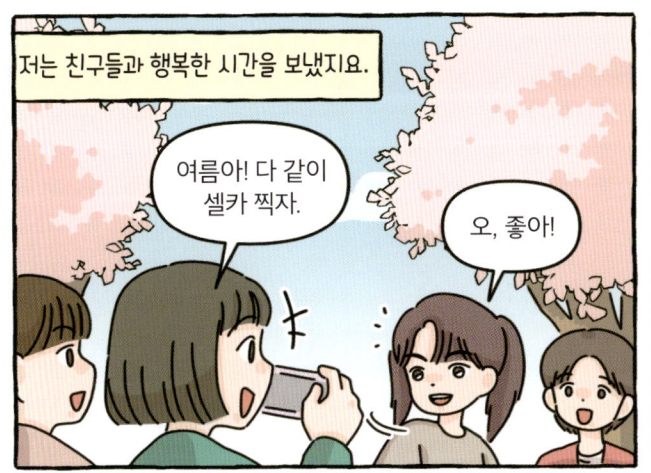
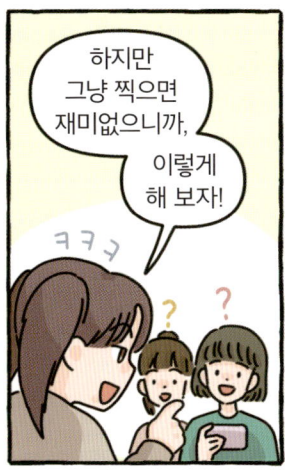
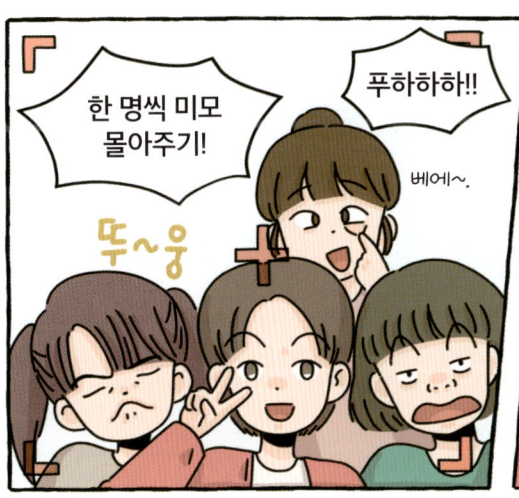
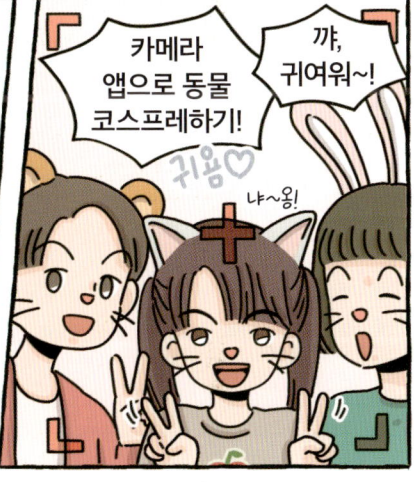
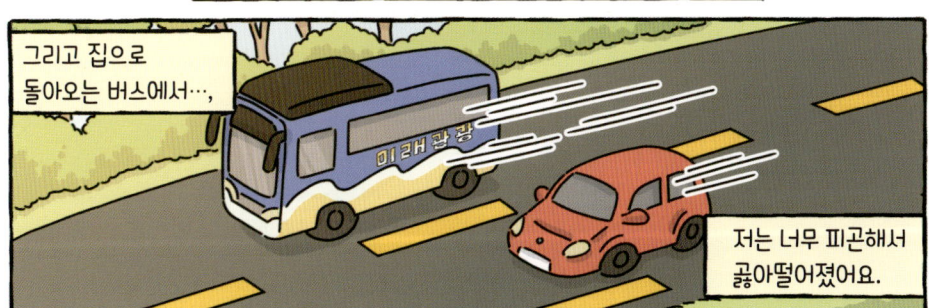

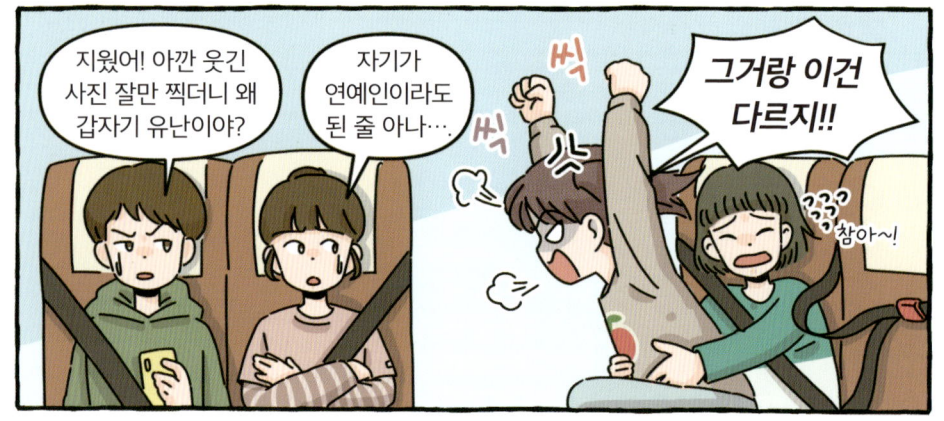

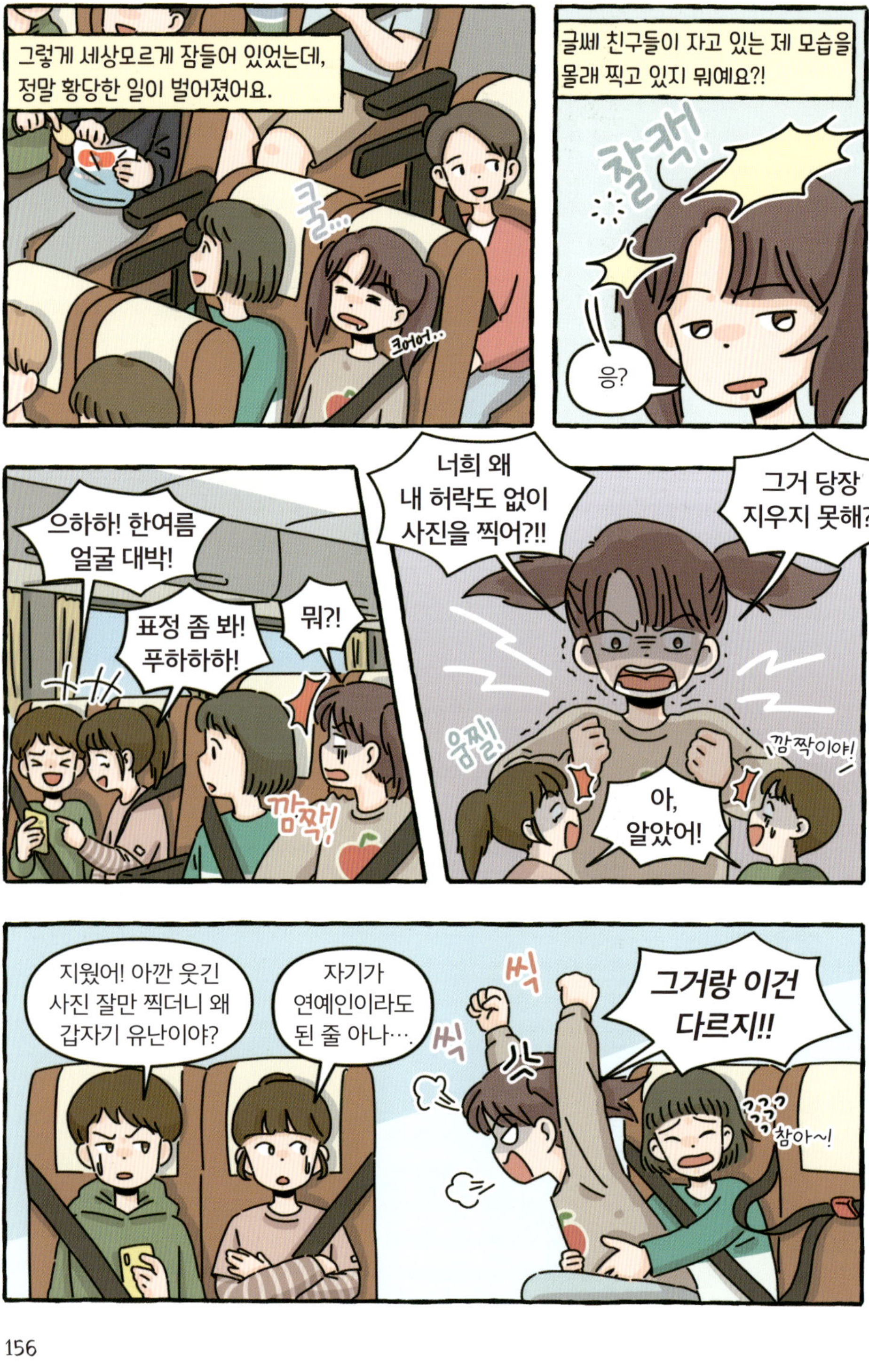

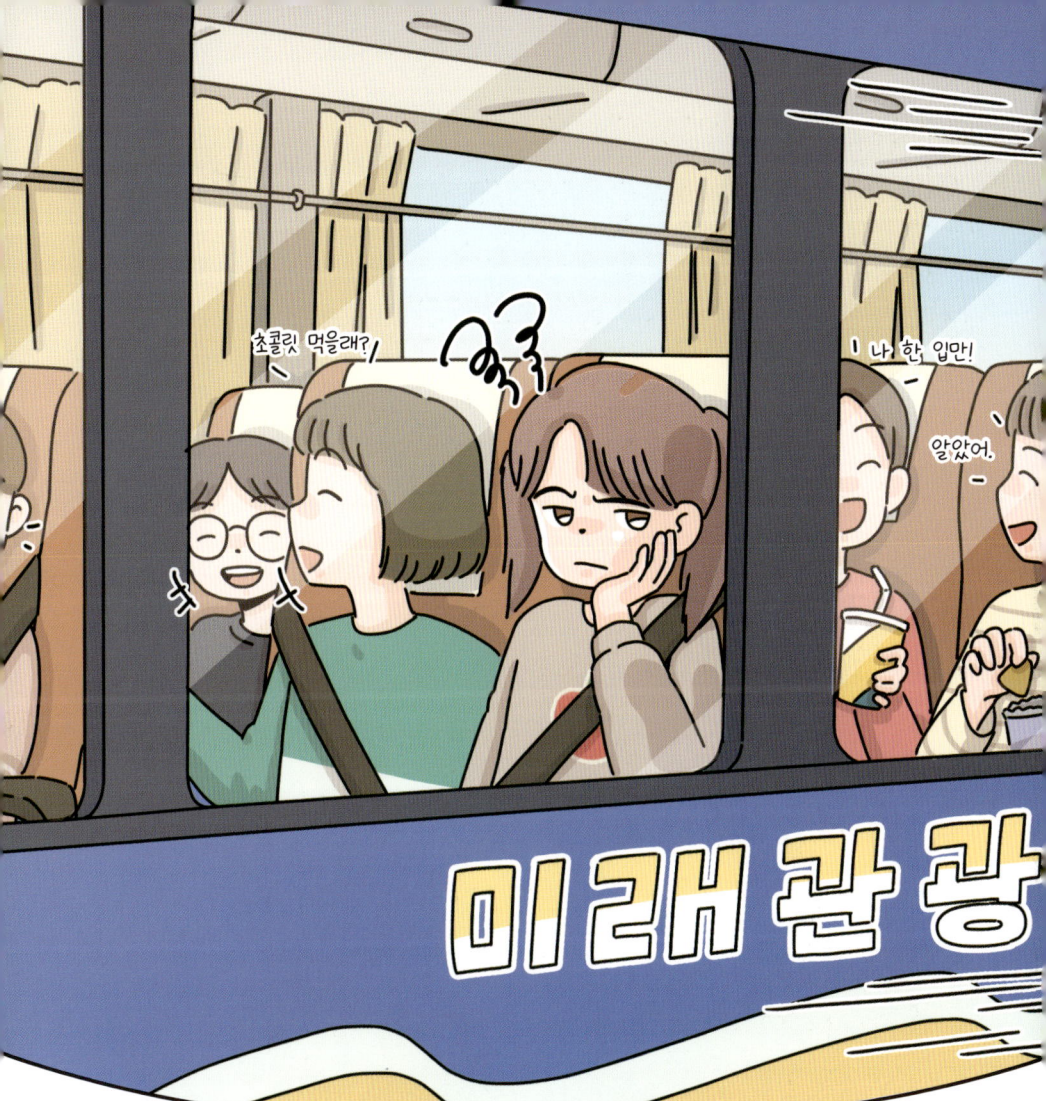

친구들이 제 사진을 몰래 찍어서 기분이 너무 나빴어요. 게다가 그 사진을 보고 낄낄거리는 거 있죠? 제가 평소 사진 찍는 걸 좋아하기는 하지만, 제 허락 없이 제 사진을 몰래 찍으면 안 되는 거 아닌가요?

몰래 사진 찍는 건 잘못된 행동 아닌가요?

자기도 모르는 사이에 사진이 찍혀 무척 당황스러웠겠어요. 아무리 친한 친구 사이일지라도, 또 그 행동이 단순한 장난일지라도 당사자의 동의 없이 사진을 촬영하는 것은 잘못된 행동이에요. 어느 신체 부위라도 당사자의 동의 없이 사진이나 동영상을 촬영·배포하는 것은 명백히 개인의 인권을 침해하는 행동이지요. 특히 최근에는 스마트폰의 발달로, 누구나 간편하게 사진과 동영상을 찍을 수 있어요. 그리고 그 사진과 동영상을 SNS에 올려 친구들과 공유하기도 하지요. 이를 통해 친구들과 즐거운 일상을 공유하고 정보를 빠르게 나눌 수 있으나, 프라이버시 침해나 사진과 영상의 악의적인 이용 등 다양한 문제가 발생하기도 합니다. 따라서 어느 때보다 서로의 프라이버시를 존중하고, 디지털 매체를 안전하게 이용하는 문화를 만들어 나가는 것이 중요한 때입니다.

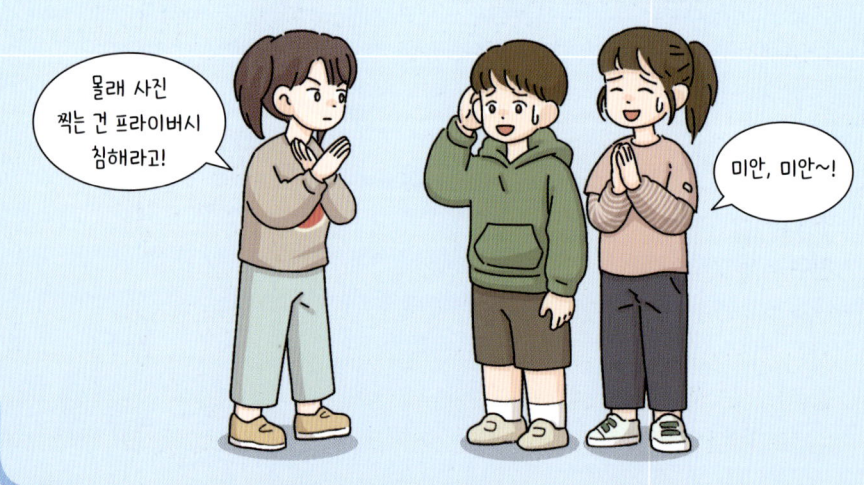

프라이버시가 뭐예요?

개인의 사생활 또는 그것을 남에게 간섭받지 않을 권리를 '프라이버시'라고 해요. 친구와 주고받은 비밀 이야기, 나만 알고 있는 신체적 특징 등 남에게 노출하고 싶지 않은 사적인 부분이 프라이버시에 해당되며, 이는 보호받아야 할 권리입니다. 가족이나 친구 등 아무리 가까운 관계일지라도 서로의 프라이버시는 존중받아야 해요. 물론 예외의 경우도 있어요. 예를 들면 내가 문제 상황에 노출되어 있다거나, 도움이 필요한 상황이라면 믿을 만한 어른이나 기관에 사적인 내용일지라도 빠르게 공유하고 도움을 요청해야 하지요.

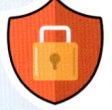

프라이버시(privacy)
'사람의 눈을 피한다'는 뜻의 라틴어에서 유래되었어요.

프라이버시를 지켜요!

오늘날 우리는 소셜 네트워크 서비스(SNS)와 동영상 공유 서비스 등 다양한 인터넷 매체를 통해 스스로를 자유롭게 표현하고, 타인과 쉽게 소통할 수 있는 시대를 살아가고 있습니다. 그만큼 사적인 정보도 쉽게 공유될 수 있고, 공유된 사적인 정보는 범죄 등에 악용될 가능성도 있지요. 따라서 연락처나 주소, 학교, 취미 등 사적인 정보 유출에 대한 경계를 게을리해서는 안 됩니다. 또 만약 친구의 사적인 정보가 의도치 않게 인터넷 매체에서 공유되고 있다면, 친구의 지지자가 되어 그 정보를 적극적으로 보호해 주세요. 평등하고 안전한 디지털 문화를 만들어 나가기 위해선 모두의 노력이 필요하답니다.

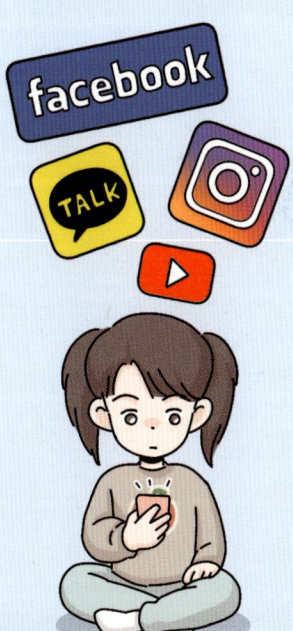

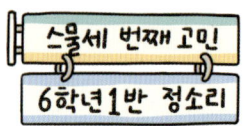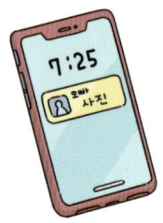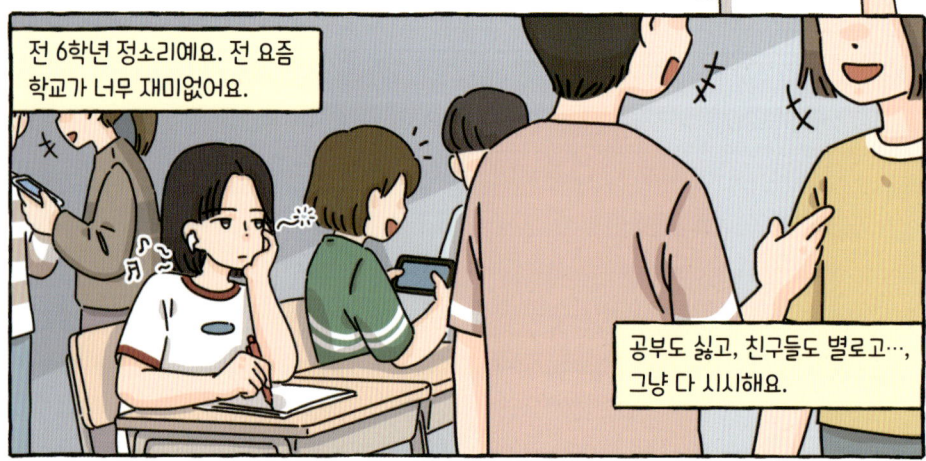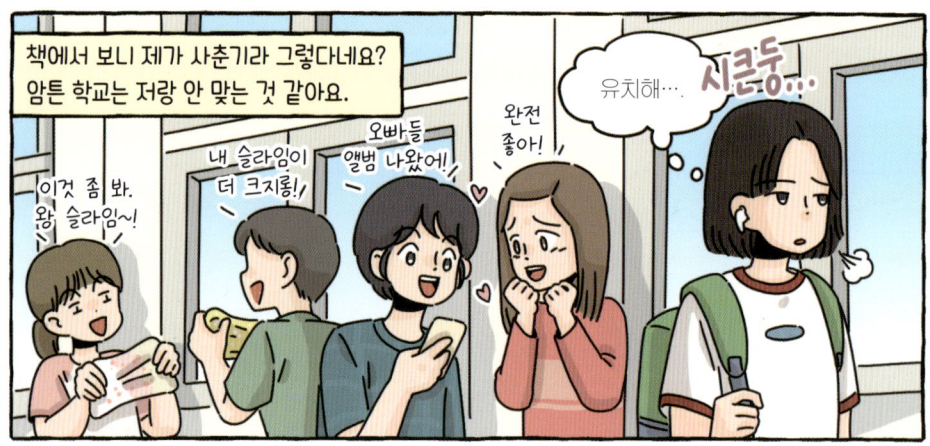

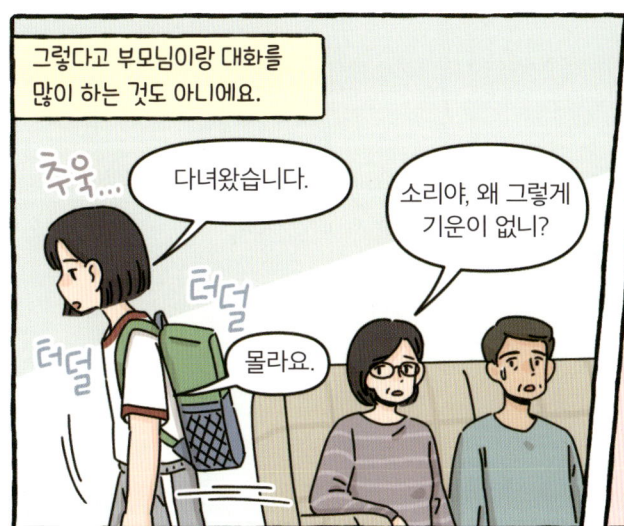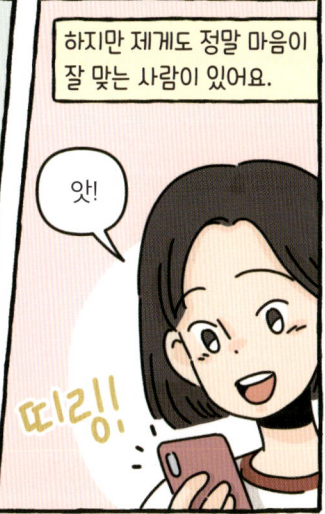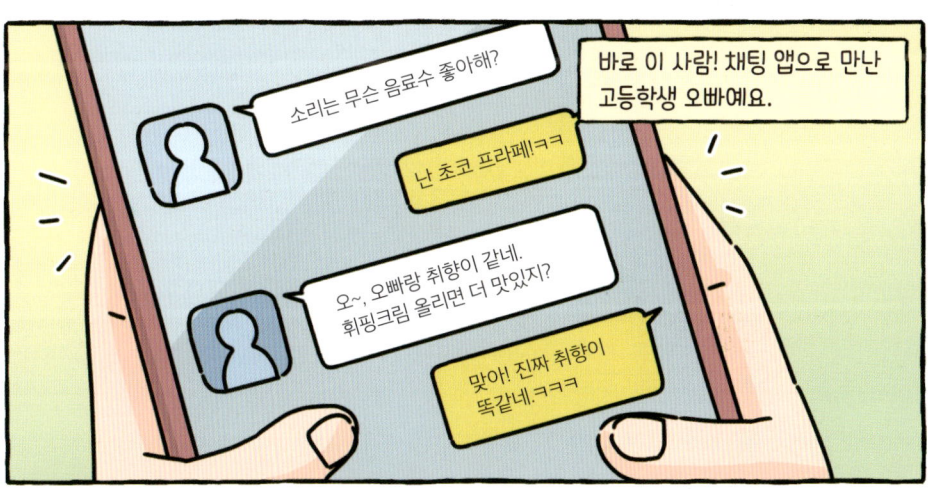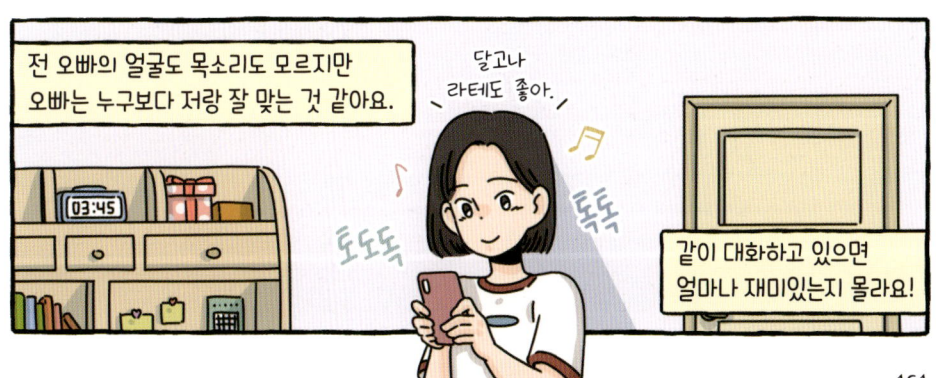

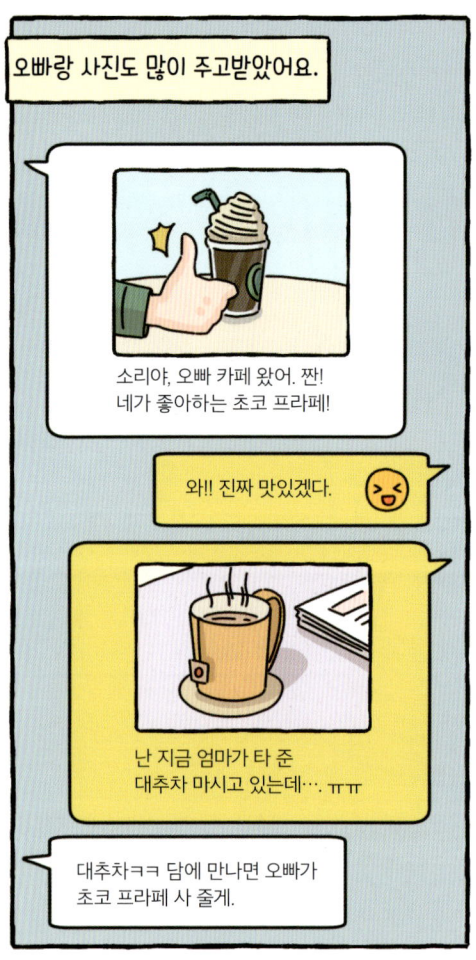
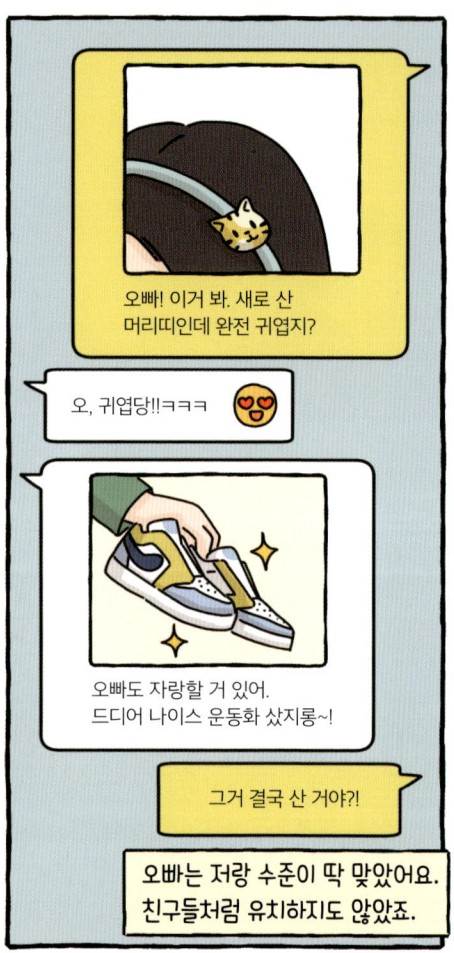
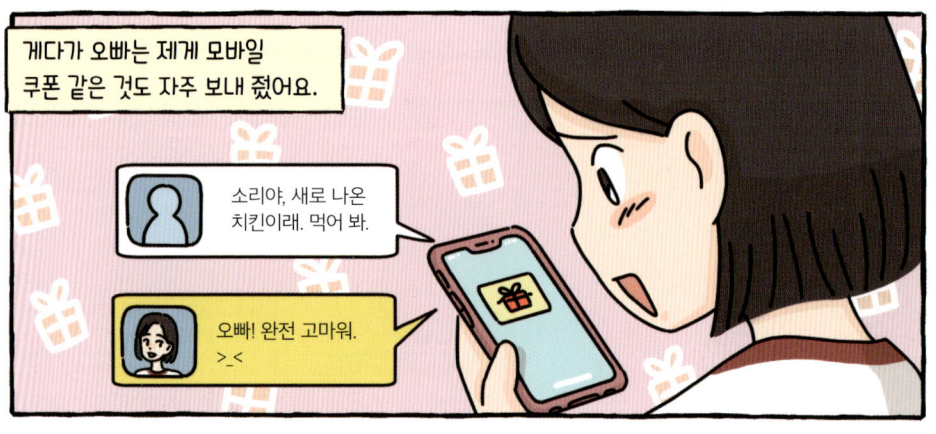

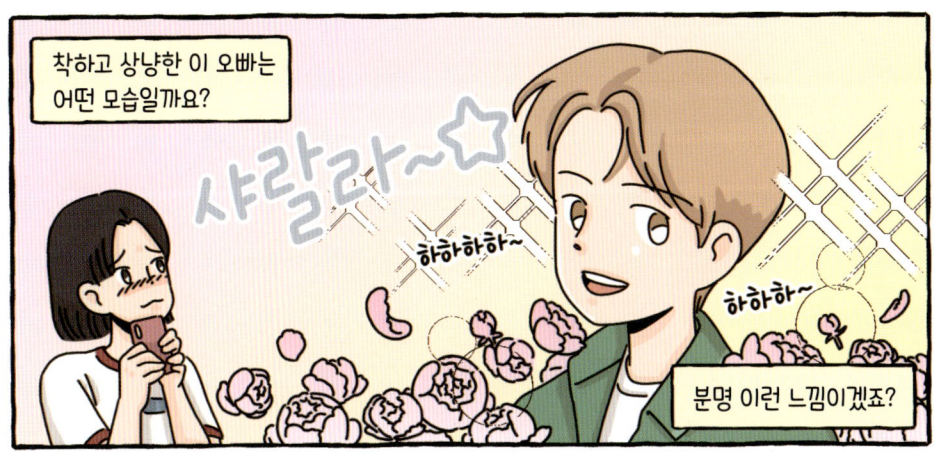
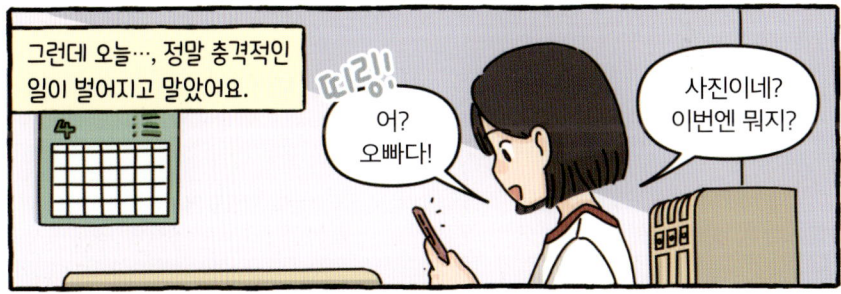
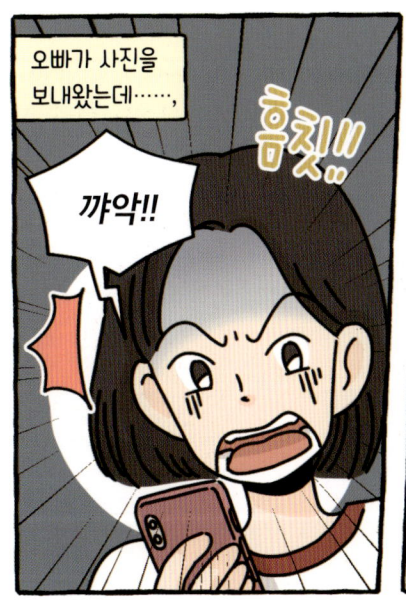
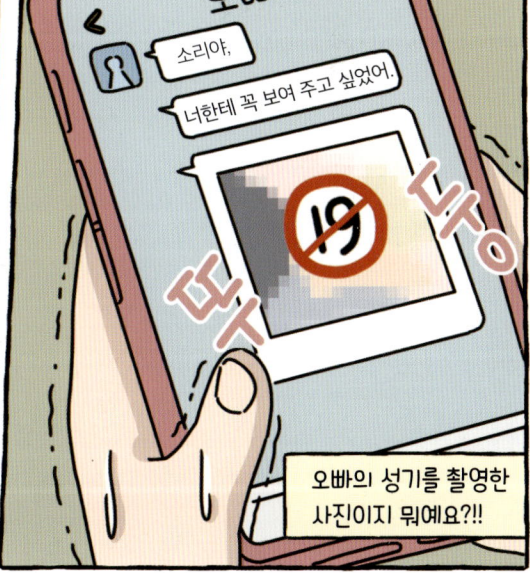

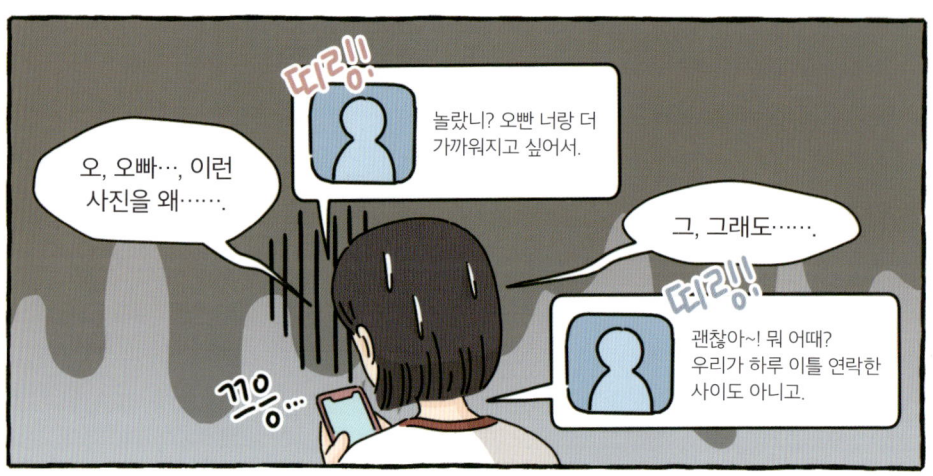
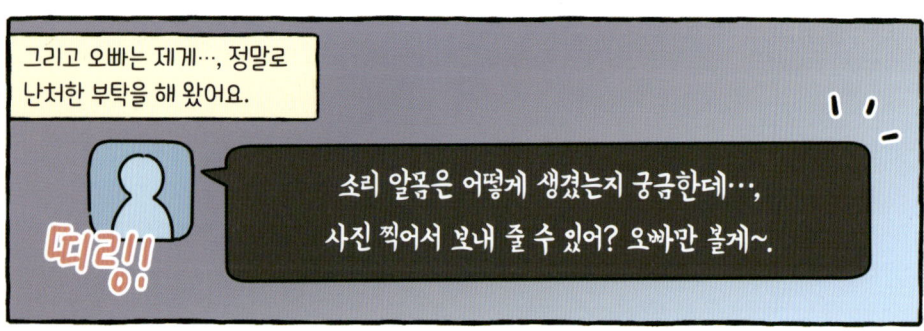
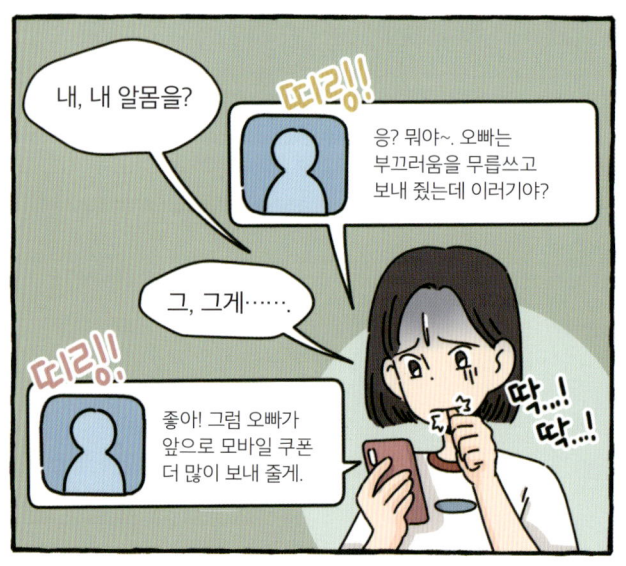
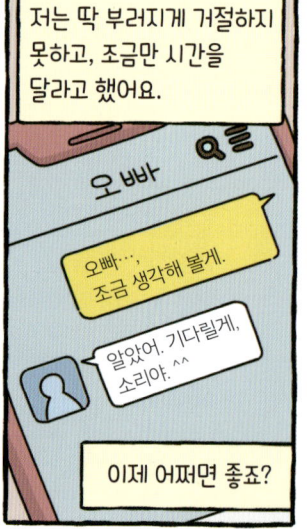

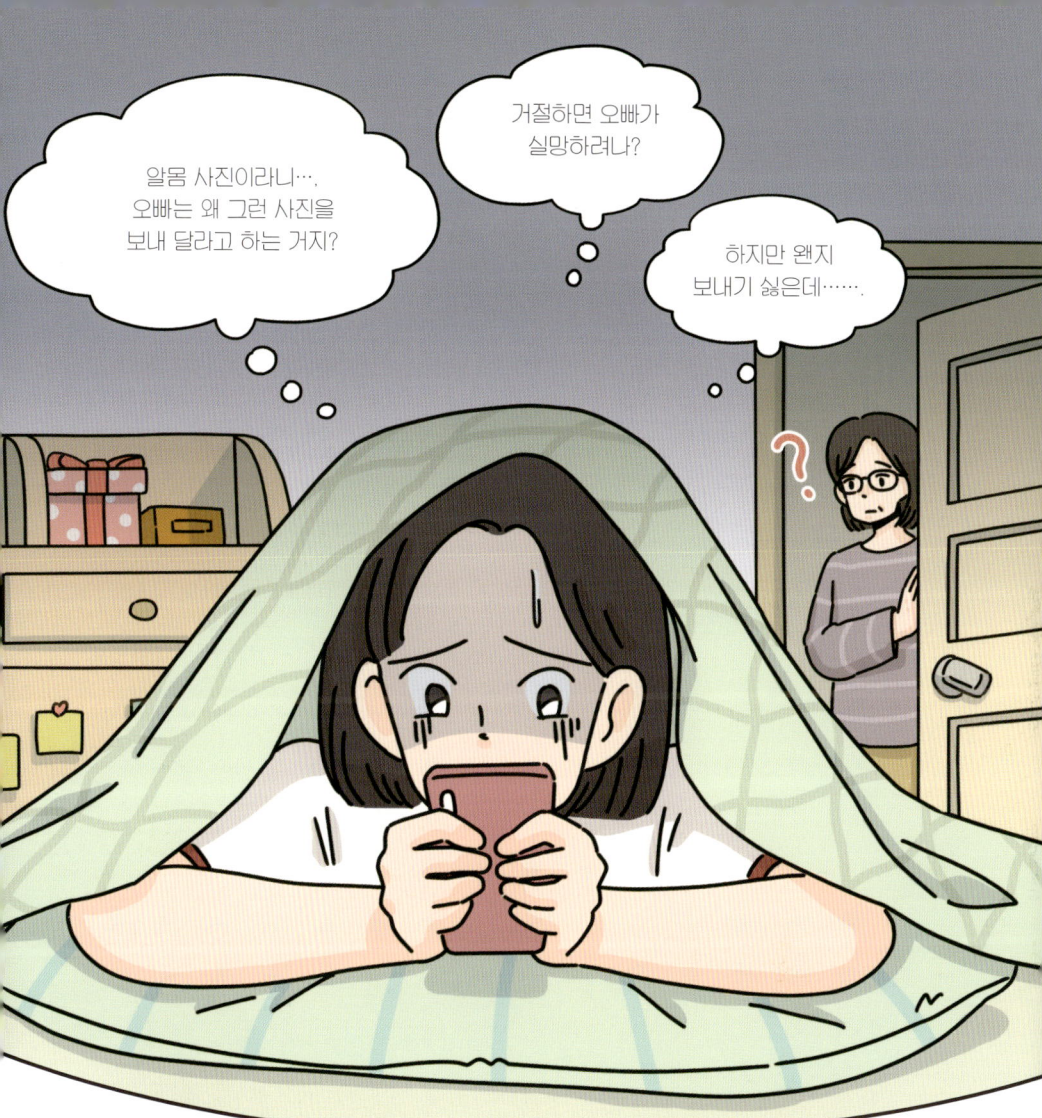

최근 채팅 앱으로 알게 된 고등학생 오빠가 있어요. 저랑 꽤 친해졌는데, 갑자기 자기 성기 사진을 보내더니, 제 알몸 사진도 보내 달래요. 어쩌죠? 제 알몸 사진을 보내 줘도 괜찮을까요?

알몸 사진을 주고받아도 될까요?

채팅 앱을 통해 친해진 오빠가 SNS로 자기의 성기 사진을 보내고, 알몸 사진을 요구하다니 무척 당황스러웠겠어요. 갑작스럽게 자기 신체 사진을 보내거나, 상대방의 신체 사진을 공유받기 바라는 것은 잘못된 행동이에요. 그리고 아무리 친밀한 관계라고 해도 이러한 성적인 요구에 반드시 응해야 할 의무는 없어요. 또한 타인과 공유한 사적인 사진이나 영상은 언제든 외부로 유출될 가능성이 있기 때문에 주의해야 합니다. 상대방의 성적인 요구에 물음표가 떠올랐다면 내 마음속에 귀를 기울여 보세요. 충동적으로 요구에 응하지 말고, 내가 진정으로 원하는 성적 관심이나 행동이 무엇인지 스스로 생각해 보세요. 그리고 상대방의 요구에 불쾌하거나 불안한 마음이 든다면 그 요구는 받아들이지 말아야 합니다. 만약 내가 거절 의사를 표현했을 때, 상대방이 언짢아하거나 둘 사이의 관계를 끊어 내려 한다면 이는 건강한 관계로 보기 어려워요. 건강한 관계라면 친밀함을 이유로 불쾌한 행동을 하도록 강요하거나 설득하지 않을 거예요.

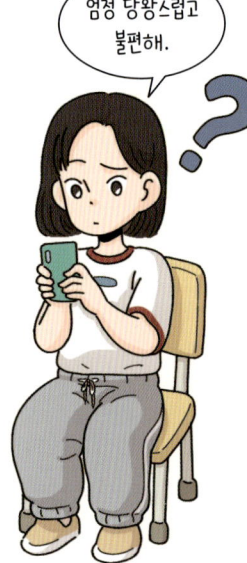

그루밍 성범죄가 뭐예요?

그루밍 성범죄란 상대방과 돈독한 관계를 맺거나 호감을 얻은 후 성폭력을 가하는 것을 말해요. 주로 아동이나 청소년들을 대상으로 이루어지며, 그 과정이 명확하게 구분되지는 않지만 대체로 아래와 같은 과정으로 범죄가 진행됩니다. 우선 가해자는 따뜻한 말과 행동으로 피해자의 호감과 신뢰를 얻어요. 그런 다음 피해자가 필요로 하는 것을 선물하며 피해자의 욕구를 충족시키지요. 이후 가해자는 피해자를 주변 관계에서 차츰 고립시키다가, 성적인 접촉을 요구하거나 성폭력을 가합니다. 그리고 피해 사실을 주변에게 알리겠다거나, 관계를 계속 유지하고 싶다는 등의 협박과 회유를 통해 성적인 관계를 유지하려고 하지요. 가해자가 나와 아주 친하거나 내게 소중한 사람일 수 있기 때문에 그루밍 성범죄인지 아닌지 판단하기 어려울 수 있어요. 그러나 진정으로 신뢰할 수 있는 사람은 친하거나 선물을 사 줬다는 이유로 성적인 요구를 하지 않을 거예요. 만약 조금이라도 두렵거나 불편한 마음이 든다면 신뢰할 수 있는 주변 어른이나 아동·청소년 전문 기관에 도움을 요청하세요.

> 선물이야.

성적 자기 결정권을 지켜요

자신의 의지나 판단에 따라 자율적으로 책임 있게 성적 행동을 결정하고, 선택할 수 있도록 보장받을 권리를 '성적 자기 결정권'이라고 해요. 그러나 성적 자기 결정권이 있다고 해서, 내가 원하는 대로 행동할 수 있는 것은 아닙니다. 나의 권리를 내세워 타인의 권리를 무시하거나 침해한다면 그것은 성적 자기 결정권을 존중하는 것이 아니지요. 우리 모두에게는 불편한 행동에 대해 거부할 권리가 있어요. 누군가 내가 원하지 않는 방법으로 성적 관심을 드러내거나, 동의하지 않은 성 행동을 억지로 하려고 한다면 그것은 폭력이며, 성적 자기 결정권을 침해하는 것입니다.

> 서로의 성적 자기 결정권을 존중해야 해.

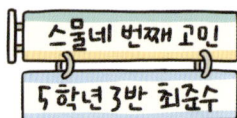

스물네 번째 고민
5학년 3반 최준수

난 보고 싶지 않은데······.

자, 수업 끝! 다음 시간까지 조별 숙제 해 오는 거 잊지 마.

네~!

전 최준수라고 해요. 학원 조별 숙제는 항상 삼총사가 함께해요.

준수야, 이번에도 숙제 같이할 거지?

당연하지! 이따가 단톡방에서 만나자.

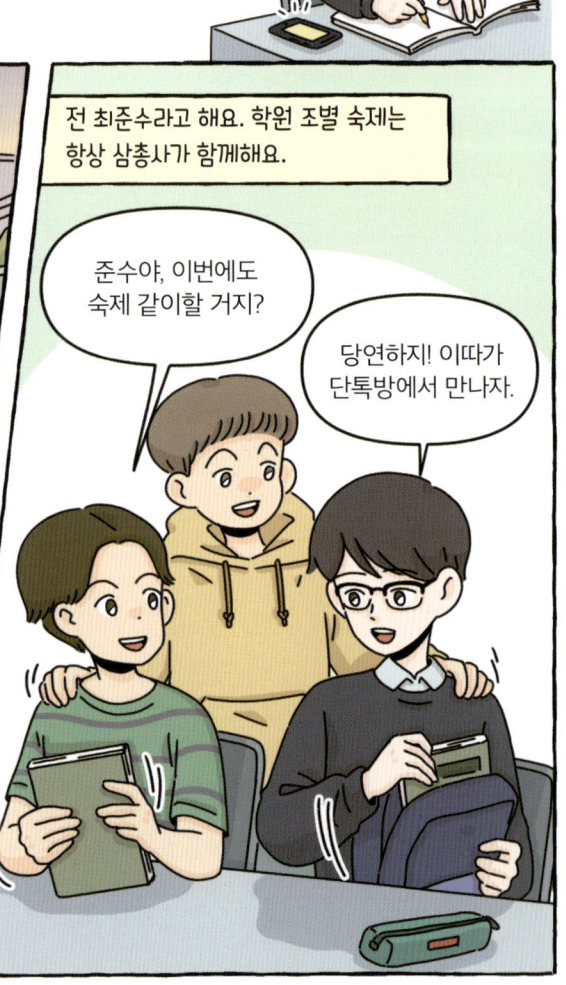

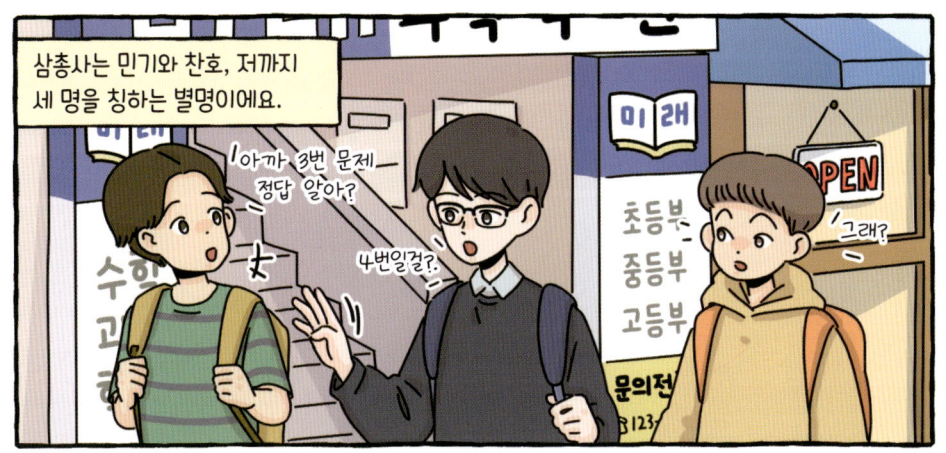
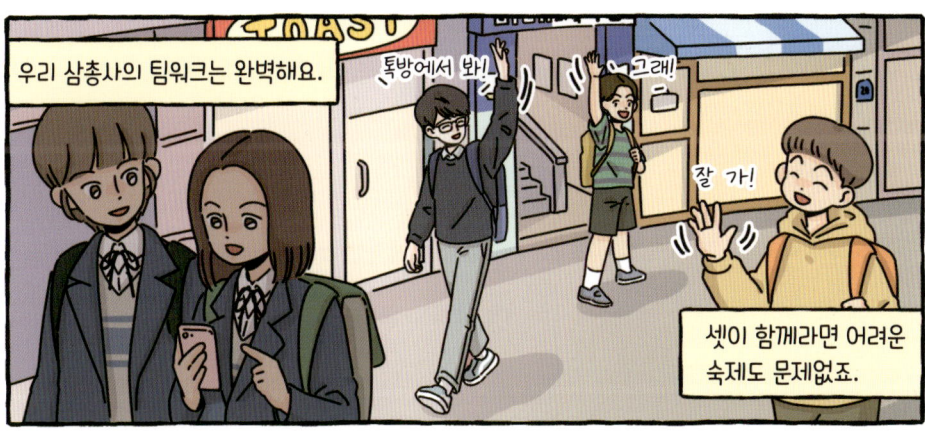
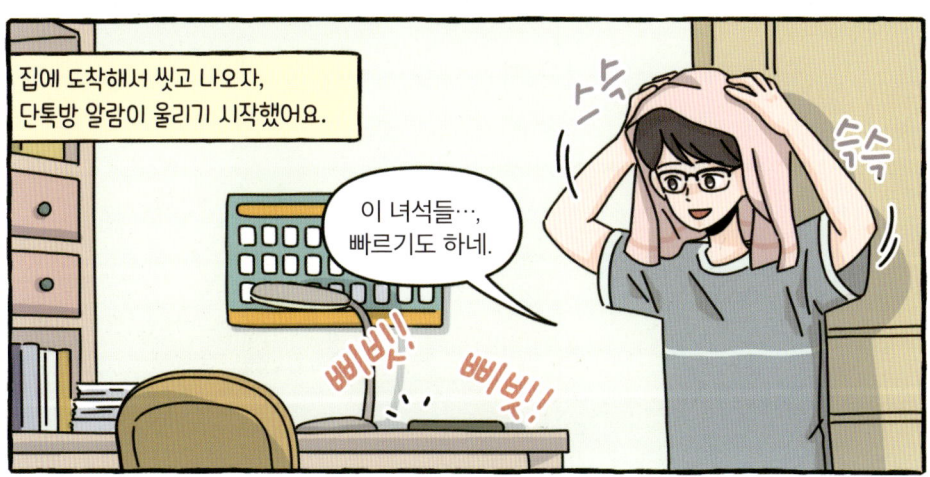

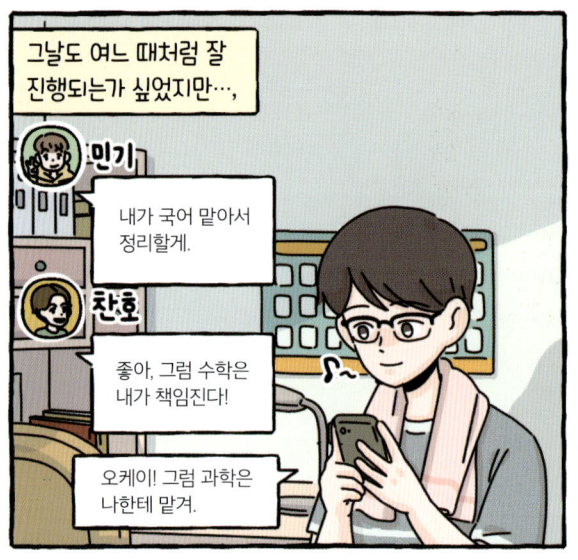
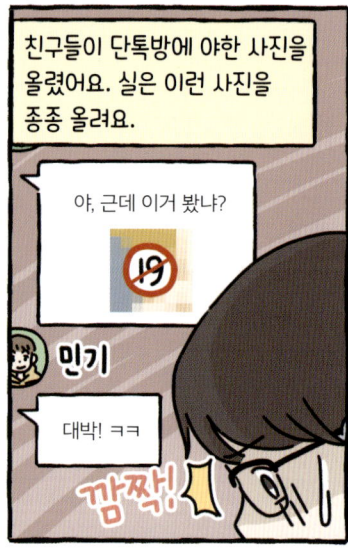
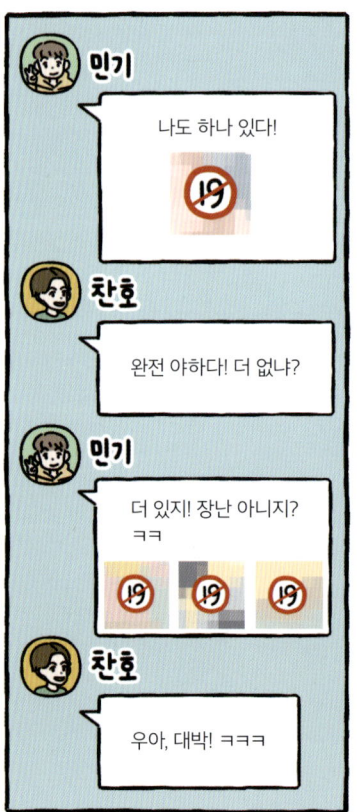
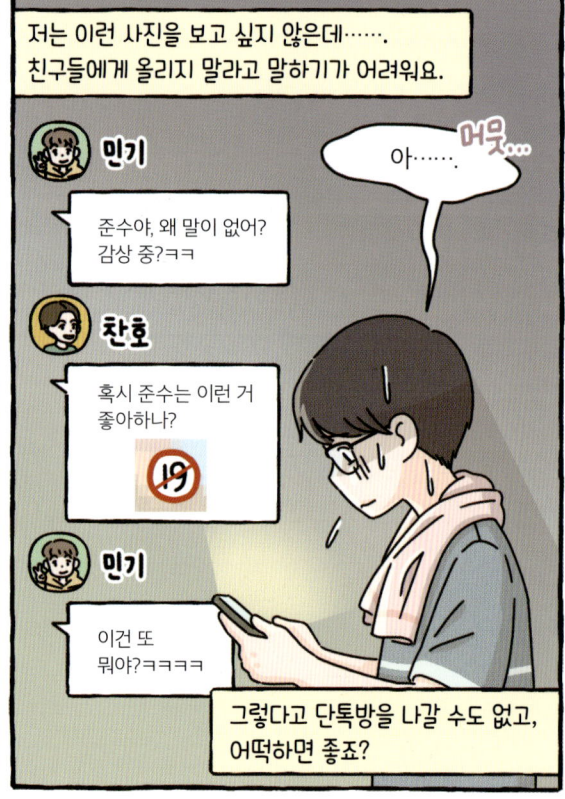

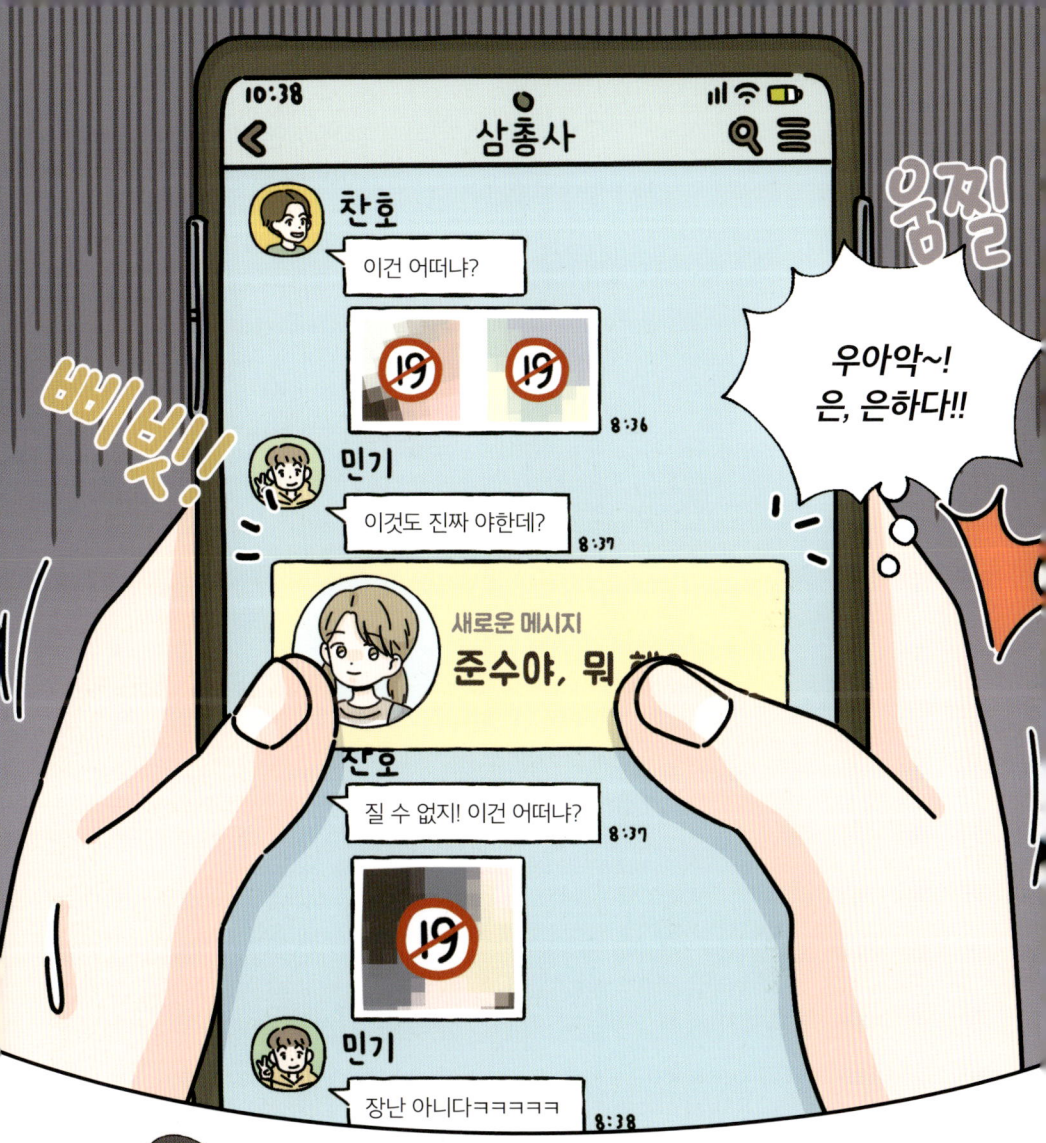

친구들이 단톡방에 자꾸 야한 사진을 올려요. 다들 좋아하는 것 같은데 저는 그런 사진을 보는 게 싫어요. 그렇다고 단톡방을 나갈 수도 없고……. 정말 어떻게 해야 할지 고민이에요.

친구가 단톡방에 자꾸 불편한 사진을 올려요

 단체로 대화를 나누는 메신저 공간에서 친구가 올린 사진 때문에 불쾌함을 느꼈군요. 같은 사진을 보고도 사람마다 느끼는 감정이나 생각은 달라요. 그렇기 때문에 친구들과 생각이 다르다고 해서 예민한 것이 아니지요. 오히려 다른 사람을 불쾌하게 할 수도 있는 사진을 단톡방에 올리는 것이야말로 다른 사람을 존중하지 않은 행동이에요. 단톡방에서 다른 사람을 불편하게 할 수 있는 말이나 사진, 동영상 등을 공유해서는 안 돼요. 특히 다른 사람의 신체 부위가 노출되거나 묘사되어 있는 사진이나 영상일 경우, 불법으로 촬영되었을 가능성이 있기 때문에 더욱 민감성을 가져야 해요. 친구들끼리 다른 사람의 사진을 주고받고, 그것에 대해 이야기 나누는 것을 "우리끼리인데 뭐 어때?"라며 가볍게 생각하는 경우도 있는데, 친구 사이라고 하더라도 성적인 불편함을 줄 수 있고, 폭력이 될 수 있다는 사실을 명심해야 해요. 친구들과 단톡방에서 이야기를 나눌 때 내가 하는 말과 공유하는 콘텐츠가 다른 사람의 인권을 침해하고 있는 것은 아닌지, 다시 한 번 살펴보고 상대방을 배려하는 태도를 갖추는 것이 중요하답니다.

서로 존중하는 단톡방 만들기

모두가 존중받고 행복한 단톡방을 만들기 위해서 다음과 같은 방법을 시행해 보는 건 어떨까요?

😊 단톡방 규칙 만들기

- 다른 사람의 얼굴, 몸매 평가하지 않기
- 누군가 불편할 수 있는 사진 보내지 않기

😠 단톡방에서 불편한 사진이 올라온다면?

- 친구에게 잘못된 행동임을 전달하기
- 나와 마음이 맞는 다른 친구와 이야기 나눈 후 그만해 달라고 함께 말해 보기
- 지속적으로 불편한 사진을 올린다면 주변 어른에게 도움 요청하기

😢 도움을 요청할 때는?

- 단톡방 캡처 및 내용 저장하기
- 피해자 사진이 유출되지 않도록 배려하기

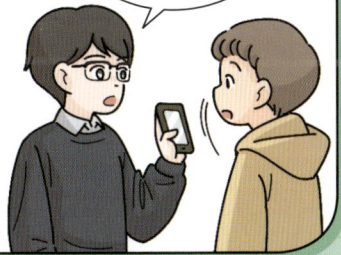

나 사실 이런 사진 보는 거 불편해.

도움이 되는 목격자 되기

'나 혼자만 불편한 건 아닐까?', '괜히 친한 사이인데 내가 불편하다고 했다가 멀어지는 것은 아닐까?'라는 걱정 때문에 친구의 행동이 잘못된 것을 알면서도 눈치를 보거나 말을 못 하고 참는 경우들이 있어요. 그러나 친구와 평화롭고 즐거운 관계를 오래 유지하기 위해서는 친구의 행동이 잘못된 것임을 이야기해 줄 필요가 있답니다.

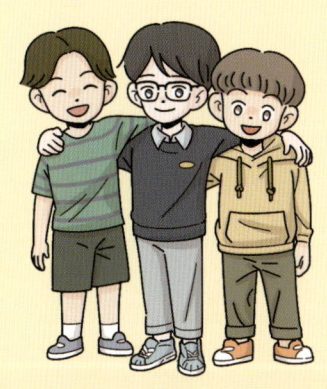

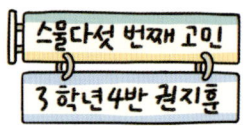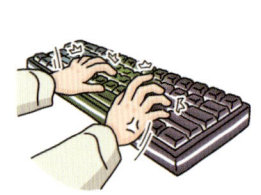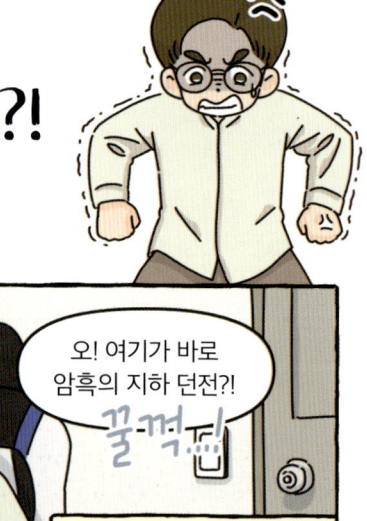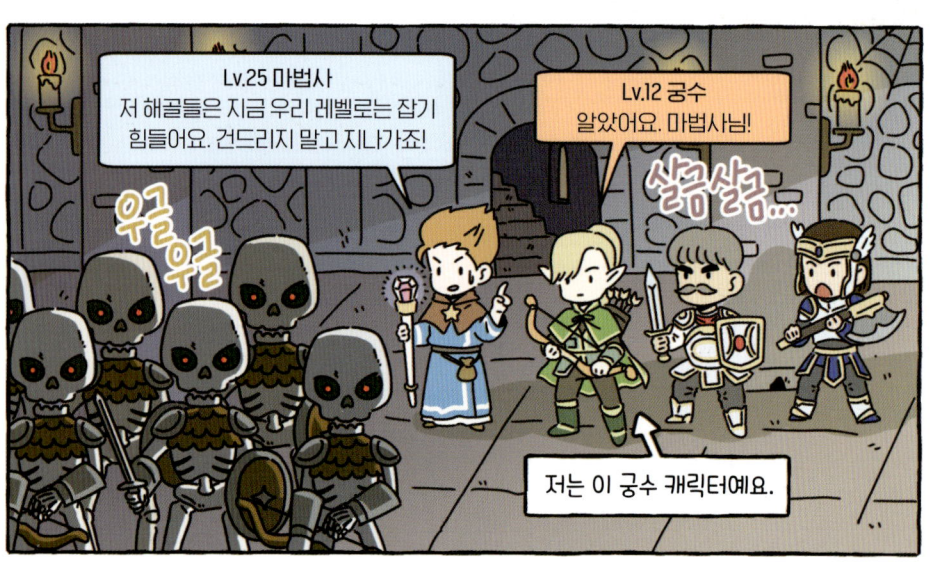

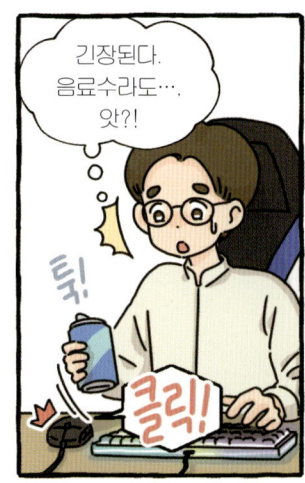
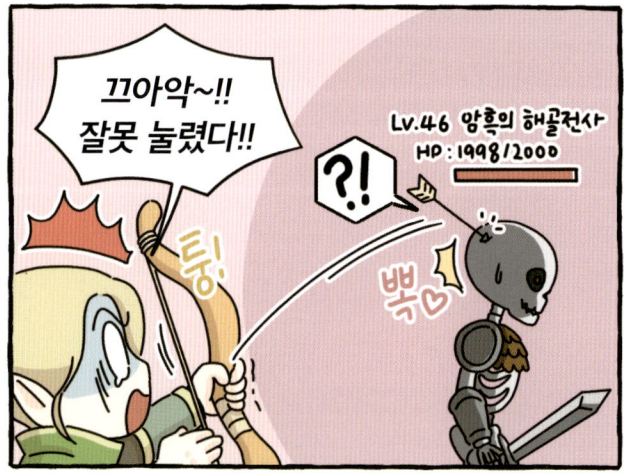
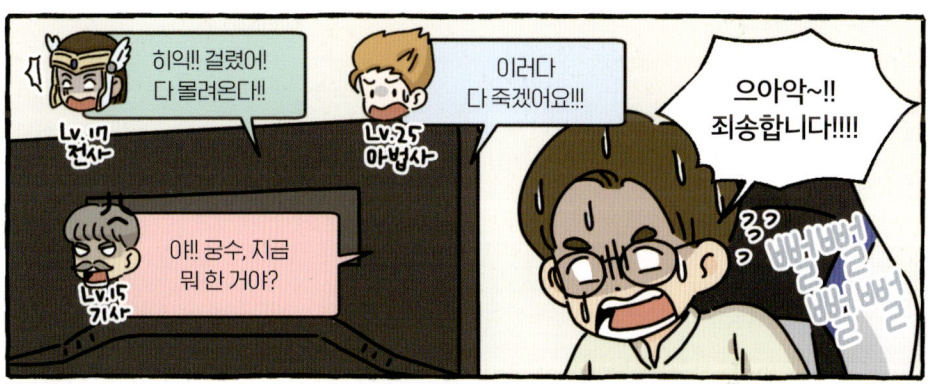
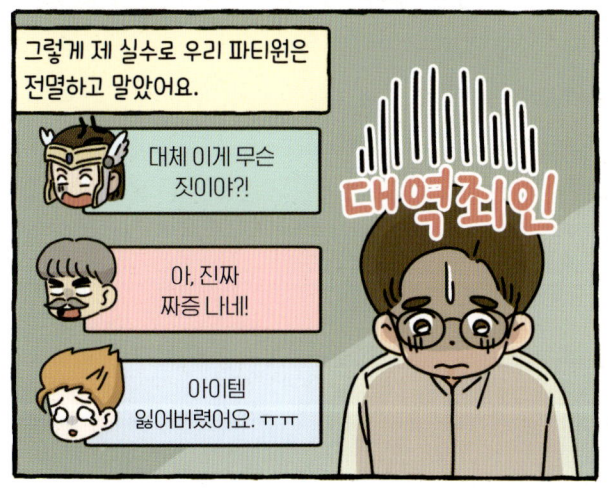
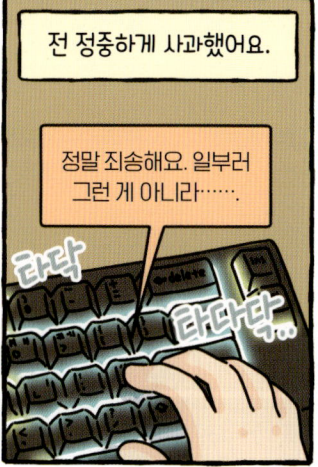

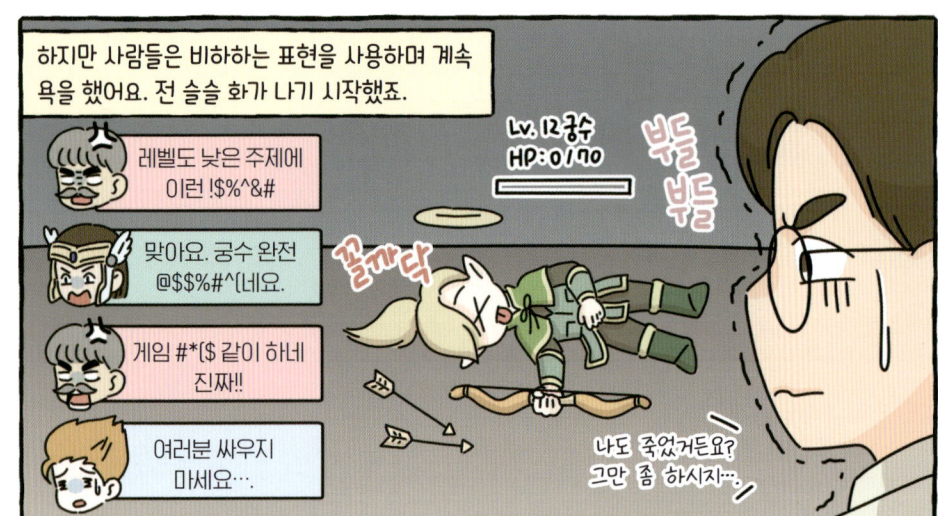

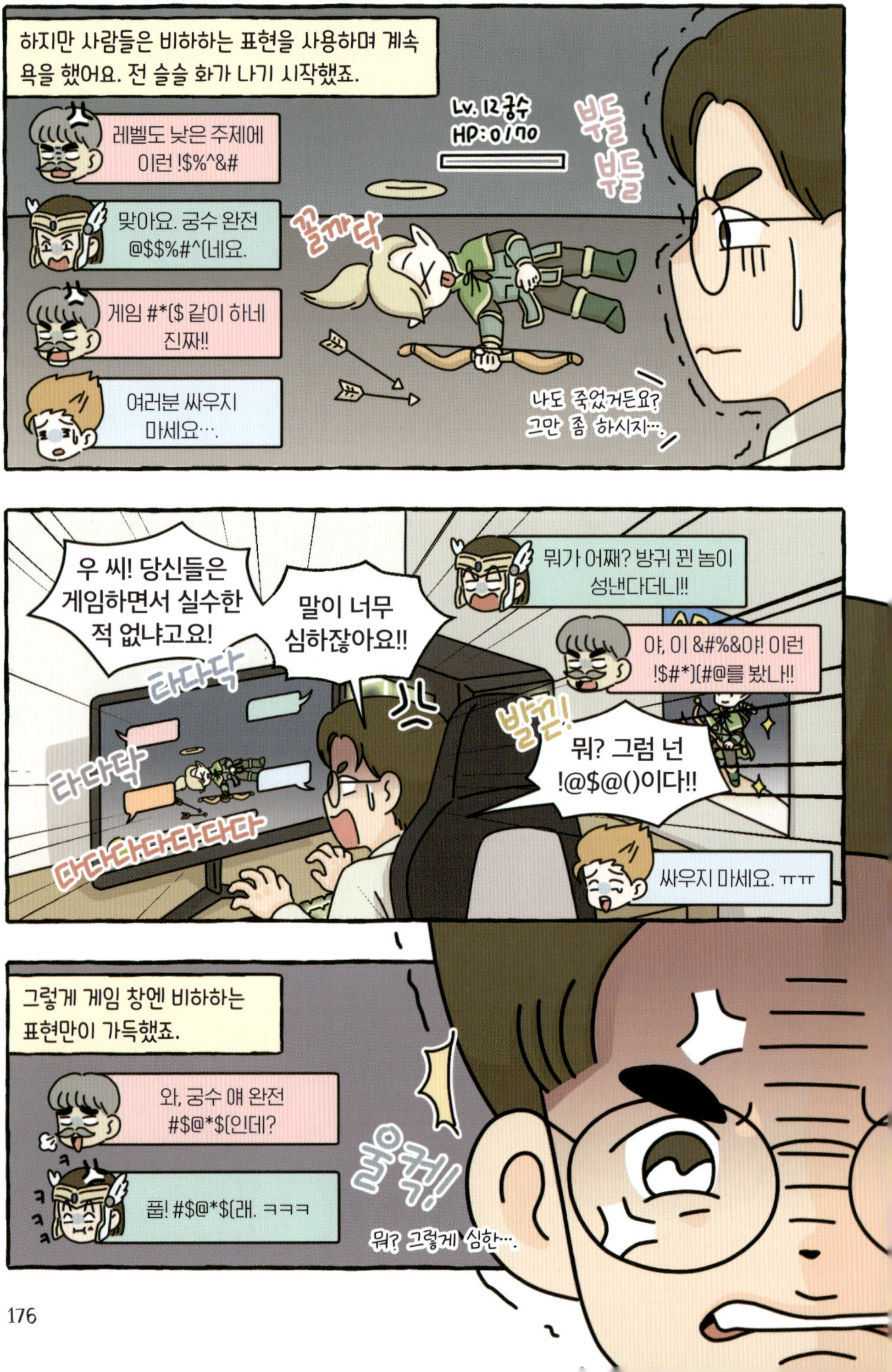

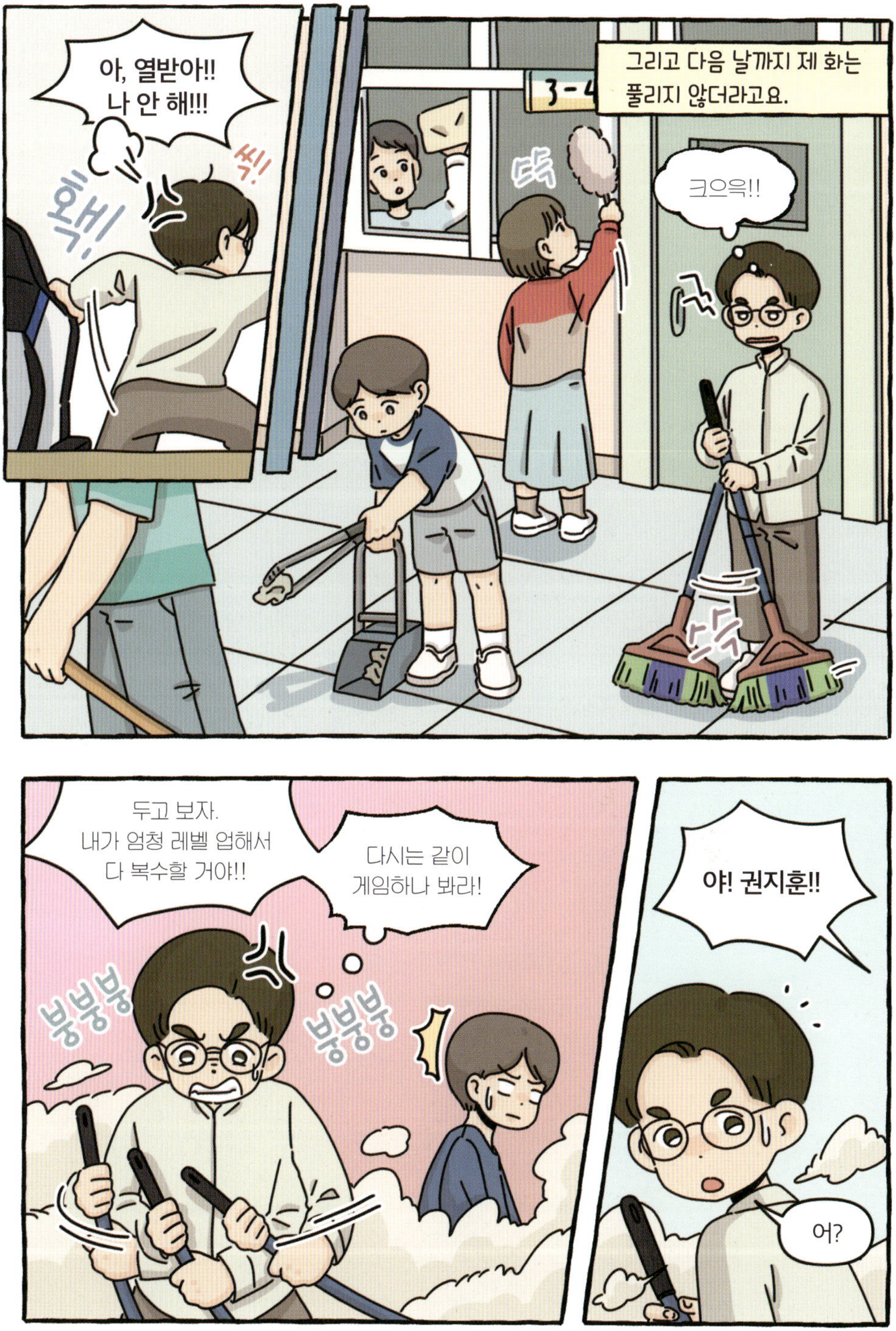

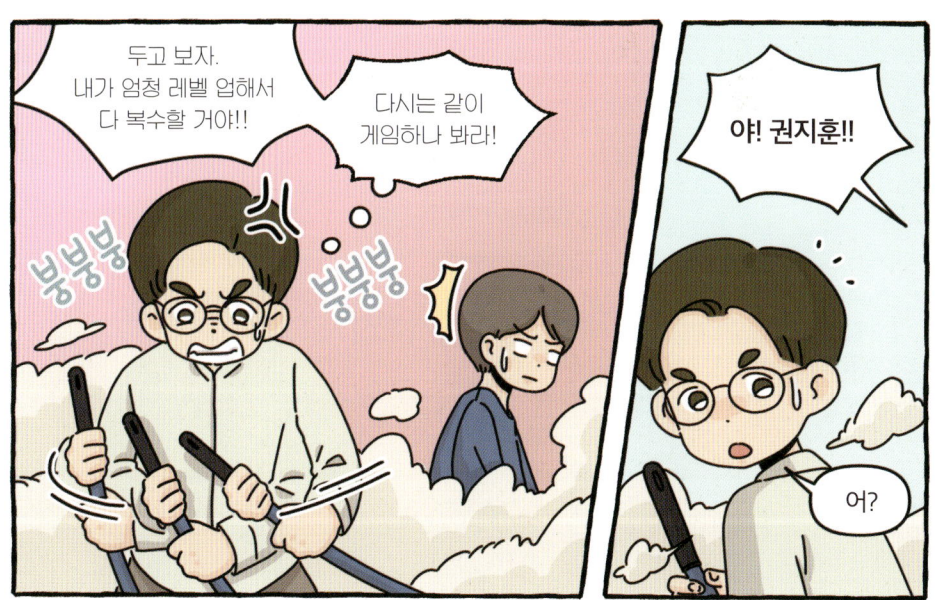

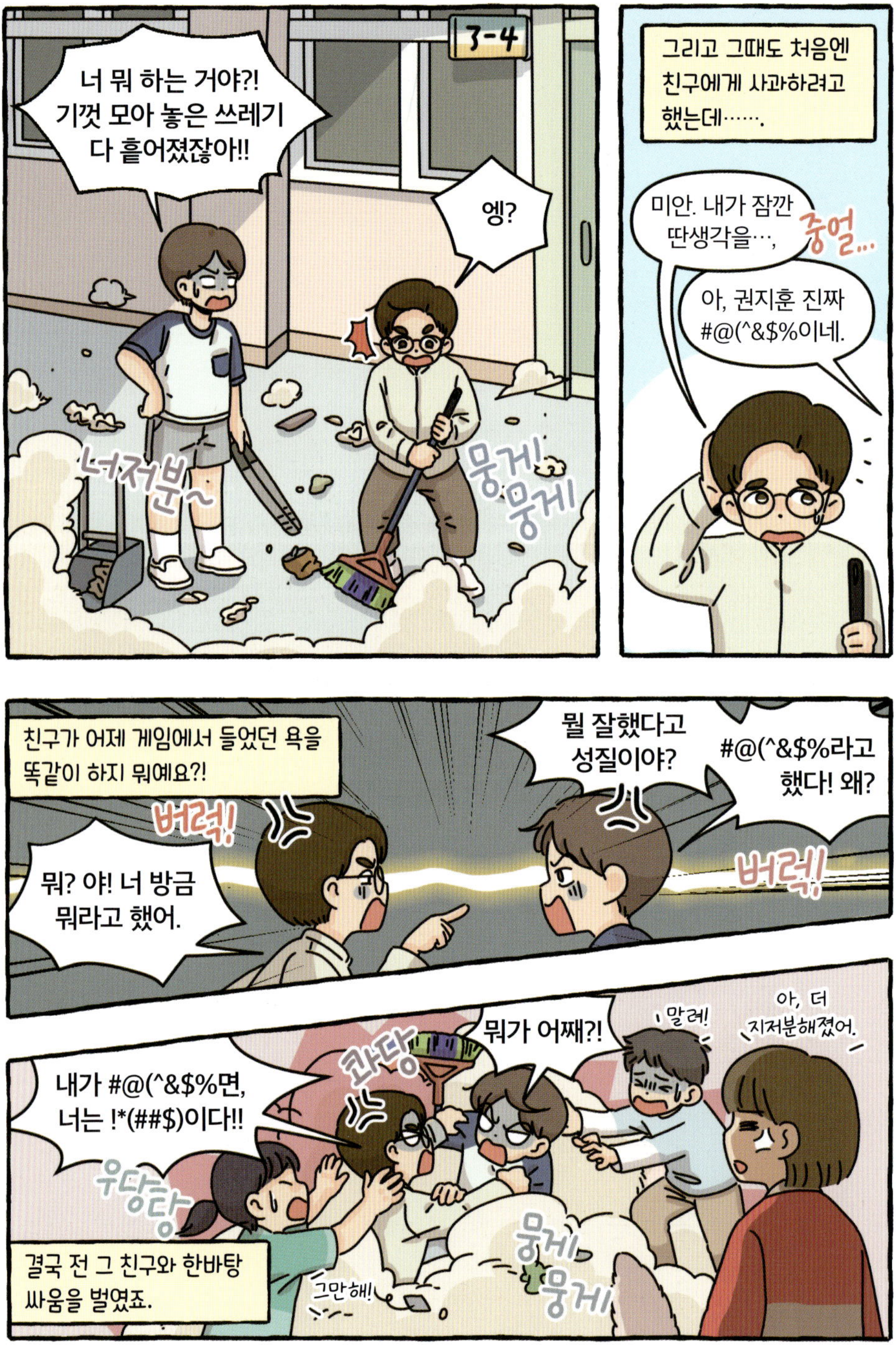

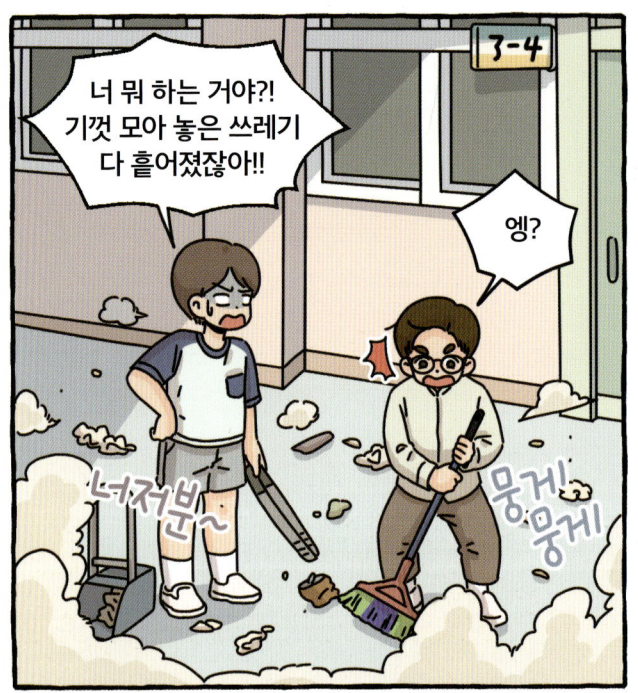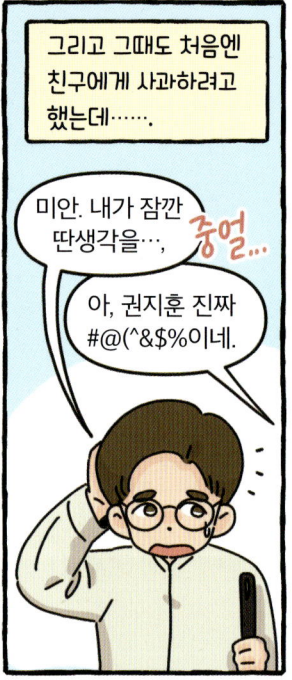

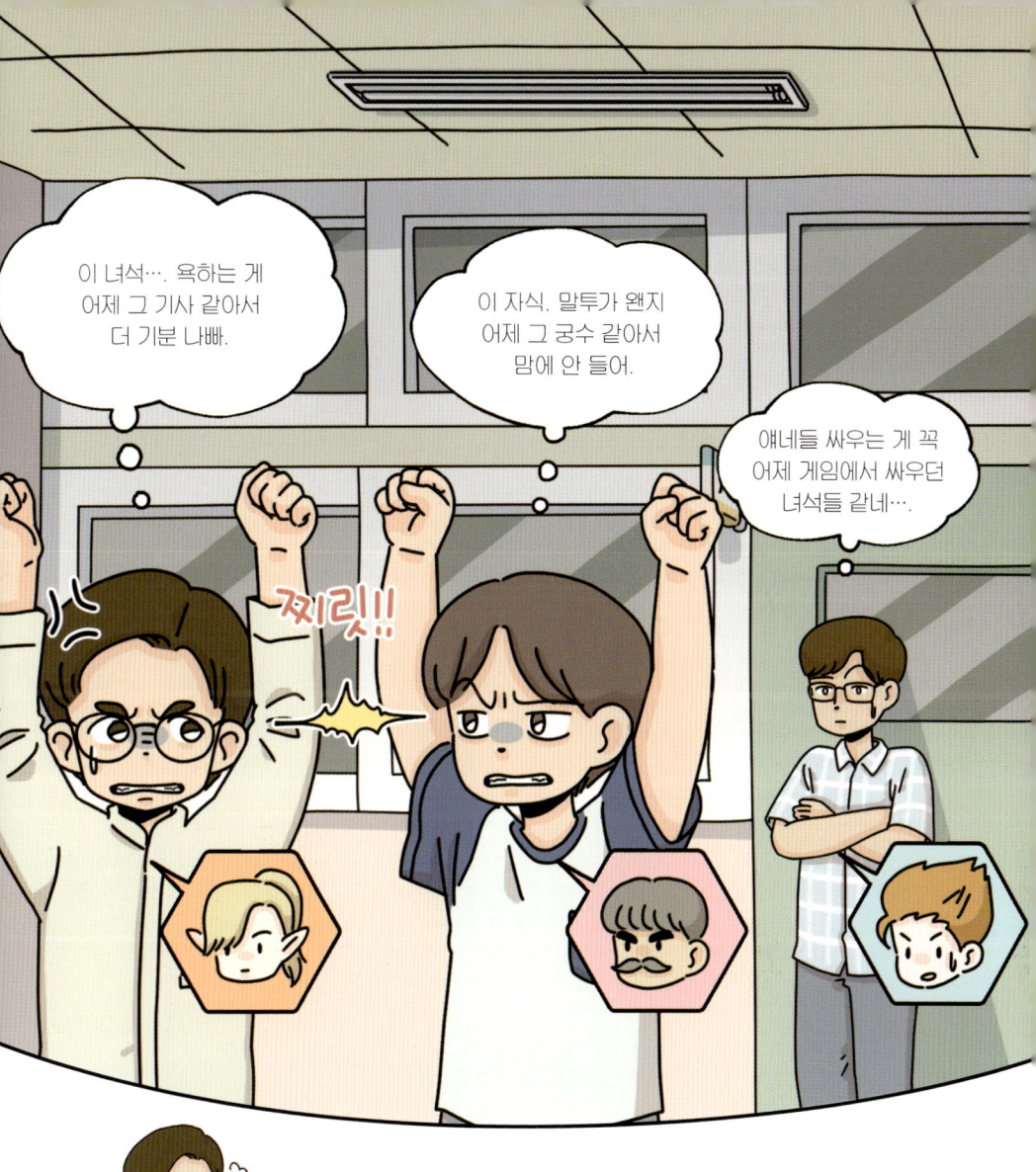

온라인 게임을 하다가 심한 욕을 들었어요. 저를 심하게 비하하고 혐오하는 욕이라 기분이 정말 나빴는데, 학교에서도 똑같은 욕을 하는 친구가 있지 뭐예요? 그래서 저도 똑같이 욕해 줬는데 이런 욕을 해도 되는 걸까요?

아하! 전문가 답변 25

인터넷이나 게임에서 배운 남을 비하하는 표현을 써도 괜찮을까요?

　다른 사람을 비하하는 발언이나 욕설은 상대방뿐만 아니라 그 말을 듣는 주변 사람들까지 불편하게 만듭니다. 다른 사람을 비하하는 발언이나 욕설 등을 '혐오 표현'이라고 해요. 최근 들어 게임이나 인터넷 방송, 댓글 등을 통해서 혐오 표현을 쉽게 접하고 그것을 따라 하는 친구들이 많아지고 있어요. 하지만 혐오 표현은 친구들끼리 주고받는 단순한 말장난처럼 쉽게 사용해서는 안 돼요. 왜냐하면 혐오 표현에는 다수에 속한 사람보다는 소수에 속한 사람을, 권력이 많은 사람보다는 적은 사람을 비하하는 의미가 담겨 있기 때문이에요. 예를 들면 여성과 장애인, 청소년, 노인 등이 있지요. 따라서 혐오 표현을 사용하는 것은 소수자와 약자를 비하하고 무시하고 조롱하는 것이에요. 무심코 사용한 혐오 표현이 당사자들뿐만 아니라 주위의 누군가에게 엄청난 상처가 될 수 있다는 점을 꼭 기억해 주세요.

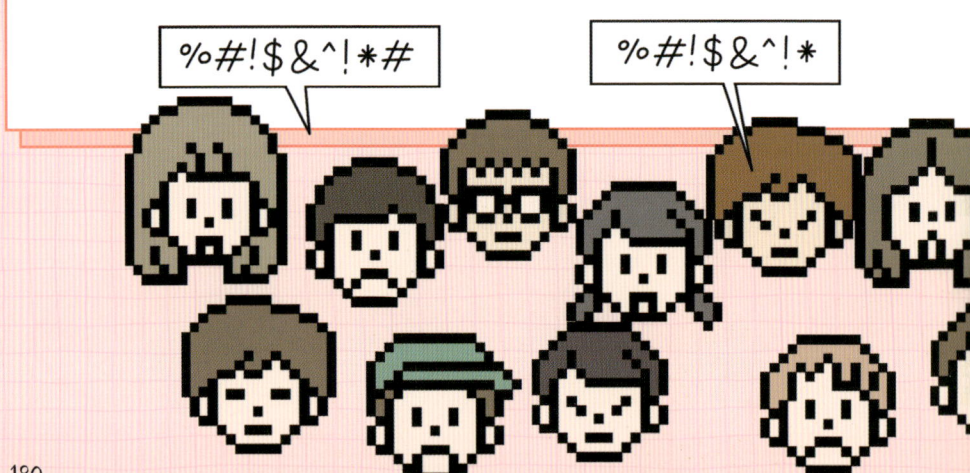

혐오 표현을 사용한 경우를 목격한다면?

인터넷이나 게임상에서 혐오 표현을 사용하는 사람을 본다면, 관련 장면을 캡처한 다음 아이디와 함께 해당 사이트에 신고하세요. 또 인터넷 방송에 혐오 표현을 사용하는 콘텐츠가 있다면 해당 사이트의 신고 버튼을 눌러 신고하세요. 그리고 해당 인터넷 방송 콘텐츠를 지속적으로 소비하지 않는 것도 중요해요. 혼자 해결하기 어렵다면 경찰청 사이버안전국(www.police.go.kr)에 명예 훼손과 인격 침해로 신고할 수 있어요.

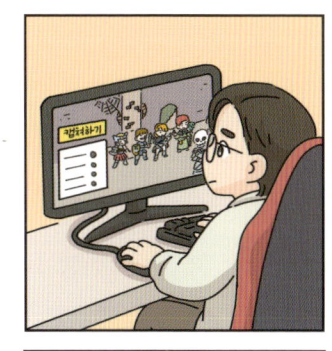

학교에서 혐오 표현을 지속적으로 사용하는 친구가 있다면 친구에게 혐오 표현 사용에 대한 불편함을 이야기해 보세요. 그리고 다른 사람을 비하하는 표현이나 욕설을 사용하지 않는 학급 규칙을 만들어 보는 것도 좋겠죠? 만약 친구가 지속적으로 혐오 표현을 사용한다면 주변 선생님에게 도움을 요청하는 것도 방법이에요.

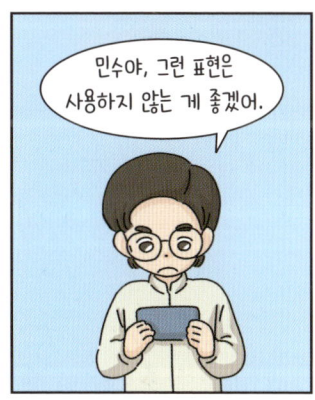

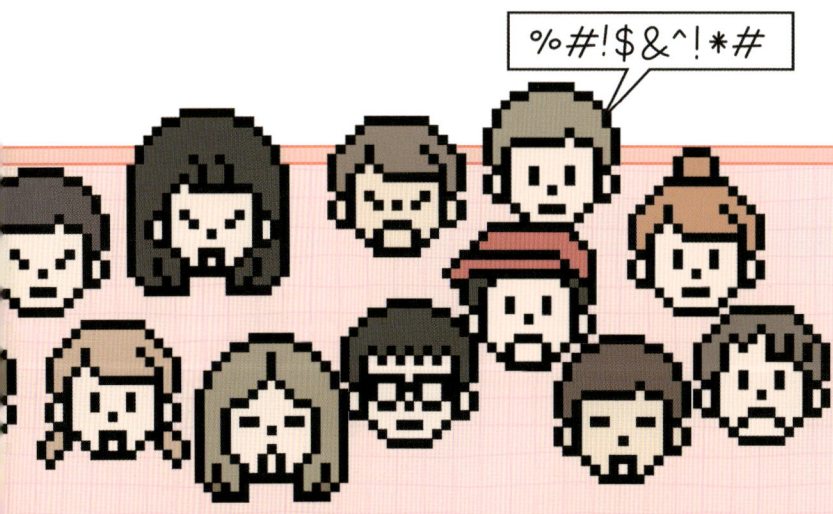

아하! 사춘기 페이지

사춘기를 지나는 어린이들에게 도움이 될 법한 실용적인 정보와 꿀팁을 담았어요.

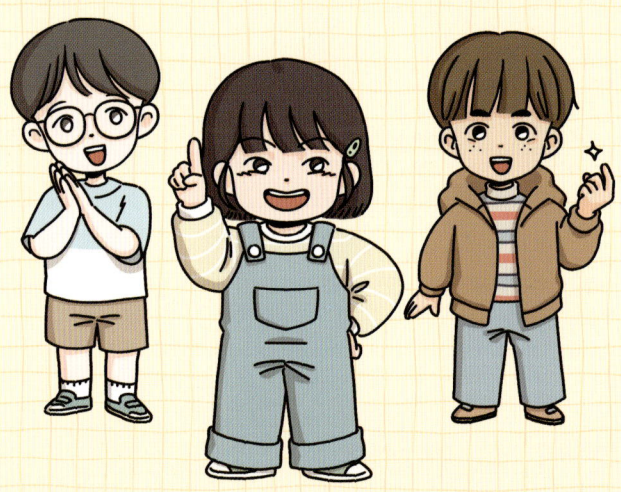

도움을 청할 수 있는 관련 기관

성적인 학대나 성폭행, 학교 폭력 등의 상황과 마주했다면 혼자서 담아 두지 말고 믿을 만한 관련 기관에 도움을 요청하세요.

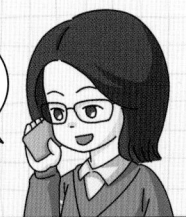

도움이 필요할 땐 연락하자!

문제	관련 기관	전화번호	홈페이지
성 고민 상담, 성교육 등	아하!서울시립 청소년성문화센터	02-2677-9220	www.ahacenter.kr
가출, 학업 중단, 인터넷 중독, 고민 상담 등	청소년 사이버상담센터	1388 #1388(문자 상담)	www.cyber1388.kr
학교 폭력 신고 및 상담 등	아동·여성·장애인 경찰지원센터	117 #0117(문자 신고)	www.safe182.go.kr
아동 성폭력 피해자 상담, 치료 등	해바라기아동센터	02-3274-1375	www.child1375.or.kr
성폭력 피해 상담 등	한국성폭력상담소	02-338-5801	www.sisters.or.kr
성 고민, 성폭력 상담 등	탁틴내일	02-3141-6191	www.tacteen.net

월경 용품의 종류 및 주의 사항

일회용 월경대
접착 면을 속옷에 붙여 사용하는 월경대예요. 두께 및 크기 등 종류가 다양해요. 휴대하기 편하고, 사용이 간편해요. 월경의 양이 많은 날에는 2~3시간마다 교체해야 해요.

면 월경대
순면, 방수 천 등으로 만든 월경대예요. 통기성이 좋아 예민한 피부에 좋아요. 2~3시간에 한 번씩 교체해야 하며 가능한 빨리 손세탁해야 얼룩이 안 져요. 재사용이 가능해 친환경적이고 경제적이에요.

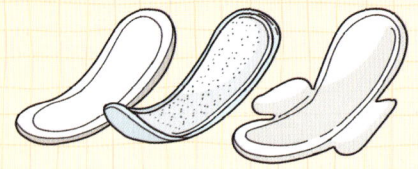
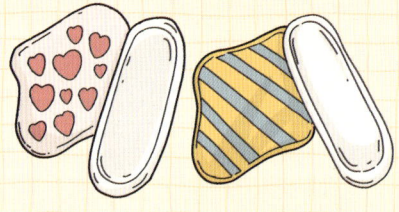

탐폰
흡수체를 질 안에 넣어 사용해요. 물놀이할 때도 사용할 수 있고, 월경대로 인한 외음부 피부 트러블을 피할 수 있어요. 2~4시간마다 교체해야 하고, 부작용이 발생할 수 있으니 8시간 이상 착용하면 안 돼요.

월경 컵
깔때기 모양의 컵을 질 내부에 넣어 사용해요. 오랜 기간 재사용할 수 있어 친환경적이고 경제적이에요. 사용 후에는 끓는 물에 삶은 뒤 물기를 제거하여 보관하고, 4~12시간마다 교체해야 해요. 물놀이할 때도 사용할 수 있어요.

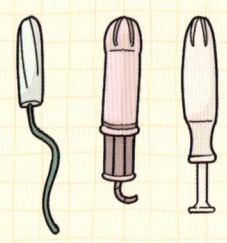
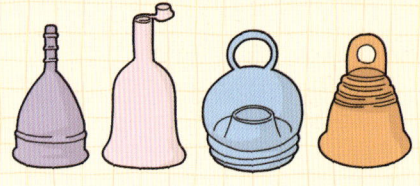

월경 팬티
방수 기능만 있는 팬티와 흡수 패드가 붙어 있는 팬티로 나뉘어요. 방수 기능만 있는 경우에는 월경대를 함께 착용해야 하고, 흡수 패드가 부착되어 있는 경우에는 일반 속옷을 입듯이 착용하면 돼요.

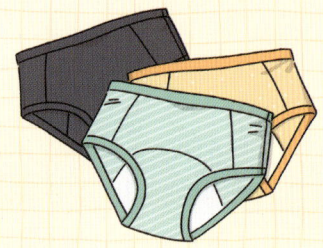

면도기의 종류 및 면도 방법

일자 면도기
면도날이 손잡이 안에 들어가 있는 면도기예요. 주로 숙련된 이발사들이 사용하지요.

안전 면도기
면도날이 안전기 안에 들어 있는 면도기예요. 면도날만 교체하여 재사용할 수 있어요.

전기 면도기
전동 날이 있는 면도기예요. 물이나 거품을 묻히지 않고도 면도가 가능해요.

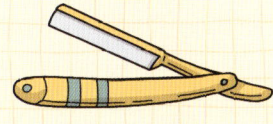
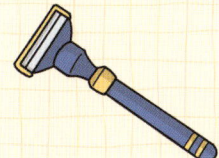
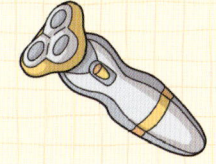

면도 방법

1 모공이 열리도록 따뜻한 수건이나 물로 면도 부위를 마사지해요.

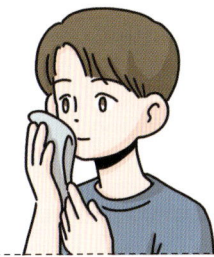

2 쉐이빙 폼이나 면도 크림을 수염의 반대 방향으로 발라요.

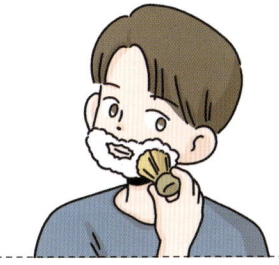

3 면도기로 면도를 해요. 이때 면도는 수염의 방향대로 진행해요.

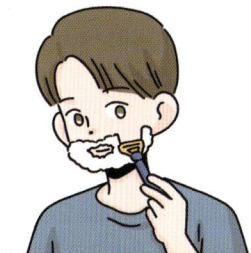

4 모공을 수축시키고 피부를 진정시키도록 찬물로 세안해요.

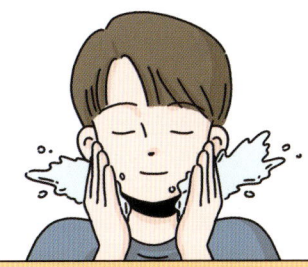

브래지어의 종류 및 사이즈 재는 방법

러닝형 브래지어
러닝에 가슴 패드를 덧댄 브래지어예요.

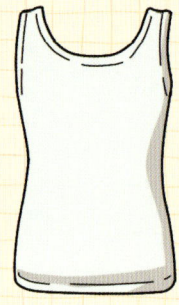

스포츠 브래지어
어깨끈은 러닝형 브래지어처럼 넓지만 밑단에 밴드가 있어 가슴을 받쳐 주는 브래지어예요.

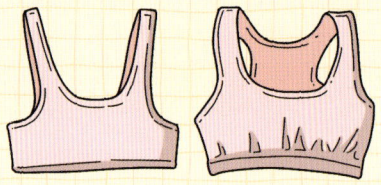

일반 브래지어
얇은 어깨끈과 가슴 부분에 동그란 컵이 달린 브래지어예요. 와이어로 가슴을 받쳐 주는 종류도 있고, 와이어가 없는 종류도 있어요.

니플 패치
니플 패치는 유두에 붙이는 패치로, 유두가 옷에 쓸리거나 비치는 것을 방지해요. 브래지어를 착용하기에는 불편하고, 유두가 비치는 것이 신경 쓰인다면 선택할 수 있어요.

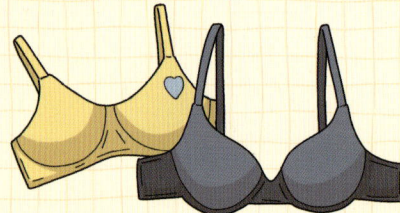

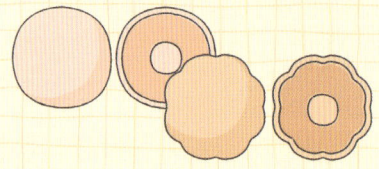

몸에 맞지 않는 브래지어를 착용하면 몸이 불편할 수 있어요. 따라서 자신의 가슴 사이즈를 알고, 그에 맞는 브래지어를 선택해야 합니다. 브래지어 사이즈는 밑 가슴 둘레를 기준으로, 컵 사이즈는 가슴둘레와 밑 가슴 둘레의 차이로 측정합니다.

밑 가슴 둘레	63~68	68~73	73~78	78~83	83~88	88~93	93~98
브래지어 사이즈	65	70	75	80	85	90	95

가슴 둘레와 밑 가슴 둘레의 차이	5 내외	7.5 내외	10 내외	12.5 내외	15 내외	17.5 내외
컵 사이즈	AA컵	A컵	B컵	C컵	D컵	E컵

(단위: cm)

모두를 위한 성평등 용어

우리가 사용하는 성 관련 용어들 중에는 성차별적이거나 의미가 두루뭉술한 것들이 많습니다. 지금부터 평등하고 정확한 의미를 담은 성평등 용어를 소개할게요.

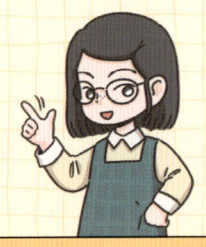

흔히 사용하는 용어	성평등 관점의 용어	이유
아기씨	난자, 정자	은유적인 표현보다는 정확한 뜻이 담긴 용어를 사용하기 위함.
잠지, 고추	성기 (여자: 음순, 남자: 음경)	
생리	월경	생리는 재채기나 눈물, 방귀 등 생리 현상을 뜻하는 말에서 나온 말임.
폐경	완경	월경이 완성되었다는 의미에서 완경이라고 함.
리벤지 포르노	디지털 성폭력	가해자에게 초점을 맞추고, 범죄라는 의미를 담기 위함.
몰래카메라	불법 촬영	'몰래'라는 가벼운 표현보다 범죄라는 심각성을 담기 위함.
이성 교제	연애, 데이트, 사귀다	성별 이분법의 의미를 뛰어넘기 위함.
처녀막	질 입구, 질 주름, 질 근육	질 입구는 막으로 막혀 있지 않음.
편부모	한 부모	편부모에는 한 편만 있다는 부정적인 의미가 포함되어 있음.
미혼	비혼	'미혼'은 결혼을 하지 못했다는 의미이고, '비혼'은 결혼을 하지 않았다는 의미임.
양성평등	성평등	이분법적 의미 대신 포괄적 의미를 담기 위함.

안녕, 나의 사춘기

글 아하!서울시립청소년성문화센터·안치현 | 그림 손수정 | 채색 윤웅

펴낸날 2020년 10월 20일 초판 1쇄 | 2025년 8월 5일 초판 11쇄
펴낸이 신광수 | **출판사업본부장** 강윤구 | **출판개발실장** 위귀영
만화팀 조은지, 정예진, 김수지, 노보람, 손주원, 이은녕, 변하영, 김다은, 정수현, 변우현, 이윤영, 고은서
출판디자인팀 최진아, 김리안 | **출판기획팀** 정승재, 김마이, 이아람, 전지현
출판사업팀 이용복, 민현기, 우광일, 김선영, 이강원, 신지애, 허성배, 정유, 정슬기, 정재욱, 박세화, 김종민, 정영묵
출판지원파트 이형배, 이주연, 이우성, 전효정, 장현우
펴낸곳 (주)미래엔 서울특별시 서초구 신반포로 321 | **문의** 미래엔 고객센터 1800-8890 팩스 02)541-8249
출판등록 1950년 11월 1일 제16-67호 | **홈페이지** www.mirae-n.com

ISBN 979-11-6413-627-8 77510

본 도서는 2020 다양성 만화 제작 지원 사업(단편)에 선정되어,
한국만화영상진흥원의 지원을 받아 제작되었습니다.
본 도서는 2021 세종도서 상반기 교양 부문 선정 도서입니다.

ⓒ아하!서울시립청소년성문화센터, 손수정
파본은 구입처에서 교환해 드리며, 관련 법령에 따라 환불해 드립니다. 다만, 제품 훼손 시 환불이 불가능합니다.
값은 뒤표지에 있습니다.

KC 마크는 이 제품이 공통안전기준에 적합하였음을 의미합니다.
사용 연령: 8세 이상

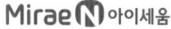

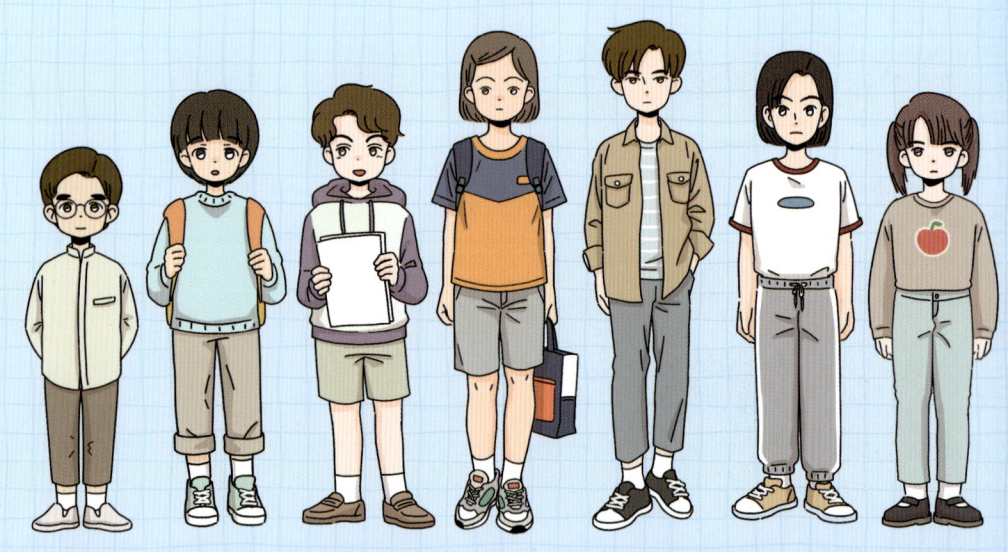